护理管理者高级研修丛书

护理管理案例精粹

第2版

总主编　姜小鹰　吴欣娟
主　编　李　红　刘华平　蒋　艳
副主编　朱京慈　杨　辉　孙彩霞
编　者（以姓氏笔画为序）
史冬雷（北京协和医院）
冯　梅（四川大学华西医院）
成守珍（中山大学附属第一医院）
朱京慈（陆军军医大学护理学院）
刘华平（北京协和医学院护理学院）
孙彩霞（温州医科大学附属第一医院）
李　红（福建医科大学）
李　漓（南方医科大学珠江医院）
杨　辉（山西医科大学护理学院）
辛　霞（西安交通大学第一附属医院）
陈丽丽（福建省立医院）（兼秘书）
侯淑肖（北京大学护理学院）
郭　娜（北京协和医院）
谌永毅（湖南省肿瘤医院）
彭南海（中国人民解放军东部战区总医院）
蒋　艳（四川大学华西医院）

人民卫生出版社
·北　京·

图书在版编目（CIP）数据

护理管理案例精粹 / 李红，刘华平，蒋艳主编 . 2 版 . -- 北京 ：人民卫生出版社，2024. 10. --（护理管理者高级研修丛书）. -- ISBN 978-7-117-36816-2

Ⅰ. R47

中国国家版本馆 CIP 数据核字第 2024EY3400 号

护理管理者高级研修丛书

护理管理案例精粹

Huli Guanlizhe Gaoji Yanxiu Congshu

Huli Guanli Anli Jingcui

第 2 版

总 主 编：姜小鹰　吴欣娟

主　　编：李　红　刘华平　蒋　艳

出版发行：人民卫生出版社（中继线 010-59780011）

地　　址：北京市朝阳区潘家园南里 19 号

邮　　编：100021

E - mail：pmph @ pmph.com

购书热线：010-59787592　010-59787584　010-65264830

印　　刷：北京华联印刷有限公司

经　　销：新华书店

开　　本：710 × 1000　1/16　　印张：24

字　　数：418 千字

版　　次：2015 年 5 月第 1 版　　2024 年 10 月第 2 版

印　　次：2024 年 10 月第 1 次印刷

标准书号：ISBN 978-7-117-36816-2

定　　价：99.00 元

打击盗版举报电话：010-59787491　E-mail：WQ @ pmph.com

质量问题联系电话：010-59787234　E-mail：zhiliang @ pmph.com

数字融合服务电话：4001118166　E-mail：zengzhi @ pmph.com

总主编简介

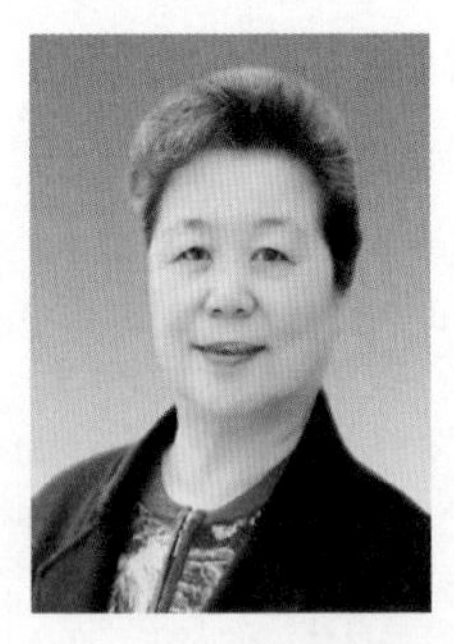

姜小鹰　教授，博士研究生导师。国务院政府特殊津贴专家。福建医科大学护理学院原院长。现任中华护理杂志社社长。兼任教育部护理学专业认证工作委员会副主任委员，中华护理学会高等护理教育专业委员会主任委员，福建省护理学会理事长等职务。荣获第43届国际南丁格尔奖章，全国优秀科技工作者，全国“教书育人”十大楷模，全国三八红旗手、全国妇女“创先争优”先进个人，首届全国高校“黄大年”式教师团队带头人等。

主要研究方向：老年护理、护理管理、护理教育。主编、参编书著45部，其中主编35部、副主编6部，在国内外学术期刊发表论文278篇。主持教育部、省厅级科研项目30多项。先后获得并主持国家级护理学特色专业、国家级《护理管理学》精品课程、国家级护理学实验教学示范中心等10多项教育部系列教改工程项目；连续获三届国家教学成果奖二等奖共3项。

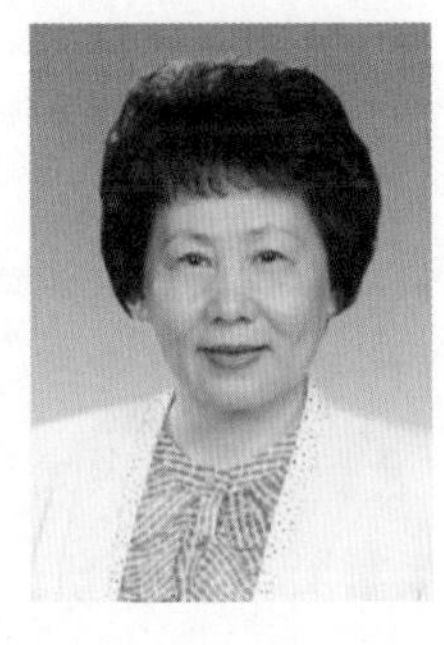

吴欣娟　教授，博士研究生导师。国务院政府特殊津贴专家，美国护理科学院院士。现任中华护理学会理事长，北京协和医院护理委员会主任委员，北京协和医学院护理学院副院长。兼任中华全国妇女联合会第十一、十二、十三届执行委员会委员，教育部高等学校护理学类专业教学指导委员会副主任委员，教育部护理学专业认证工作委员会副主任委员，国家卫生健康委员会护理标准委员会副主任委员，国家护理专业质控中心专家委员会副主任委员等。荣获第43届国际南丁格尔奖章，泰国王太后护理奖，首届全国创新争先奖，十佳全国优秀科技工作者提名奖，全国优秀科技工作者等。

主要研究方向：护理管理、临床护理。主编专业书籍70余部，以第一或通信作者在中文核心期刊及SCI期刊发表论文220余篇，主持“国家公益性行业科研专项”等科研课题20余项。

序

随着日新月异的现代医学发展以及我国医药卫生体制的改革,广大护理管理者需要不断地学习先进管理理论和管理经验,提升管理素质、管理水平和管理能力,以适应竞争环境的发展需求。面对多样化的医疗卫生服务和社会民众健康需求,我们特别组织了一批国内具有丰富的临床护理管理实践及教学经验的知名专家、学者,创作编写了《护理管理者高级研修丛书》,帮助广大护理管理者更好地应对临床护理工作中的机遇和挑战,力求做到与时俱进、卓越管理。该套丛书第一版问世以来,获得了广大读者的好评,得到了护理界同仁的广泛认可,令我们倍感欣慰。为适应新形势下对临床护理管理工作的需要,结合新时代护理管理的挑战及发展前景,满足医疗卫生机构各级护理管理者能力提升需求,编写组对丛书进行了修订。

修订指导思想:在省时、省事、省心的前提下获得学以致用最大价值的原则。在保持原有主体框架的基础上,顺应时代发展需求,精心设计编排。重点补充完善了近5年护理管理领域新近发展的理论和热点问题,深入融合管理学与护理专业实践的内容,知识点呈现侧重于护理部主任及各级管理人员的临床护理管理工作实践及护理管理实践改革变化及发展要求。在结构编排上更加注重体现既寓基本原理于其中,又紧跟科学研究的前沿;既紧密结合管理实践的现实,又有助于培养创新管理思维和突出管理个性特色。在编写形式上以临床护理管理案例引入,提出问题,引导学习者带着问题进行理论学习;在内容呈现方面,穿插相关的背景资料、管理故事、管理工具、管理精粹等,以丰富丛书风格,增强丛书的可读性。

《护理管理者素质与能力修炼》各章以清新的"开卷有益"挥毫导入,带您走进一个个理论领域;以"读后思与行"回锋收笔,以护理管理者的岗位需求为基,以素质修养为经,以管理技能为纬,每一讲内容都相对独立、自成体系，看似松散，但全书围绕护理管理者的素质能力展开，各部分内容相互关联"形散神聚"。强调的"与时偕行"，汲取了现代护理管理的新理念、新思想、新方法和新进展，以及优秀的素质能力理论等。注重的"理实合一"，尽力让该书做到：①具有针对性，体现护理部主任、护士长等管理岗位对人才素质和能力的需求；②具有理论性，提供读者所需要的护理管理理论知识；③具有实用性，体现对护理管理工作的指导作用；④具有实践性，体现管理知识与护理管理实践的有机结合；⑤具有可读性，体现了与一般图书不同的文字色彩。通过"边读边悟""边读边想""边读边练""先读后考"等栏目，穿插了大量与主题相关的寓言故事、知识拓展、经验教训等，促进读者知识的内化、能力的转化。尽力让该书成为一本经典管理理论与现代护理管理进展携手的护理管理学专著。

《护理管理案例精粹》旨在帮助护理部主任、护士长在工作中进一步理解、掌握和运用管理理论、管理职能及管理原理和原则，努力提升护理领导力与护理管理效能，从容应对新形势下多元化护理管理挑战。全书精心编写了数十个来自临床一线的典型护理管理案例，通过讲故事的方式，生动揭示了当前医院发展进程、患者需求和护理管理之间存在的难点，并列举了一系列护理管理者常遇到的管理问题。每章以管理职能、原理或重点为主题，通过导入临床实际案例引出"问题"，并对其进行深入浅出的分析，解读背后的原理和原则。借助"经验分享"和"知识链接"等形式，将医院护理管理实践和经典管理理论、现代管理科学技术和方法相结合，为护理部主任和护士长提供解决管理关键环节问题的方法。在编写过程中，坚持贯彻以患者为中心的整体护理理念，充分体现护理管理系统化、科学化、人文化的新思维。同时紧密跟踪护理管理领域的新进展，尤其注重结合当前政策法规，积极汲取国内外护理管理的精华成果，力求贴合当前我国医疗护理环境的实际状况，确保管理问题解析的有效性和管理经验的实用性。本书的内容设计，不仅考虑到护理管理工作的发展需要，同时也兼顾护理职业发展的需要；既有传统的管理理论，又规避传统图书平铺直叙、刻板固化的套路，致力成为一本全新面貌、富有启发性的图书。

《护理管理黄金法则》侧重于护理部主任及各级护理管理者胜任岗位的必备知识和技能，聚焦各级护理管理者面临的困惑和难点问题进行结构安排。

该书注重通过管理理论内涵解决实际管理问题，增强护理管理者分析和解决问题的能力，高度凝练实用的管理经典及核心知识点，在结构上以法则的形式进行整体编排，从多维度全方位满足临床护理管理者的阅读及学习需要。该书以提供时效性强的管理工具与方法为宗旨，各章再版修订时注重突出本书“黄金法则”简洁明了、要点确切的特点，以增加本书的实用性、可读性。本书结合实践提供适当的图示图解，易于护理管理者对管理经典理论的理解和应用。根据临床护理有效管理核心能力要求设置了评估量表，并在附录部分提供评估量表的结果说明。这些都是经验的积累、智慧的结晶，它们言简意赅，能发人深省、给人启迪，便于护理管理者对自己管理现状的理解与反思，达到针对性能力强化提升，使护理管理者在轻松的环境下促进护理管理职业生涯的可持续发展。

本套丛书主要为各级各类医院护理部主任增强有效管理的护理学专著，同时也是医疗卫生机构各级护理管理人员管理指导用书，还可作为高等学校护理管理学教学使用的参考书。

由于时间及编者的水平所限，不妥之处在所难免，恳请读者不吝指正。编写过程中参考、借鉴了有关著作和文献资料，在此，谨向作者们致以诚挚的谢意！丛书的编写得到了各编委及所在单位的大力支持，在此表示衷心的感谢！

姜小鹰　吴欣娟

2024 年 1 月

主编简介

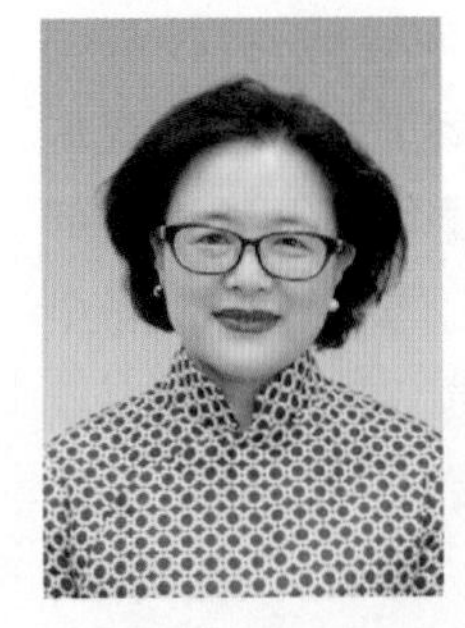

李红　二级教授，主任护师，博士研究生导师。现任福建医科大学副校长兼护理学院院长，第47届南丁格尔奖章获得者，国务院政府特殊津贴专家，国家卫生计生突出贡献中青年专家，全国先进工作者，全国三八红旗手，全国卫生系统护理专业“巾帼建功”标兵，美国护理科学院院士。兼任 *International Journal of Nursing Sciences* 杂志副主编、中华护理学会常务理事等。

主要研究方向：老年护理、急危重症护理、护理管理、护理教育。主编、主审专著20余部，发表国内外期刊论文160余篇，主持国家自然科学基金等科研项目20余项。

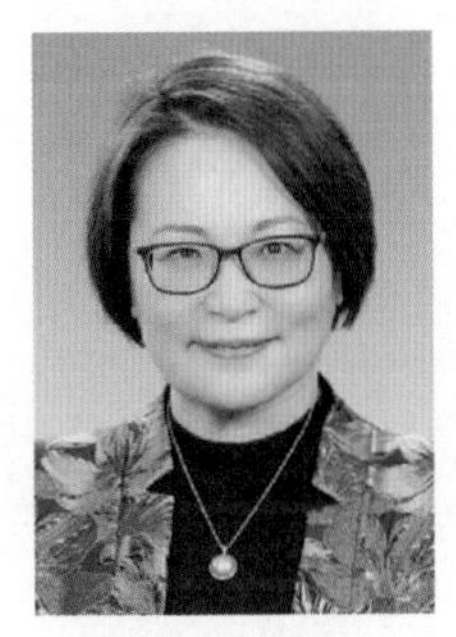

刘华平　教授，博士研究生导师，北京协和医学院护理学院原院长。教育部高等学校护理学类专业教学指导委员会特聘专家，中国国际科技促进会医药卫生教学与研究工作委员会主任委员，北京医学教育协会副会长，*International Journal of Nursing Sciences* 杂志副主编等。

主要研究方向：护理管理、临床护理。先后承担或参与完成教育部、国家卫生健康委员会、美国中华医学基金会等资助的科研项目40余项，主编、参编专著20余部，发表论文200多篇。多次荣获中华护理学会科技奖，国家级、北京市级教学成果奖，被评为教育部“护理创新课程教学团队”带头人、中国科协“全国优秀科技工作者”、中华护理学会“杰出护理工作者”等。

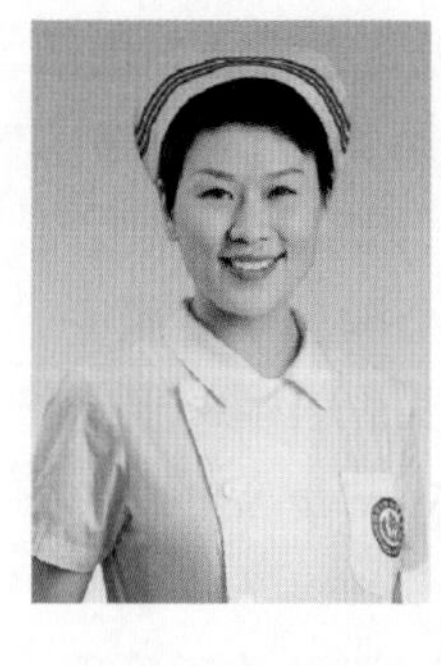

蒋艳 主任护师，教授，博士研究生导师，科技部国家重点研发计划首席科学家，第 49 届南丁格尔奖章获得者，美国护理科学院院士，现任四川大学华西医院护理部主任、华西循证护理中心主任。兼任中国科协第十届全国委员会委员，国家卫生健康标准委员会护理标准专业委员会委员，中华护理学会循证护理专业委员会副主任委员，中国抗癌协会老年整合护理专业委员会主任委员，四川省护理学会副理事长，四川省学术和技术带头人、四川省卫生健康首席专家。

主要研究方向：护理管理、循证护理、老年护理。主编专业书籍 28 部，发表 SCI 论文 50 余篇，主持科技部重点研发计划和国家自然科学基金面上项目等科研项目 16 项，以第一完成人获得四川省科技进步二、三等奖。

副主编简介

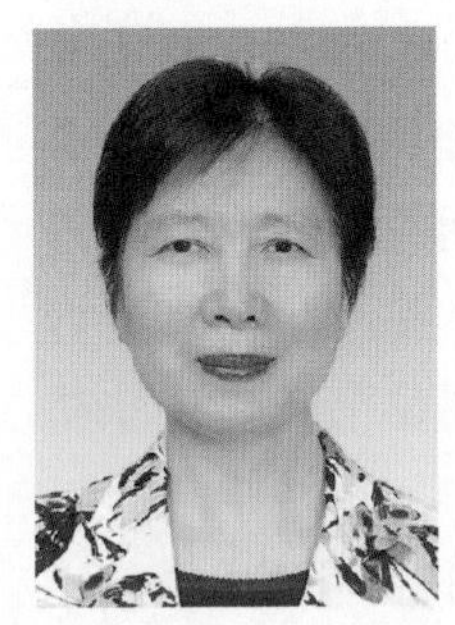

朱京慈 教授，博士研究生导师。曾任陆军军医大学护理系主任；中华医学会创伤学分会护理学组组长，中国医学救援协会护理救援分会副理事长，全国高等医学教育学会护理教育分会常务理事；重庆市护理学会副理事长，重庆市女性人才研究会副会长等。现任全国护理学名词编写委员会委员等。

主要研究方向：重症创伤肠内营养支持、护理教育。在国内外学术期刊发表论文180余篇；主编、副主编专著和教材8部。荣获军队院校育才奖金奖。

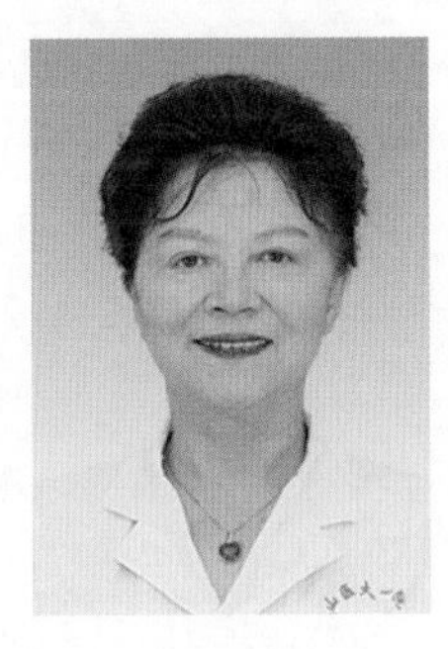

杨辉 二级教授，主任护师，博士研究生导师，山西医科大学护理学院原院长。第46届南丁格尔奖章获得者，中国南丁格尔志愿护理服务总队副理事长，中华护理学会第28届理事会理事，中华护理学会护理伦理专业委员会委员，中国老年学和老年医学学会护理和照护分会委员，教育部护理学专业认证工作委员会委员，《护理研究》杂志副主编，《护理学杂志》编委。山西省护理学科带头人。

主要研究方向：护理教育、护理管理、临床护理。发表学术论文240余篇；主编、参编教材、专著40余部；主持科研项目14项，获得山西省科技进步二等奖6项、三等奖2项。

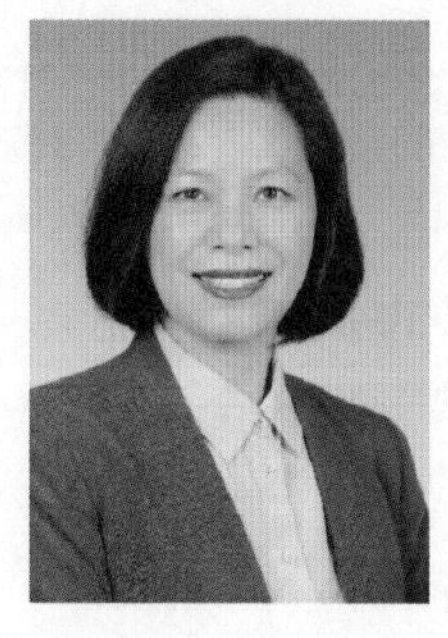

孙彩霞 主任护师,硕士研究生导师,温州医科大学附属第一医院原护理部主任。现任温州医科大学第一临床学院护理教研室主任。兼任中华护理学会医院感染管理专业委员会委员,浙江省护理学会医院感染管理专业委员会副主任委员,浙江省护理学会副秘书长,《中华护理杂志》编委等。

主要研究方向:护理管理、肿瘤护理。主编、参编书籍7部,在国内外学术期刊发表论文40余篇,主持省厅级科研项目8项。荣获中华护理学会“杰出护理工作者”。

前言

《护理管理案例精粹》第 1 版在 2015 年出版发行后，得到了广大读者的好评，收获了许多良好的建议。编写组在姜小鹰教授、吴欣娟教授的指导下，根据再版编写要求和上版使用情况，完成了本书修订工作。

我国护理学科体系的内涵随着社会需求和专业发展而不断转变，现阶段护理学科发展的总体目标是促进人的健康，其服务对象不仅限于患者，也包括亚健康人及健康人。近年来，随着人口老龄化和慢性疾病带来的社会负担加重，以及全球公共卫生事件持续影响，中国护理事业迎来重大挑战和机遇，对护理管理的理念和模式都提出了更高的要求，亟待全方位提升以适应新时代的社会需求。本书旨在帮助护理部主任、护士长在实际案例中提升自我管理效能，发挥护理领导力，从而能够从容面对新形势下护理管理的多元挑战。本书适合作为各级各类医疗机构护理管理者的工作指南，还可作为高等学校护理管理教学使用的参考书。

本书内容体现三个特点：一是贴近临床，全书共有 57 个临床护理管理常见案例，案例以讲故事的方式揭示了当前医院发展、患者需求和护理管理之间存在的矛盾，提出护理部主任、护士长常见的管理问题，基于护理管理理论，帮助护理部主任、护士长掌握管理关键环节，化解问题。二是贴近患者，贯穿以患者为中心的整体护理思想、以员工为中心的人本管理理念，体现护理管理的最终目标是使患者受益，帮助护士成长。三是贴近实证，以循证护理为主导，全书参考了大量国内外护理管理文献，对一些传统的经验式护理管理进行了科学修正，收纳了近几年护理管理新技术、新理论。

在编写结构上，全书共 19 章，贯穿主线的有：管理学的四大原理，如系统原理、人本原理、动态原理和效益原理；护理管理的五项基本职能，如护理计划职能、护理组织管理、护理领导职能、护理人力资源管理、护理控制职能；当前我国护理的难点和热点问题，如护理岗位管理、护理绩效管理、护理文化管理、护理危机管理、突发公共卫生事件的应急管理、护理信息管理、护理创新管理、临床教学管理、护理培训管理和护理科研管理。

本书邀请了国内具有丰富临床管理经验的护理专家，通过管理实际案例，提出管理问题，通过相关管理知识链接，对管理问题进行分析和解读，并分享和传承管理经验。第2版增加了第十四章突发公共卫生事件的应急管理，反映了特定突发临床情境护理管理，增加了第十七章临床教学管理、第十八章护理培训管理、第十九章护理科研管理，形成临床、教学、科研、管理的完整体系。

本书编写过程中得到国内多位护理管理者的支持，在此衷心感谢各参编单位的大力支持，感谢全体编委的辛勤付出！由于能力有限，本书尚有不足之处，恳请护理管理者在使用过程中提出意见和建议，以求改进与完善。

李红　刘华平　蒋艳

2024年1月

目录

第一章

系统原理

在管理中,管理对象的每个基本要素并非孤立,它既在自己的系统中,又与其他系统发生各种各样的联系,即任何管理对象都是一个特定的系统,在管理过程中需要充分地对管理对象进行系统分析。系统原理是贯穿整个管理过程最重要的原理之一,指运用系统的观点、理论和方法对管理活动进行系统分析以达到管理的最终目标。系统原理要求管理者不仅要了解管理对象是一个整体的动态系统而非孤立分割的部分,应从整体着眼对待部分,还要了解该系统是一个更大系统的构成部分,即子系统。因此,管理者需要考虑全局,摆好自己管理子系统的位置,为全局效益服务。护理管理者在制订护理管理系统目标和决策时,需要充分把握系统原理的主要特征,从目的性、整体性、层次性、环境适应性和动态平衡性等方面进行全面分析。系统原理主要体现为整分合原则、相对封闭原则和反馈原则。

案例 1　领导与授权——繁忙的手术室如何管理?

某三级甲等综合医院拥有 1 000 余张病床,每年完成 10 000 余台手术。手术室共 15 个手术间,人员 46 人。护士长的工作内容除了手术安排、人员管理及质量控制外,还包括护士在职培训,实习护生、进修护士的带教,感染控制、物资管理等工作。随着工作量的日益增加,如此繁杂的工作如果全部由护士长一人承担,难以面面俱到。怎样才能充分发挥管理效能,保障各项工作的质量与效果。新聘任的张护士长通过与资深护理管理者交流、召开科内骨干讨论会等形式,决定改革科内原有的管理模式,对科室各项工作进行重新梳理,计划采用组长负责制分组管理的方法。

按照工作梳理情况,该手术室共建立了四个管理小组:①护理质量管理小组，负责日常护理工作质量及护理文件的质量检查；②物资管理小组，负责手术室各项物资的管理、登记及统计；③感染控制管理小组，负责手术室各项感染监控工作；④教学管理小组，负责实习护生、进修护士和在职人员的培训及教学管理等工作。各小组设立组长 1 名，组员 3~4 名。组长由工作责任心强、专业知识扎实、业务技术熟练、具有一定组织管理能力和沟通能力的业务骨干担任。这种授权的方式做到了责任到人，有效提高了护理骨干的工作积极性。

该管理模式具体操作如下：①明确各组的工作内容和工作标准、流程，制订组织工作职责；②制订各组工作的评价标准，利于护士长对各组工作效果进行评价；③明确奖惩标准和实施细则，以调动组长和组员的工作积极性；④各小组按照护士长—组长—组员三级体系开展工作。护士长充分授权组长，定期对各组长和骨干进行护理管理相关培训学习，并对各组工作进行统筹管理和监督指导。通过运行这种管理模式，使手术室各种繁杂的工作变得井然有序，同时充分发挥了护理人员的积极性和个人才干，在工作中锻炼了护理骨干的管理和组织能力，取得了良好效果。

【问题】

1. 张护士长“适当授权”的行为，属于整分合原则中的哪部分内容？
2. 该繁忙手术室的护理管理如何体现整分合原则中的“整”“分”“合”？

【知识链接】

1. 整分合原则的内涵　整分合原则指在管理中把统一领导与分级管理有机地结合起来，在整体规划下明确分工，在分工基础上进行有效的综合，使系统中的结构要素围绕总目标，同步、和谐、平衡地发展。

整：指的是整体把握；分：指的是科学分解；合：指的是组织综合。整体把握指管理者要了解本部门、本系统的全面情况及其在整个社会中所处的地位和作用，从大局和整体出发，制订系统目标。科学分解是将整体任务分解成一个个基本组成单位和具体任务，并明确分工，规定各分工单位的权限、责任和范围，明确各分工单位的协同关系。组织综合指为避免分工导致的各个环节上产生的矛盾和脱节，管理者必须对分工单位进行强有力的组织综合，使各个环节协调同步。

2. 整分合原则的特点

（1）分解问题：整分合原则要求把复杂问题分解为简单问题来解决，把已有的要素通过结合方式的改变将其综合为新的系统。护理质量控制的目标管理就是遵循整分合的原则，即把总目标按护理系统的结构、层级、功能、水平层层分解，形成子目标、次子目标，从而构成完整的目标体系和结构。在护理整体目标下，层层负责，有效综合，确保总体目标的实现。由于护理质量是不同层次护理部门的工作质量体现，各级护理部门必须明确各自责任分工，相互协作保证部门护理质量。最终护理质量的实现是通过各部门严密有效的合作完成的。

（2）强化协作意识：为了一个共同的目标，开展协作，强化“我们”这一概念，激励员工相互帮助与学习。同时，管理者应不断灌输团队协作的重要性，让每个成员把个人目标融入整体目标。“分”是为了更好地实现“合”，分解是前提。

3. 整分合原则的应用

（1）纵观整体，把握核心：护理质量管理可以从全面把握、全员参与两个方面入手。全面把握指管理者需要根据护理质量管理的内容和特点，全面了解各个科室工作性质、科室护理人力配置情况、护士特点及工作能力、科室目前的质量管理情况及存在的问题，把握住质量控制的核心环节。管理者还需要确定护理质量管理的目标、任务及重点、难点，建立质量评价体系。在全面护理质量管理中，管理者还要分析护理质量相关因素的影响，如护士业务素质、人力资源配置、制度文化建设等，在更大的格局中为提高护理质量管理创造良好的环境。在整体把握的同时，还要发挥全员参与的作用，建立由护理部、科护士长、护士长、科室护士等人员组成的质控管理队伍，通过制订相应的质量管理制度及质控方案，印发护理质量管理制度，护士长组织科室护士学习等形式促进全体护士参与。

（2）合理分解，提高效率：在护理工作中，工作制度、工作任务、工作目标、护理部、护士长、护士等要素构成了一个特定的系统。要找出影响力最大的关键性因素，以便在管理过程中有的放矢，避免这些因素影响整个护理管理工作，并将工作内容和重点进行合理分解，提高管理效率。

1）在护理质量管控分解过程中可建立护理部质控组—科护士长质控—科室质控小组的护理质量管理结构。护理部可成立护理质量管理委员会，由分管护理质量的副主任、科护士长及不同专科的资深护士长组成质控组，制订工作职责和管理流程，制订年度质控计划，积极推进护理质量持续改进项目。科护士长负责本系统科室的质控工作。护理单元质控小组由护士长及1~2名工作5年以上的护士组成。科室质控小组根据护理部质控要求制订和完成科室质量管理计划,明确科室关键质量环节,解决科室质量问题。

2）质检工作包括护理部质检、科护士长质检、科室自检及护士互检几个环节。护理部质检分为两部分:护理部每月或每季度进行全院检查,并于节假日加强抽查,对重点环节进行突击检查;建立护士长值班制度,每日设值班护士长,按照护理部制订的质检计划,进行质量检查。为提高护理质检效率,护理部进行质检内容（基础护理质量、专科护理质量、护士文书书写质量、消毒隔离等）分工。科护士长每月对本系统科室定期检查。每月公布护理质检结果,质检结果由护理部质控组检查结果、科护士长质检结果、值班护士长质检结果三部分组成。科室质控护士负责科室质量自查,协助护士长提高护理质量管理。护士进行质量互查,每班护士对上一班护士工作质量进行评价。科室每月质检结果为本科质控小组质检结果。

4. 运用“整分合原则”应注意的问题

（1）分工不分离:医院质控管理本身的工作是不能分解的。现代管理虽然强调分工,但是管理本身的功能是不能分离的。每个独立功能单位实行分工以后,就必须具有完全的管理功能,以便顺利实施工作。

（2）具有自主权:各个独立功能单位一定要具有必要的自主权,表现在其对所属的人、财、物、时间、信息等要素进行有效的管理。对不同分工的质控人员而言,每个人在相应的管理范围内应具有自主权。

【案例分析】

1. 张护士长“适当授权”的行为,属于整分合原则中的哪部分内容?

张护士长设立相关小组,将护理质量、物资、感染控制和教学的管理权下放,使各小组的组长和组员同心协力促进繁忙手术室护理管理的落实。这种“适当授权”的行为,属于是整分合原则中“分”的部分。授权是领导者分派职权及责任给下属,使其完成组织目标的活动。张护士长的这种做法,一方面,能够充分发挥不同层次护士（组长、组员）的工作优势,并对不同层次的护士进行相应管理,使张护士长从手术室许多繁杂的事务中解脱出来,抓重点环节质量的落实;另一方面,还为手术室的人才开发提供了适宜的环境,通过授权,使组长、组员都承担一定的责任,激发他们的工作热情,提高自信心和成就感,助其成为科室的护理骨干和护士长的好帮手,这为他们今后的事业发展提供了锻炼的环境,也为护理部选拔护士长做好了人才储备。然而,张护士长也应注意授权的技巧,要认识到“授权”不等于“放权”,还要在护理工作中发挥监督及引导作用。

2. 该繁忙手术室的护理管理如何体现了整分合原则中的“整”“分”“合”?

张护士长对如何完成整体的护理管理工作任务有充分细致的了解,将手术室的护理管理主要分为护理质量管理、物资管理、感染控制管理和教学管理四个部分,即为整;在此基础上,张护士长将四个方面的管理任务分配给了四个小组承担,即为分;再进行总体组织综合,实现系统目标,保证了授权管理效果,即为合。

【经验分享】

整体性是系统原理的主要特征,包括相加性,即整体功能大于部分功能之和。任何护理管理系统都是由各种要素组成的有一定联系的“集合”。集合内的各个要素按一定的方式和顺序,相互联系、相互依赖、相互制约、相互作用,形成有一定结构和功能的有机整体。护理管理系统不是许多要素杂乱无章的偶然堆积或机械组合,而是有机统一体。不仅系统内各要素之间,而且系统、要素、环境之间,都有必然联系,是有机的统一。

护理管理系统的整体功能大于部分功能之和。机械论认为,部分相加等于总和,如 1+1=2,而系统论则认为总体大于部分相加之和。护理管理系统的整体具有各个要素所没有的新的质,是因为具有独立功能的各要素逻辑地统一和协调于护理管理系统的整体之中。例如,护理质量控制管理队伍由护理部主任、护士长和护士等要素组成,各个要素有自己的独特功能,但又都为实现护理质量控制管理整体功能协调而联系在一起,形成了一个任何单独一个部分都不能完成的护理质量控制管理整体新功能。

护理管理者构建护理管理系统以实现护理管理系统良好的整体功能。整体功能到底等于、小于或大于部分之和,取决于系统内各要素相互关系的状况。如果各要素之间的相互作用处于同步、协调的状态,产生要素之间的功能叠加或互补,整体功能就会大于部分功能之和。例如,护理质量控制管理队伍的各个要素能够相互协调配合,可使整体功能发挥良好,因而护理质量水平提升;否则,各个要素之间的功能相互影响或抵消,使整体功能小于各个部分功能之和。

因此,任何一个要素都不能离开整体去研究,要素间的联系和作用也不能脱离整体的协调去考虑。更确切地说,护理管理工作应十分强调从整体出发,部分服从或服务于整体,局部服务于全局。当改变某个护理子系统的性能时,必须考虑它对整个护理大系统的影响。任何措施都要有利于护理大系统的完善。临床护理工作作为一个护理整体,必须有一个系统的运筹规划。

为了整个临床护理的发展，在局部科室发生调整或变动时，要注意对全局的影响。

案例 2　系统内控制——新生儿脐部感染如何控制？

某医院产科李护士长通过监测，发现近期病房新生儿脐部感染发生率有增高趋势。她立即组织科内人员讨论，并与医院感染管理科沟通，对导致新生儿脐部感染的可能因素进行分析。分析得出，导致新生儿脐部感染的可能原因包括：母婴同室后，消毒隔离制度执行不严格，引起交叉感染；新生儿沐浴后脐残端处理不彻底；脐残端留置过长，去除脐圈不及时易造成细菌繁殖；分娩过程断脐器械污染，脐残端接触污染的手或敷料。

李护士长立即召开科室全体护士会议，将近期感染情况进行科内通报，使护士重视本阶段病房存在的主要护理问题（新生儿脐部感染），与护士一同讨论分析导致新生儿脐部感染的主要原因及解决问题的办法，明确科室降低脐部感染发生率所要采取的主要措施及对每位护士的具体工作要求。

结合科室讨论结果，李护士长制订以下护理措施：加强产程的管理，尤其是加强无菌操作意识；脐周围及靠近脐轮的脐带需经严格消毒后再断脐，残端采用高锰酸钾溶液彻底消毒处理，手及污染的敷料不可触及脐残端；新生儿沐浴前先用负压球罩住脐部，浴后用 2.5% 碘伏消毒脐残端，75% 乙醇脱碘，无菌棉签擦干后再将过氧化氢涂于脐部；护理新生儿之前需严格执行七步洗手法洗手；病房空气消毒 2 次 /d，通风 2 次 /d；对病房护士进行专项培训。

在执行期间，由护理部质控组和医院感染管理部门共同对该病区进行监督检查。对计划落实的情况，采取不定期抽查法进行检查，检查的内容包括环节质量（即护士是否严格执行了以上各项护理措施）和终末质量（即新生儿脐部的情况）。每月护理部对反馈结果进行总结、分析，针对问题制订改进措施，不断通过相对封闭回路解决护理问题，以促进护理质量阶梯式提高。

【问题】

1. 李护士长在减少新生儿脐部感染的管理中，决策机构、执行机构、监督机构、反馈机构是如何发挥各自的职能的？

2. 除了案例中所提及的方法，李护士长是否有更好的措施解决“产科病房新生儿脐部感染发生率较高”问题？

【知识链接】

1. 相对封闭原则

（1）相对封闭原则的概念：任何系统的管理手段，都必须通过形成连续封闭的回路，才能进行有效的管理控制。管理对象作为一个系统，在更大的系统中与其他相关系统有输入和输出的关系。管理分为对外管理和对内管理：对外管理，即任何系统应是开放的，以保证与相关系统的输入、输出关系；对内管理，即其内部要素的结构须环环相扣、首尾相接，以形成环节畅通的闭合回路。

（2）应用相对封闭原则的管理结构：图 1-1 表明，在管理系统中，决策机构、执行机构、监督机构和反馈机构并存。执行机构要迅速、准确无误地贯彻决策机构的指令；监督机构监督检查执行机构是否严格执行决策机构的指令；反馈机构则搜集外界信息，了解决策通过执行产生的实际效果，并及时将反馈信息和修正意见传递到决策机构。这样才能保证决策更加符合客观实际，取得成效。

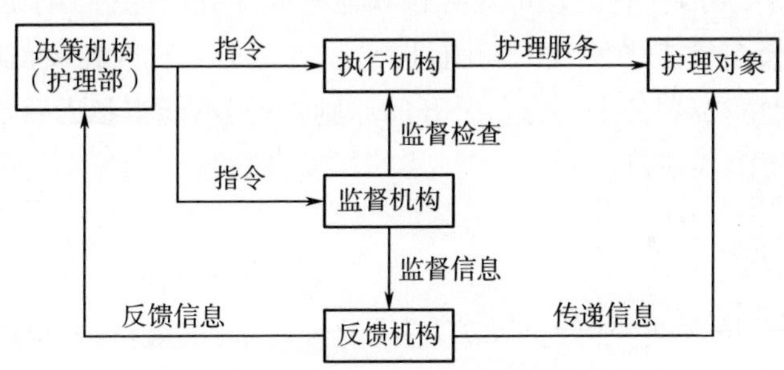

图 1-1　**护理管理系统封闭回路示意图**

（3）护理管理中的相对封闭原则：护理管理活动是一个动态的过程，封闭管理工作并非一成不变。在管理中只有根据变化，及时调整，才能保持管理的有效性。护理管理工作对内要实行封闭，才能形成有效的管理，对外则必须实行开放才能保证系统的正常运行。因此，护理管理是相对的封闭。护理管理不能独立于医疗和医技等之外，而是渗透其中与之密切相关，管理者应在与他们建立良好协作关系的基础之上，随时关注其他学科的发展动态，对出现的新情况、新问题进行及时有效的管理和控制。

2. 应用相对封闭原则需注意的方面

（1）组织责任封闭：护理部、科护士长和护士长构成护理管理三级组织。三级组织人员相对固定，各司其职，形成组织封闭。

（2）监督封闭：质控小组负责全院各科室护理质量的监督工作，其调查的对象包括护士、各项护理工作，以及与护理工作相关的医生、患者及相关科室的意见和建议等。另外，护理部总体监督协调质控小组的工作情况，避免监督工作的惯性运行，防止监督工作中的漏洞。

（3）核查追究封闭：病区护士长对发生的情况和反映的问题进行核查，做到"六个不放过"（事实不清楚不放过、原因不查明不放过、责任人不明确不放过、当事人没受到教育不放过、整改措施不落实不放过、投诉人不满意不放过），切忌不了了之。如果对核查追究工作不认真不负责，不但会失信于人，使各项规章制度形同虚设，还有可能为责任人再次犯同样的错误而留下隐患。

（4）考核评分封闭：护理部应量化考核内容，加大考核力度，以不断促进护理质量的提高。在考核项目的设置上，注重可行性和可操作性，实事求是，摒弃不切实际的做法。在维持考核内容主体和目标相对稳定的情况下，根据具体实际对考核内容进行补充和修订，使考核内容动态发展，不断满足新情况、新问题处理解决的需要。

（5）处理处分封闭：护理部对考核和检查成绩突出的科室予以奖金补助，定期总结和公布检查中发现的问题，提出改进意见。对问题突出者公开处理或处分。处理应本着公平、公正、公开的原则进行，不能将私人感情夹杂其间，造成处理封闭出现缺口。

【案例分析】

1. 李护士长在减少新生儿脐部感染的管理中，决策机构、执行机构、监督机构、反馈机构是如何发挥各自的职能的？

案例中护理部为决策机构，李护士长所在的产科病房为执行机构，专家组为监督机构，质控小组为反馈机构，新生儿为患者。在决策机构护理部通知产科病房护士长采取相应措施降低脐部感染率以后，执行机构产科病房迅速贯彻此指令，制订了相关无菌操作的具体措施。为了使计划得到落实，李护士长召开科室全体护士会议，使护士重视本阶段科室存在的主要护理问题（新生儿脐部感染）；与护士一同分析导致新生儿脐部感染的主要原因；明确科室降低脐部感染发生率所要采取的主要措施及对每位护士的具体工作要求。监督机构专家组对产科病房进行监督检查，随时解决临床实践中的问题，并将检查结果反馈给质控组。反馈机构质控组对计划落实的情况采取不定期抽查法进行检查，检查的内容有环节质量（即每位护士是否严格执行了以上各项护理措施）和终末质量（即新生儿脐部的情况），并将检查的结果做好记录。

2. 除了案例中所提及的方法，李护士长是否有更好的措施解决“产科病房新生儿脐部感染发生率较高”问题?

在病房管理方面，做到晨午间护理实行湿式清扫，做到一床一套，一套一巾，严格控制陪护人员，防止交叉感染；更换床单时不允许在病房内抖落，避免灰尘污染环境。在婴儿用物管理方面，做到婴儿尿垫用前消毒，污染后及时更换，防止尿垫浸湿污染脐部，指导家长根据情况及时为新生儿更换衣服，保持清洁干燥。告知产妇母乳喂养的好处，积极协助并指导正确喂养，提高新生儿的免疫能力。医院感染管理部门每月到母婴同室区做一次空气、消毒液等的检测，并将检测结果以简报形式发到科室，实行奖惩分明，并限期整改。

【经验分享】

实现封闭式护理管理应注意：

1. 从结果评价出发，并从结果中循踪追击　管理中一般是以原定的目标来检查实际执行的结果情况。例如，临床卧床患者的护理目标之一是压力性损伤发生率为零，护理质量管理的封闭从检查实际执行结果出发进行质量的评议，应注意在结果评价时，一定要采取科学和实事求是的态度，以得出正确的结论。当结果与目标不完全一致时，即发现问题时，要循踪追击，采取对策，加以封闭，杜绝偏离目标的结果。采取对策将影响目标实现的护理活动尽量减少，这也是一个管理封闭手段。

2. 建立封闭护理管理制度　为了改进和提高护理管理效果，必须有一个封闭的护理管理制度。整个系统要有一个尽可能全面的执行制度，还应有对执行情况进行控制的监督制度，同时有一个反馈制度，从而互相制约。若系统不封闭，那么制度就不健全，错误就不能得到及时的纠正。

3. 封闭的相对性　护理管理系统的封闭，只能是相对的，绝不可使它僵化、凝固。封闭指护理管理系统内部制度、措施、方法相对达到封闭状态，但封闭系统外部的信息、能量、物质则是开放的。这是一个相对的循环状态，原有的封闭回路被新的情况或问题破坏了，制订好的措施、对策又要重新封闭，以此循环不断。例如，如果在医院改革中质量控制办公室机构设置发生了某些变化而影响了对临床一线的监督和信息反馈，护理部应重新研究对一线监督和反馈的措施、对策，完善新的封闭回路。所以，任何封闭管理都是相对的。每一个系统与其上下左右各系统都有输入和输出的关系。

管理系统的相对封闭原则要求在护理管理中要形成相应的决策执行制度和监督制度，同时要有一个畅通的反馈制度。另外，由于空间和时间的原因，要不断进行封闭。应考虑各种可能的涉及因素，权衡各种可能预见的利弊，采取相应的“封闭模式”，不断反馈，步步提高，日臻完善。

案例 3　反馈与改进——医院的护理质量反馈系统

随着医院管理理论的不断创新，医疗质量管理也从终末质量管理逐渐向精细化、要素化管理方向发展。质量反馈是持续质量改进和全面质量管理的核心思想。某医院将现代护理质量管理理念与先进的传媒技术结合，建立和完善了护理质量反馈系统。方法如下：

1. 将护理质量反馈与护理检查制度化，检查人员将检查发现的问题立即面对面指出，并以文字形式反馈受检护理单元；每月召开质量反馈会和发布“质量信息简报”，并利用院内媒体多渠道、多形式宣传护理安全举措，反馈存在的问题；专人专组跟踪督促检查，定期整改。

2. 组建单项质控小组。

3. 采用现代传媒技术，真实、形象收集质控反馈信息，不仅注意患者及家属、医院内部员工等的反馈意见，根据反馈意见制订整改措施，而且检查者可携带质量检查相关的记录表格单、相机等，记录并拍摄各科室的亮点、护理缺陷及不安全、不规范的现象。

4. 建立并完善二、三级护理质控反馈渠道和方式，将二、三级“持续质量改进反馈登记本”存放在各病区，二、三级护理质控组将每次质量检查发现的问题记录在登记本上，二、三级护理质控组必须按时进行追踪督查，并记录追踪整改情况。每月坚持的二、三级护理质控反馈使用多媒体形象展示，由原来每季度出版的纸质“护理信息简报”缩短为每月出版一次，并以电子版在院内办公自动化系统发布，护士可以随时通过查阅简报信息，了解本科室或其他科室的工作亮点和工作缺陷。建立“护理部查房手册”和实施走动式服务的管理模式，缩短解决问题的时间周期。护理单元利用护士电子排班本及时提示质量反馈信息及注意问题。各护理单元还建立了“护理缺陷记录本”，每位护士在上班第一时间及下班前阅读“护理缺陷记录本”，针对自己存在的问题进行确认和更正。护士长每月对“护理缺陷记录本”中记录的问题进行归类总结，并在会上组织全科护士进行原因分析，共同提出改进措施。

5. 通过建立和实施制度化管理及有效反馈，护士对质控反馈信息的知晓率提高，分级、基础护理质量，病房管理质量、消毒隔离质量、护理文书质量、护理技术操作合格率等明显提高，护理质量问题重复发生的概率明显降低；推进从被动管理向主动管理的转变,实现了面对面反馈,周内追溯,缩短了护理质量控制周期;有利于增强护士的质量意识,调动了护士的主观能动性,促进护理质量提高。

【问题】

1. 该医院护理质量反馈系统的建立,体现了反馈原则的哪些内容?
2. 在该医院的护理质量反馈过程中,重要的措施有哪些?

【知识链接】

1. 反馈原则的内涵

(1)反馈原则的概念:反馈是由控制系统把信息输送出去,再把作用结果返送回来,并对信息再输出起到控制作用,以达到预定目的。反馈原则指管理活动产生效能时,评析其因果关系或者进行调控所要采取的原则。有效发挥管理中各个环节的功能和作用、形成有效管理,是反馈原则的核心。例如,护理部下达任务后,首先要制订正确有效的反馈方案,通过定期检查各科室执行的效果,及时发现存在的问题,即执行反馈,才能及时纠正和改进,确保任务完成,达到有效管理的目的。只有管理体制上保证信息反馈的有效运转,才能使管理工作有序高效。护理管理活动都应遵循反馈原则,如临床护理质量管理、护士绩效评价等。

(2)反馈机制

1)信息网络机制:决策反馈必须借助于信息,建立和健全信息网络是做好反馈必不可少的条件。建立信息网络机制要从大局出发,注意代表性和可行性,建立横向和纵向的信息网络,满足多种形式信息的传达,形成上通下达、纵横交错的网络体系,达到及时收集、快速整理、准确反应的目的。

2)智囊咨询机制:在决策前发挥智囊的作用,在决策实施时通过智囊收集反馈信息,为其追踪决策出谋献策。领导者应寻找相应的智囊充当助手,逐步使自己从经验决策向科学决策转变,以适应决策反馈过程中出现的各种情形。

3)有效传输机制:信息传递需设备优质、技术先进,保证反馈信息真实可靠。信息机构设置要简洁合理,以减少传递层次。另外,坚持反馈信息真实性原则,兼收并蓄、去伪存真、去粗取精。

4)领导调研机制:领导亲自调查决策实施后的情况,不仅可以减少决策反馈的传递层次,加快传递速度,而且能使领导直接获取丰富的第一手材料,为适时调控决策系统提供可靠依据，进而牢牢掌握领导决策中的主动权。

2. 反馈原则在护理管理中的有效应用

（1）反馈表的制作与应用：传统反馈表的设计与使用只注重反馈管理过程，而缺少对信息的再输出进行追踪评价环节，使得护理质量控制停留在检查—反馈环节上。缺少一个完整的反馈追踪机制，往往使护士长对反馈未引起足够重视，整改往往流于形式，致使一些护理质量问题重复发生。护理质量管理中使用反馈表，不但注重问题的反馈，更关注反馈问题是否得到解决，质量控制活动应形成检查评价—反馈问题—分析原因—追究责任人—制订整改措施—追踪整改效果—反馈未解决问题—再分析原因—修正整改措施—再次追踪效果的控制环，使整个护理质量控制活动始终处于受控状态，形成一个良性循环系统，从而减少质量问题的重复发生，同时还为护理质量监控提供全面、全程、系统的管理方法。在应用反馈原则的过程中，可以通过表格、照片等载体进行有效反馈，举例如下：

1）护理质量反馈整改单的制作与应用：制作护理质控简报（月报）和护理缺陷反馈整改单。检查项目包括病房管理、基础护理、特一级护理、护理文件书写、急救物品 / 器材管理、医院感染管理，以及护理差错发生率、住院患者满意度等，每月由医院护理质控组成员对照质量标准进行至少 3 个项目的护理质量大检查，将存在的问题录入标准模板，形成当月护理质控简报，并对存在的问题进行综合原因分析，提出改进措施和处理意见，按 PDCA 循环法进行改进。对质量控制未达标、典型的护理缺点则生成护理缺陷反馈整改单进行一对一的分析整改、追踪落实直至合格为止。

2）质量管理反馈追踪表的制作与应用：①质量管理反馈追踪表由眉栏、表格、签名 3 个部分组成。眉栏包括科室、检查时间、综合评分；表格部分由项目与分值、扣分、得分、质量问题、原因分析、责任人、整改措施、追踪评价等内容组成，其中项目与分值包括基础护理、专科护理、特一级护理、整体护理、护理安全、病房管理、技术水平、护理病历、患者满意度、科研教学等内容，追踪评价包括追踪时间与结果；签名包括质量控制组长、护士长签名。②制订护理质量评价标准，评价内容分项目（与反馈追踪表内容一致），满分 100 分。各质控小组每月对各护理单元进行全面护理质量检查；将各科室检查结果进行汇总，填入反馈追踪表，并反馈给各科室护士长。护士长收到反馈追踪表后，对表中记录的护理质量问题进行确认，并分析原因，确定责任人，寻找解决问题的有效方法，制订并实施纠正偏差的有效措施，将上述内容分别记录到反馈追踪表中，及时上交护理部质控人员。护理部再次组织相关质控人员持反馈追踪表对整改效果进行追踪评价，包括整改措施是否具有可操作性，责任人是否落实，措施是否有效等。达到预期整改效果者，不再作为下个月的重点控制内容；未达到预期整改效果者，继续分析原因，修正整改措施，直至问题解决。

3）ICU 基础护理质量双向反馈单的设计与应用：① ICU 基础护理质量双向反馈单的设计，将 ICU 基础护理质量反馈表（表 1-1）和 ICU 反馈科室基础护理质量表（表 1-2）设计在一张单上，在两表中将相同的基础护理项目列出制成表格。②使用方法，当患者由其他科室转入 ICU 后，由 ICU 接诊护士填写表 1-2。先填写日期、科别、患者姓名、接诊护士 4 项，然后按表格项目检查基础护理情况，以打钩方式进行评定，对不合格项目注明部位，并按要求落实。当医生下达停止 ICU 监护、转回科室的医嘱后，由 ICU 护士填写表 1-1，先填写日期、科别、患者姓名 3 项，然后按表格项目再次检查基础护理情况，对不合格项目逐项按要求落实，并将青霉素批号、液体种类和其他特殊交班内容准确填写在表 1-2 内。交接患者完毕后，由科室护士对患者基础护理情况和 ICU 护士交班情况进行评定，以打钩方式填写表 1-1，对不合格项目注明部位，最后交接护士签名。表 1-1 带回 ICU 保存，表 1-2 留在科室备查。护士长定期检查反馈单，对基础护理质量及交班情况进行评价，奖优罚劣，对存在问题提出改进意见。

表 1-1　ICU 基础护理质量反馈表

日期		科别		患者姓名	
内容评定		是否完整 / 通畅		部位	
口腔					
头发					
手足					
皮肤					
肛门					
会阴					
指甲					
管路					
病历交接					
其他					
交班护士			接班护士		

表 1-2 ICU 反馈科室基础护理质量表

日期		科别		患者姓名		接诊护士	
内容评定	是否完整 / 通畅			部位			
口腔							
头发							
手足							
皮肤							
肛门							
会阴							
指甲							
管路							
病历交接							
青霉素批号							
液体种类							
其他							
交班护士							

4）图片反馈法：质控组成员可携带一部相机或具有照相功能的手机，将各科室的亮点、护理缺陷及不安全、不规范的现象进行现场拍摄，护理部每月召开护理质控反馈会，要求各单项质控组派出 1 名质控员将本组检查的情况在会上通过多媒体形式进行总结反馈，并将检查过程中拍摄的一些图片展示出来，加以分析说明。图片反馈法的实施以更直观的图片反馈质控中存在的问题，以事实为依据对存在问题进行剖析，给人留下直观的深刻印象，从而增强了质控员的责任心和沟通表达能力，发挥人人参与质量持续改进的创新思维，达到护理质量持续改进的目的。

（2）提高出院患者护理工作满意度

1）分析汇总：护理部定期组织人员筛选回访材料中有关护理方面的问题，统计各个科室回访到的患者数量，各科室受到表扬人数等基础资料，对提出不满意的患者回访资料进行进一步分析，找出患者不满意的问题及原因，针对回访中患者表示不满意的内容，分析患者不满意的主要原因。

2）现场反馈，提出整改措施：反馈回访结果，根据统计结果，护理部计算出每月回访例数、不满意例数、各类问题数、问题形成原因，将每月医院护理方面问题发生率、形成原因所占比例、科室发生问题比例进行横向比较,将突出问题发生率、科室满意率与上月回访结果进行纵向比较;对回访中受到表扬的科室及个人,护理部统计出科室满意度、受表扬人数、受表扬人次。定期召开护士长会议,以多媒体形式展示回访结果并在护士长会议上集中反馈;对于回访中存在的个性问题,对当事人及护士长单独谈话,积极查找原因,避免再次发生;对满意的科室、回访中被点名表扬的护士单独列项,给予表彰。

3)针对性整改:护理部每月组织整改反馈讨论,针对上一时间段回访中明显的问题及突出的原因,制订专项整改措施,对于全院性的突出问题,护理部制订全院性整改措施。

4)结果有效性跟踪:对回访结果进行管理,注重整改措施的有效性跟踪,每月回访结果与上月相比较,每季度与上季度相比较。对于达到预期整改目标的科室及单项问题,转为常规反馈;对于未达到预期整改效果的科室及单项问题,继续查找原因,修正措施,直至达到整改目标;形成电话回访满意度长效反馈机制,建立自激性闭环管理系统。合理的评价指标及原因分析有助于选择正确的护理关注点,电话回访使医疗服务从院内延伸到院外,从生理、心理社会适应能力等方面为患者提供连续性医疗服务,提高了患者对医院的信任度。因为出院患者没有了住院期间的顾虑,能够更加直接地表达自己的真实想法,所以对于出院患者的调查较之前对住院患者的调查能更加真实地反映工作中的问题。出院患者经历了住院诊疗的全过程,对于医院各个环节存在的问题了解更加全面,能够相对客观地评价医院各部门及工作环节中的优缺点。调查过程选取出院患者回访内容作为基础资料,分析不满意的方面及原因,有针对性地提出整改措施,在护理质量管理过程中做到有的放矢,使护理关注点向发生问题的方向偏移,护理重点围绕患者反馈的问题进行,从而提高患者满意度。

【案例分析】

1. 该医院护理质量反馈系统的建立,体现了反馈原则的哪些内容?

该医院护理质量检查人员将检查结果以多种形式反馈给受检单位;向患者及家属、医院内部员工询问意见,并做及时反馈;"持续质量改进反馈登记本""护理缺陷记录本"等的建立增加了二、三级护理质控反馈渠道和方式。

2. 在该医院的护理质量反馈过程中,重要的措施有哪些?

重要的措施包括:①将护理质量反馈与护理检查制度化,检查人员将检查发现的问题立即面对面指出,并以文字形式反馈受检护理单元;每月召开质量反馈会和发布“质量信息简报”；专人专组跟踪督促检查，定期整改。②组建单项质控小组，反馈问题，周内追溯。③采用现代传媒技术，真实、形象地收集质控反馈信息。④注意患者及家属、医院内部员工等的反馈意见。⑤护士可以随时通过查阅简报信息，了解本科室或其他科室的工作亮点和工作缺陷。⑥护理单元利用护士电子排班本及时提示质量反馈信息及注意问题。⑦护理单元建立“护理缺陷记录本”。

【经验分享】

任何一个护理管理系统从它的自然状态来说都是开放的，在运动时与环境进行着物质、能量和信息的交换，进行“新陈代谢”。随着时间推移，护理管理系统会不断改变自己的运动方式，总是处在由量变到质变不断革新的过程中，体现了反馈与改进的基本原理。例如，护理管理系统存在于医院系统中，而医院系统又存在于社会中。护理管理系统在运行的过程中，要与社会和医院之间进行物质、能量和信息的交换，护理管理系统的小环境往往与社会和医院的大环境息息相通，护理管理目标的实现是对大环境的反馈。当社会和医院的大环境改变时，如医院贯彻卫生体制改革，护理管理系统也会进行相应的改进，以适应社会和医院的环境变化。

（刘华平）

第二章

人本原理

管理的人本原理是随着人类社会的进步和发展而逐步形成的现代管理理念和管理思想，指在各项管理活动中，以调动和激发人的积极性、主动性和创造性为根本，追求人的全面发展的一项管理原理。人本原理的核心是强调人在管理中的主体地位，把人作为组织最重要的资源，通过道德引导、理解、认同、尊重、关爱等极具人性化的激励因素，充分调动被管理者的激情与活力，使每个人的能力和自身价值都得到最大化体现，从而更好地实现组织和个人的目标。现代管理中将遵循人本原理的管理方式称为人本管理或人性化管理。大量实践证实，人性化管理是激发员工士气与工作热情的重要法宝。护士作为卫生事业和医院人力资源的重要组成部分，其工作的积极性、主动性和创造性可直接影响组织目标的实现。因此，在护理管理中，强化以人为本的管理理念，积极践行人本管理，对于稳定护理队伍、用好护理人才、提升护理质量、促进护理事业的发展具有重要意义。

案例 4　核心要素尊重人——这家医院的护理硕士研究生为什么相继流失？

小张曾是一名中专毕业的护士，在本市一家三甲医院的普外科工作。她勤奋好学，工作之余坚持读完了大专、本科，并考取了外省一所重点医科大学的硕士研究生，经过 3 年苦读，获得了硕士学位。她一毕业就踌躇满志地回医院护理部报到，期望将自己的所学和想法向护理部李主任汇报一番。到了护理部，见主任办公室的门半掩着，主任正在低头看文件，小张敲门后道：“李主任，我毕业了，想给您汇报一下这 3 年的学习情况。”话音刚落，李主任抬起头严肃地看着小张说道：“你这一走就是 3 年，科里正缺护士人手呢，赶快回科里上班去吧，不用着急汇报，我这会儿还有事”，说完又低头看文件。小张在门口尴尬地愣了一阵，沮丧地离开了主任办公室。

小张回科室后，立即进入了日常护理工作。尽管工作没有变化，但是3年的硕士学习，激发了小张自我实现的内在动力，期望能够在医院的护理科研、教学和管理上发挥一定的作用。因此，在刚回科室的前几个月，她总是积极地向护士长提出一些工作改进意见和建议。一次，护士长在她提出建议后叹道："读了研究生的确不一样，想法就是比一般护士多。可这都是上面的规定，照着做就是了，基层的人想法多了没用，意见提多了上面会不高兴的……"这番话使她感到彷徨和苦闷。在她返回工作岗位3个月后，护理部对全院护士进行了一次规章制度考核，因小张对护理部只注重让护士死记硬背各种条条框框的做法不赞同，故对考核采取应付状态，结果成绩平平。护理部李主任看到小张的成绩很不满意，在护士长会上讲评考核情况时专门说道："一个硕士怎么才考出这个成绩，没见比其他护士好在哪里，请护士长回去转告她，不能因为自己是硕士，就自以为是"。主任对小张的批评，又一次强化了她的挫败感。小张觉得在医院没有得到应有的重视，6个月后她向护理部递交了辞职报告，义无反顾地离开了这家三甲医院。小张的辞职并没有引起李主任重视，其认为是小张学历高了就不安心临床护理工作所致。谁知继小张之后，另外2名学成回院的硕士研究生不久也相继辞职，这对李主任产生了触动，开始反思为什么高层次护士留不住？

【问题】

1. 导致该院几名护理硕士研究生相继离职的主要原因是什么？
2. 医院管理者应采取哪些措施避免高层次护理人才的流失？

【知识链接】

1. 人本管理的起源与发展　人本管理是由现代行为科学理论发展而来的一种新的管理理念。20世纪20年代以来，一些企业在管理实践中逐渐发现，传统的管理方法已不能很好地激发员工的热情。一批学者积极探索并推动了行为科学的研究，为人本管理理论的形成和发展奠定了重要的基础。具有代表性并作出卓越贡献的学者有：早期行为科学——人际关系学说创始人乔治·埃尔顿·梅奥（Mayo GE，1933年）、人本主义心理学的发起者和需要层次理论的创立者亚伯拉罕·马斯洛（Maslow AH，1943年）、双因素理论/激励保健理论的创始人弗雷德里克·赫茨伯格（Herzberg F，1959年）、X-Y理论的提出者道格拉斯·麦格雷戈(McGregor D,1960 年)、期望理论创立者维克托·弗鲁姆(Vroom VH,1964 年)、Z 理论创始人威廉·大内(William O,1981 年)等。这些理论从不同角度、不同侧面揭示和分析了人类行为产生、发展及变化的规律,使人本管理的理论基础不断丰富,为人本管理的实践奠定了理论基础。

1922 年,美国心理学家梅奥开始探讨影响工人行为的因素。1927—1932 年,他接手并主持了始于 1924 年的著名霍桑试验,其研究结果对管理理论的发展产生了重大而深远的影响。霍桑试验揭示,工人的生产效率不仅与物质条件有关,与人的心理、态度、动机和群体中的人际关系也密切相关。人们的行为并不单纯出自追求金钱的动机,还有社会、心理方面的需要,这些需要包括追求人与人之间的友情、安全感、归属感和受人尊敬等,而后者往往更为重要。梅奥在霍桑试验完成之后,于 1933 年和 1945 年出版的《工业文明的人类问题》和《工业文明的社会问题》两部名著中,明确提出,管理需注重人的因素,提出工人是“社会人”而不是“经济人”,“以人为本”成为其人际理论的核心思想。之后,美国著名心理学家马斯洛通过致力于个体行为和人的本质的研究进一步发现,生活和工作环境的改善、科学技术的进步和文化教育的普及,并不能满足人们对精神价值的渴望。1943 年,他提出了著名的人的“需要层次理论”。该理论指出,人具有从低到高的生理、安全、爱与归属、尊重与被尊重、自我实现的需要,并且当人的生理和安全需求得到满足之后,就会追求更高层次的需求。在此后的管理中,“尊重”成为了一个不变的主题,得到管理界的日益重视,关怀和尊重人的尊严和价值,是人本管理的实质和精髓所在。人本管理思想和理论亦在社会进步及管理实践中不断发展和成熟起来。

2. 尊重人与依靠人是人本管理的本源与核心要素　人的价值与尊严是人本精神的核心。人本管理则是以尊重人、依靠人、服务人和发展人为指导思想与核心要素。根据马斯洛的需要层次理论,每一个人都有得到别人尊重的需要。大量实践表明,尊重不仅有利于提高员工的工作效率、愉悦感和忠诚度,还能满足人们对精神价值的追求。当人得到应有的尊重、认同和关切时会激发内心的自豪感,从而变得更为自信,同时更容易迸发出积极性和创造性。为此,“对每一个人保持不变的尊重”已成为现代企业的重要价值观和激励员工的法宝。如果在管理中缺乏对被管理者的尊重,不仅会遏制下属的工作激情和创造力,还可因触犯个人的情感价值导致员工内心产生愤怒,从而不愿意贡献其能力,甚至消极怠工、唱反调等负面情绪。此外,从人的本性出发,每一个人都希望其价值得到认可,并被看作是一个有思想、有独立能力的人,即使是一个普通员工也不愿意被当作只会干活的工具。管理者在工作中注重依靠被管理者，充分听取他们的意见和想法，发挥其在管理中的积极作用，是体现一个人价值的重要形式，可使人在参与中受到鼓舞，获得情感上的满足，并能激励其竭尽所能贡献和展示自己的能力。

3. 服务人和发展人是人本管理的宗旨　人本管理将被管理者这个管理学中的客体（对象）升华为管理的主体，在管理中倡导：尊重“人本性”，确立“人本位”，并强调组织的服务对象不仅是组织外部的利益相关者，同时也包括组织内部的利益相关者，即全体员工；管理者不仅需要注重实现组织的目标，还要关注员工的成长和发展，帮助员工实现个人目标，这是区别于其他管理的重要特征。赫茨伯格的双因素理论认为：工资、工作条件、工作环境等属于“保健”因素，能降低员工的不满意，但不具有很强的激励作用；而工作的影响力、胜任力、成就感、自豪感，以及自己做主的权力才是真正能激励员工，使其产生成就感的重要因素。据此，指导员工做好职业生涯规划、帮助其成长与发展、为其搭建可展示自身价值的平台，是服务人、发展人和尊重人的深层次体现，不仅有助于激发员工的工作动力、积极性和成就感，对于拴心留人也具有重要意义。大量实践也表明，关注员工的成长与发展，可激励其有更好的业绩表现，进而促进组织的更好发展。因此，人本思想把追求人的全面发展，实现组织和员工的共同目标看成是人本管理成功的重要标志。

【案例分析】

1. 导致该院几名护理硕士研究生相继离职的主要原因是什么？

该案例中导致几名护理硕士研究生相继离职的主要原因有两点：一是护理部李主任缺失以人为本的管理理念，没有给下属应有的尊重。在小张激情满怀地回到医院向李主任报到及汇报思想时，李主任既没有倾听和了解小张的期望，也没有给予其应有的尊重和关爱，而是以居高临下的管理方式，将其拒之门外，使小张的自尊心和激情受到了打击，感到李主任只关心有没有人上班，对下属没有基本的尊重和关心。二是医院护理管理的主要决策者人才意识淡薄，未能给高学历护士搭建施展才能的平台。案例中的护理部李主任，一方面对高学历护士寄予较高的期望，希望他们在各方面都有出色表现；另一方面对于如何培养和使用这些护理人才缺乏思考与准备，不能根据护理队伍结构的发展变化，积极改革相应的用人机制，为不同层次的护士搭建发挥才能的舞台。李主任没有意识到，小张能够从中专坚持不懈地学习并获得硕士学位，表明她有较强的学习能力和进取的内在动力。在小张等护理硕士研究生学成回到医院后，没有被赋予一些能发挥其所学优势和特长的工作与任务，而是让他们又进入了与上学前无异的日常护理工作。小张等由于没有施展的舞台，提出的一些建设性意见也得不到认同和欣赏，工作缺少成就感和快乐感，自我价值受到了严重冲击。当小张离职后，李主任只是简单地归咎于小张"不安心临床工作"，并没有从管理者的角度反思自身在爱才、尊才、用才和留才等方面存在的问题，最终导致了该院护理硕士研究生的相继流失。

2. 医院管理者应采取哪些措施避免高层次护理人才的流失？

（1）管理者需要培塑尊重品格：现代管理中将是否具有"尊重品格"作为衡量管理者品质和道德修养的重要标准。中国有句古话——"爱人者人恒爱之，敬人者人恒敬之。"它阐明了一个简单的道理，即尊重是相互的。霍桑试验表明，管理者倾听员工的想法是一种可使下属感到被尊重和关心的行为，管理者不仅会赢得被管理者发自内心的尊重回馈，还会成为内在的激励因素，促使他们努力工作。反之，如果管理者缺乏对下属的了解与尊重，会降低员工的安全感和自信心，抑制员工很好地表达自己，影响员工的工作积极性、创造性和忠诚度。因此，现代护理管理者首先需要从思想上树牢"以人为本"的管理理念，自觉养成尊重品格，从思想上去除官本位，进而转化为对人才以及每一个护士的自觉尊重。管理者发自内心的尊才、爱才和惜才，是拴心留人的重要因素。

（2）管理者需要强化人才意识：人才意识影响人们对人才的识别、选拔、管理、培养和保护等行为，决定了人才选拔的标准和用人制度的基本导向，支配着整个人才队伍的建设。事业因人才而兴，培养和用好护理人才是加速我国护理学科发展的重要课题和任务。近年，随着我国护理研究生教育的迅速发展，越来越多的研究生进入临床一线工作。如果不能用好这些高学历护理人才，则会导致护理人才的贬值和流失。为此，医院管理者需要加强人本原理的学习，自觉增强人才意识，把尊重人才、爱护人才、培养人才内化于心，外化于行，积极主动地谋划护理人才的培养、使用、梯队建设与制度建设，更好地提升护理质量，促进学科发展。

（3）管理者需要为人才搭建施展才能的平台：服务人和发展人是人本管理思想的重要内容。人才只有经过相应的岗位历练才能使其更好地成才和增值。医院管理者需要躬身了解不同层次护理人才的期望和需求，努力为护士提供具有宽度、高度和多元化的平台，才能更好地使护理人才获得充分施展才能的机会和舞台。同时，管理者还需要用心营造具有事业感召力的组织文化，建立拴心留人的激励机制，如护士分层培养制度、成长阶梯与晋升制度、外出学习进修制度等，从制度和内涵上服务护士、助推护士成长，提升护士的价值感和成就感。目前，我国正在大力发展专科护理，培养高层次的专科护士，医院、护理管理者应以此为契机，积极探究和创新不同层级护士的管理模式，如通过给任务、压担子让其参与到医院的质量管理、护理科研、护理教学、感染控制、专科护理学组等各项工作中，为护理人才提供发挥和施展才能的机会。此外，帮助和指导他们做好职业发展规划，使之具有明确的发展方向，做好正确及时的引导，使之能够健康成长。

【经验分享】

1. 尊重护理人才需要思想先行　在思想上树立尊重人、服务人、依靠人和发展人的人本理念，是实施人本管理的重要前提。一个单位或部门主要管理者的理念和价值观对于形成尊重的文化和氛围至关重要。只有当管理者的理念和观念转变了，才能将对人的尊重转换成具体的行为。护理部主任作为医院护理领导者和管理者，是否具有尊重护士的理念和价值观，不仅直接关系到自身对护士的尊重与关爱行动，对于医院各部门的管理者和护士长亦具有很强的示范和影响作用。为此，护理部主任树立人本意识、加强品格修养，并在管理工作中经常反思和自省是否各项制度与措施体现了尊重护士、依靠护士、服务护士的理念，在现代护理管理中具有重要意义。

2. 尊重需要有具体的行动和制度保障　尊重绝不是一句口号，需要有具体的行动和制度保障。首先，领导者说话的方式和态度是尊重行为直接且重要的体现。护理管理者在管理工作中切忌居高临下、自以为是、颐指气使，而应该以理服人；与护士谈话时，应端庄稳重、和蔼可亲，注重给对方充分表达的机会；当其有进步或取得成绩时，应予以及时的鼓励，当发现其不足需要批评指正时，应考虑说话方式，在指出问题的同时也要维护其自尊心，并注意多从管理的角度找原因。其次，护理管理者应注重了解各层次护理人员的意愿和需求，关心和体谅护士在工作和生活中的难处，积极为护士争取各种权益，改善护士的福利待遇。此外，需要将对员工的尊重、服务和依靠理念转化成长效保障制度。因此，护理管理者应致力于护理人本管理制度的建设，才能使人本管理切实落到实处。

3. 尊重需要从加强沟通做起　管理者注重与员工之间建立良好的沟通渠道，是尊重人、激励人、理解人与留住人的重要措施。护士随着学历层次和专业化程度的提升，在工作中的自主意识及被尊重、信任与认可的心理需求也会增加。因此，重视倾听和了解护士的诉求，并通过建立相应的沟通机制，使上下级沟通成为一种常态具有重要意义。常见的上下级沟通形式有会议沟通、个别沟通和书面沟通,如护理部可定期组织不同层次或类型的护理工作研讨会,护理部主任亲自听取不同层面的意见和建议,鼓励护士勇于发表自己的见解,面对面了解护士的真实想法和需求,这样不仅可使护士从中获得被尊重感和自我价值感,激发其工作热情,也有利于促进工作的改进。在一些重大决策和规章制度推出前后,注意充分听取各级护士的意见,了解制度运行中存在的问题,并通过面对面沟通,让护士了解上级的意图,理解决策和制度的意义,以利于贯彻和执行。此外,及时的个别沟通还可有效化解领导者和下级之间的误解与隔阂,及时避免一些不愉快事件发生。例如,很多情况下,有的员工起初离职意愿并不坚定,有时可能仅因某件事情的刺激而萌生去意。当了解到某个护理骨干有辞职意向在其提出辞职申请之前,若护理领导者能及时沟通,或可化解其一时的冲动,改变其离职的决定。对于决意要走的人员,也可通过真诚的沟通了解其离职的真正原因,以便今后在管理中采取改进措施,避免优秀人才的继续流失。

4. 尊重需要为人才搭建施展的平台　人本管理需要解决的核心问题是人的积极性问题。因此,管理制度、管理方法及管理策略都应以调动和激发人的积极性、主动性和创造性为目标进行相应的设计。在医院各项工作中为护士搭建施展才能的平台,不仅能够激发护士的潜能,提升护士的胜任力、影响力、成就感和职业满足感,也是尊重护士、依靠护士、促进护士全面发展的重要措施。因此,如何为护士搭建和创造发挥才能的平台是现代医院护理部主任的重要课题和重要职责之一。近年,我国许多医院的护理管理者,在培养和用好高学历护理人才方面做了积极的探讨,取得了可喜的成效。例如,某直辖市一所三级甲等医院的护理部主任为入职的护理研究生建立了专项培训计划,包括安排到重症、医学重点学科及带教能力强的科室进行临床实践能力培养;到护理部轮转培养其管理能力;通过让研究生参与到科室、医院的科研、教学、竞赛等任务和项目中提升和展示其能力;每年要求研究生制订个人目标,年终组织其进行集体汇报,要求每位研究生分享其工作、学习情况,提出存在的不足、困难及下一步打算。护理部主任经常深入科室及时了解每位研究生的工作情况,并有针对性地适时与有困惑的相关人员谈话。这些措施极大地激发了该院高学历护士的工作热情和积极性,其综合能力迅速提升,多数研究生迅速成长为医院临床、科研、教学和管理的骨干,高层次护士流失率也显著低于市级其他医院。与此同时,该院护理学科得到了快速发展,先后成为地区和国家的护理学重点学科。由此证明,尊重、关爱、培养护理人才不仅对于提升医院护理队伍的实力与水平具有重要意义，对促进护理学科的发展也具有深远的意义。

案例 5　重要策略培养人——健康教育不达标的症结在哪里?

在全国开展的新一轮等级医院评审工作中，某市一家区级二甲医院申报创建三级甲等医院。为迎接即将到来的评审，护理部邀请相关专家进行了一次自评。自评发现不少科室的护士对于患者的健康教育落实不到位。自评结果通报后，护理部立即召开了全体护士大会，要求各科室限期整改，并提出若有科室在正式评审检查时患者的健康教育仍不达标，将视情节轻重，扣罚该科室和当事人的奖金，甚至影响当年的年终评优。各科室在此“严格要求”下，纷纷“狠抓落实”，该院部分科室的护士长，要求护士在为患者做了健康教育后必须有记录和患者的签字，以备检查。

2 个月后，迎来了正式检查。检查组在院期间正好遇见一名心内科护士在为一位刚入院的高血压患者进行健康宣教。该患者 85 岁，伴有听力下降。检查组见护士对着老人滔滔不绝地讲解了近 5 分钟，并强调了讲解内容的重要性，叮嘱该患者一定要记住。护士离开后，该患者对家人说道:“我本来就头晕、不舒服，入院后检查、治疗一项接一项，让人好累。护士又给讲一大堆注意事项，说得那么快，好多话都没听清，也没听懂，根本记不住，现在最好能让我安静休息一会儿。”检查组专家在进一步查验中发现，该院在形式上很重视对患者的健康教育工作，不仅有制度要求，各级也有检查记录，但实际效果并不理想，有相当一部分科室的健康教育没有得到患者和家属的认可与好评。有患者反映:该院护士是在其刚入院时到床旁，照着一张纸给他们念注意事项，念完了就拿出个本子让其签字，感觉是在应付差事。检查组为了帮助该院找出存在问题的原因，对部分护士做了调查。了解到医院平时检查多，对护士的指导培训较少，临近评审才安排了一次全院性的讲座。护士多是迫于上级要求和不被处罚，机械和被动地做这项工作。此外，这种“临时抱佛脚”的培训，面对具体的临床环境和不同的患者时，护士仍难以很好地运用于实际工作中。检查组诚恳地向医院护理部主任和护士长们反馈了他们在评审中发现的问题，引起了该院护理管理者的反思。检查结束后，医院护理部组织全院护士长就护士健康教育不达标的症结，以及如何才能有效提高护士的健康教育水平进行了深入讨论分析。

【问题】

1. 该院护士健康教育不达标的症结在哪里?

2. 怎样才能有效提高医院护士在健康教育工作上的认识和能力?

【知识链接】

1. 重视员工的培养是人本管理的重要策略　人本管理理论认为人是组织最重要的资源,关注组织内部员工的发展,重视对他们的培训,这也是人力资源开发的主要手段。大量实践证明,良好的培训可有效提升人员的专业素养,提高员工的工作效率和服务水平,树立团队的良好形象。同时,培训可增强员工对组织的归属感和责任感,促进管理层与员工层的双向沟通,增强组织的向心力和凝聚力。此外,培训对于企业文化的形成、员工的职业发展亦有积极的促进作用。事实表明,不重视对人的培训,不仅无法满足个人成长的需要,也会导致组织绩效降低、人才贬值和人才流失,从而失去人力资本的优势。因此,现代企业已经将员工培训作为一项关乎企业发展,提升企业效益、增强竞争力的重要战略任务和管理策略。

2. 培训中关注"人"的因素是人本管理的重要特征　人本管理思想指导下的培训,从培训的目标、内容、方法、效果评价等方面较传统的培训均发生了改变,培训中融入了更多"人"的因素。第一,在培训目标上,不仅仅是从组织利益出发,只考虑组织的效益,还需兼顾员工的需求与发展,以挖掘员工的潜能、提升员工的综合能力为目标安排相应的培训。第二,在培训内容上,不仅注重操作技能、技巧的掌握,形式的规范,还注重服务理念、思维方式、人文素养、价值观念等的培训,促进员工观念的更新。第三,在培训方法上,通过采取丰富的教学手段和精心的教学设计,调动受训者积极参与,激发其学习动机和学习兴趣,而不是让受训者被动地接受,把"要我学"变成"我要学"。第四,在学习效果评价上,应着力受训者能将学习的知识和技能运用到实际工作中,使之理念与专业精神、知识与技能、团队合作能力、沟通交流能力、学习能力等得到增强,为职业发展奠定良好的基础。

3. 人本管理思想指导下的培训原则

(1) 了解培训需求、做好调查分析:了解组织和个人的培训需求是制订合理的培训目标和良好培训计划的前提与基础。人本管理思想指导下的培训需要兼顾组织和员工双方的需求。这就要求在培训目标和培训方案制订前,一方面需要了解和把握组织的目标和发展战略,使培训满足单位或企业提高竞争力、增强凝聚力、降低成本、提高管理效益与组织绩效等需求；另一方面也需要充分考虑员工的需求，了解不同受教育背景、不同工作阶段、不同岗位、不同特性、不同个人职业发展目标等员工的培训需求，在拟定培训目标和培训方案时力求使组织和个人的目标达到最大化融合，以更好地激励员工的学习积极性和主观能动性。

（2）培训目标具有清晰性、可测性与前瞻性：培训目标的清晰性与可测性是制订行之有效的培训计划的前提。培训目标拟定后需要评估目标是否与社会发展和组织需求相适应，是否能够传播企业文化、利于工作质量和绩效提升、增强员工的职业稳定感、促进员工的知识更新与发展等。此外，培训还需要具有前瞻性，不仅要满足组织眼前和实现短期目标的需要，也要考虑组织长期目标和长远发展的需要。因此，制订目标和计划时，需要分析和预测未来社会和行业的发展趋势和可能变化进行超前培训，提升员工对于变革的适应能力。

（3）培训计划具有系统性、针对性与规范性：系统性、针对性与规范性是达到良好培训效果的保障。系统性指根据组织的培训目标和需求对培训方案和计划进行整体、系统的设计，避免零散与低效的培训。系统培训对于员工理念和价值观的形成、职业素养和学习能力的提升具有重要作用。此外，对于培训内容和方式，需要根据不同层次、不同类型的人员进行有针对性的设计和安排，对于一些常规项目，如新入职人员的培训、晋升和提职前的培训需要具有规范性，以保证培训的质量与效果。

（4）培训方式具有多样性：培训方式的多样性对于满足不同人群的需求、获得良好的培训效果具有重要意义。培训方式的多样性旨在根据培训内容、教学方法、工作安排、预算经费以及员工的具体情况，采取脱产培训、在职培训、网络培训、岗位培训等灵活多样的培训方式。教学形式根据培训内容和听众的情况采用讲授、研讨、角色扮演等多种形式，以追求培训效果效益的最大化。同时，注重加强岗位培训，完善和规范岗位培训的方法、流程和效果评价，如建立规范的导师制度、定期岗位轮换制度、定期交流学习制度，以及其他岗位相应培训方式，充分发挥岗位培训在人才成长中的作用。

（5）加强培训条件与制度建设：培训条件是保障培训工作顺利实施的基础，其内容包括组织保障、师资队伍、经费筹措、设施设备等。培训制度是使培训落到实处的重要保障机制，完善的培训制度和培训机制对于员工整体素质的提高、促进组织的可持续性发展具有举足轻重的作用。因此，加强培训条件与培训制度的建设是重视培训工作、强化培训管理的重要体现。

4. 注重培训效果评价的科学性　培训评价对于了解培训是否达到预期效果及培训对组织的投入贡献比等具有重要意义。科学的评价不仅能够真实、客观地反映培训效果，为今后的培训提供指导，促进培训质量的不断提升，还可对部门以及员工的行为产生导向作用。目前，国内外企业多采用美国学者柯克帕特里克（Kirkpatrick D L）在 1959 年提出的柯式培训评估模型，该评估模型依据评估的深度和难度将培训效果分为以下四个递进的层次：

（1）反应层面：即受训者对培训的主观感受，包括对培训内容、方法、师资、环境与设施等的看法。该类指标设计时注意涵盖培训的各要素，尽量降低主观性。

（2）学习层面：即受训者对培训内容的理解和掌握程度。通常采用同一个标准和测试（考核、自评）方法，了解培训前后或培训人群及未培训人群的知识、技能、态度等的变化情况。

（3）行为层面：即评价受训者培训后在实际工作中行为的变化程度，即判断所学知识、技能对实际工作的影响。该项评价可采用比较抽象的观察法，即了解主管、同事、下级、服务对象等的看法，亦可通过比较工作效率、产出、出错率等评价。

（4）结果层面：即衡量单位及个人的受益程度，常通过一些可量化指标（硬指标）如绩效、成本、时间、质量、顾客满意率、员工流动率等衡量，也可通过一些较为抽象的软指标评价，如员工的工作习惯、士气，员工的满意率、服务态度和员工的发展等。行为层面和结果层面的软指标评价时往往有一定操作难度，需要不断研究和完善。

根据以人为本的培训理念，在评价培训效果时，要避免只考查受训者的硬技能，如知识和技能掌握程度，以及单位是否获得期望的收益，也要注重评价职业道德、工作态度、合作与沟通能力等软技能的改变情况，以及个人能力和综合素质是否获得提升。

【案例分析】

1. 该院护士健康教育不达标的症结在哪里？

本案例中该院护理部通过组织全院护士长们进行深入讨论和分析，认识到医院患者健康教育不达标的主要症结不是护士的学历层次、工作年限等因素，而在于医院各级管理者以人为本的培训理念和护士长是培养护士第一责任人的意识淡薄，同时缺乏科学合理的培训策略。

2. 怎样才能有效提高医院护士在健康教育工作上的认识和能力？

（1）需要树立以护士为本的培训理念：重视员工培训既是确保工作质量、提升员工素质和工作绩效的主要措施，也是人本管理中开发人力资源的重要法宝。以人为本的培训理念是实现组织效益和个人发展的双赢。本案例中，医院管理者平时对于患者的健康教育工作未予以足够的关注，对护士也没有开展健康教育相关知识和技能的培训，到检查前才发现此项受检指标存在缺陷。为应对检查，仅匆匆安排了一次应急培训，还附加了一系列培训后不达标的惩罚措施。这种功利、有悖人本理念的培训，既没有使护士的健康教育能力得到应有的提升，也没有实现医院的既定培训目标，其结果是患者、护士和管理者均不满意。通过讨论分析，护理部主任和护士长们认识到，只有牢固树立以护士为本的思想，把护士培训工作当作一项与护士专业能力和护理质量提升密切相关的基础性工程来抓，才能切实提升医院的健康教育水平。医院的护理管理者还进一步认识到，重视护士培训，不仅对医院的护理质量、服务水平、社会形象、护理学科发展具有重要作用，对提升护士的职业认同感、工作积极性，稳定护士队伍等亦会产生积极的影响。为此，各级护理管理者均需要增强培训护士的责任感和使命感。

（2）需要树立护士长是护士培训第一责任人的意识：大量事实表明，一个单位所有的问题，或多或少都与对员工缺乏良好的培训有关。岗位培训是员工能否形成良好职业素养的关键场所。护士长经学习讨论后认识到，护士的健康教育能力不强，与他们在思想上没有将培养护士作为一项重要职责有关。在日常工作中，护士长对患者的健康教育工作未能发挥一线管理者应有的引导、示范和教练作用，也没有组织相关的理论、技能学习和研讨，也是导致健康教育不达标的重要原因之一。通过交流分享，护士长们增强了基层护理管理者是培养护士第一责任人的意识。进一步认识到，加强护士工作实践中的时时指导和培训，对于提升护士的专业素养、加速其成长与发展具有十分重要的意义。

（3）需要采取科学合理的培训策略：本案例中，对护士开展的健康教育能力培训，既没有需求调查，也没有制订科学的培训计划，培训方法也十分单一，仅在检查前匆匆安排了一次“应试讲座”。此外，教学也没有结合临床工作的现实情况予以讲解和示范，护士即使想做也不知道在繁忙的临床护理工作中，如何灵活地把健康教育融入各项工作中，只能是完成任务式的匆忙为之，自然无法取得理想的效果。能否为患者提供有效的健康教育，取决于医务人员是否具备良好的专业精神、专业知识、沟通能力、教学能力，以及丰富的临床经验,是医务工作者综合能力的具体体现。为此,提升护士的综合素养和健康教育能力需要一个循序渐进,不断学习、培训、实践的过程,不可一蹴而就。在对护士进行培训前,应了解和分析受训者的现状和学习需求,基于调查分析结果制订相应的培训计划、学习目标和培训方法。只有采取科学合理的培训策略,才能取得良好的效果。

【经验分享】

1. 树立护理管理者是护士培养第一责任人的意识　管理者只有具备了人本思想,把培养人当作其重要职责,才能关注员工的素质和能力提升,关心员工的发展,重视对员工的培训工作。因此,各级护理管理者,需要首先从思想上树立并强化以人为本的管理理念,如积极为护士培训申请和筹措专项经费;确立护士在培训中的主导地位,从提升医院护理质量和促进护士发展两个层面确立培训目标;精心策划授课内容、认真选择授课老师、合理安排学习时间;建立并形成科学的护士培训体系和培训机制,切实提升培训质量与培训效果。此外,护理部主任有责任指导和帮助护士长提高培养护士的认识和能力,发挥护士长在科室护士岗位培训和专科培训方面的重要作用。

2. 培训需结合临床护士的工作特点　医院护士的任职培训与学校教育有较大区别,如:培训对象情况各异,其工作经历、学历层次、专科方向等各不相同;工学矛盾突出,因护士岗位 24 小时不能离人,必须以工作为主,学习时间难以整齐划一;个人业余学习时间和精力参差不齐,大多数护士在家庭也承担了较多的照护家人的责任。这些诸多因素,为护士的在职培训带来了困难和挑战。需要护理部和科室根据上述情况,制订符合护士工作特点的学习培训计划。在拟定医院护士培训计划前,首先需做好管理部门、用人科室及护士等需求调查,可采用访谈法、问卷法、绩效分析法、关键事件法、经验预测法,以及基于岗位胜任力的培训需求等科学的调查方法,通过对调查结果的分析,为培训方案的制订提供科学依据。在拟定培训计划时,需根据培训目标、培训主题、培训内容、培训深度,以及护士的不同年资、不同学历层次、不同岗位等制订与培训对象相适应的、灵活多样的培训形式。例如,对于一些重要的培训项目,为保证不同班次的护士都能获得培训机会,同一个主题可以进行多轮次培训,有些讲授内容可以利用网络培训,以保证培训的覆盖面。总之,培训工作既要注意整体性、系统性和规范性,又要注意专科性和特殊性;既有短期培训目标,也有长期培训目标和计划,最终形成可涵盖各层次护士的科学培训机制。

3. 培训需要制订科学合理的方案　一个完整的培训方案通常包括培训

目标、培训内容、培训方式、培训师资、培训预算等。培训方案是否科学合理可直接影响培训质量与培训效果。培训目标设定时，需注意具有清晰性和可及性。培训内容需根据培训目标设计，避免仅注重对护士专业知识与技能、新业务与新技术等硬技能的培训，忽略对服务理念、人文素养、评判性思维、沟通能力，以及情商等软技能的培训，后者是一种深层次的培训，可更好地促进护士综合素质提升，对护士的全面发展具有重要意义。培训方式需兼顾工作学习的需要、护士的工作特性等，采用外出学习、脱产、半脱产、岗位培训等灵活多样的形式，如岗位培训可采用岗位和科室轮转制、熟手带新手的导师制、定期经验分享等培训形式。在教学形式上需创造条件，积极推行案例法、研讨法、角色扮演、视听法、体验式教学等生动活泼、易于激起兴趣的教学方法，使护士能积极参与其中，形成教学双方的良性互动。在师资来源上，宜外请和内部遴选相结合，专业与非专业相结合，高层及基层相结合。师资的多元化不仅可提升培训的层次，还可提升培训的丰富性、多元性和趣味性，给护士带来不同视角和不同元素的知识与观念，对提升护士的思维层次、拓展护士的知识面有极大的帮助。领导师资，可以更好地传递医院的文化和价值观，让护士了解医院的愿景和战略目标，增进上下级沟通。专家师资，不仅能给护士提供前沿的专业知识，还具有良好的学术示范作用。护士师资，了解护士需求，培训内容贴近实际，能够锻炼护士的领导力和教学能力，提升其价值感。非专业师资，不仅可给护士注入新的知识和信息，还有助于护士跳出本专业看护理，使其具有更广阔的视野。总之，只有医院管理者注重对护士的培养，才能切实提高护士的职业素养和医院的护理质量。

案例6 基本宗旨关心人——为什么新护士不愿意到这个重点科室？

某市一家三甲医院，护理部拟对新护士的分配进行改革，试行双向选择。护理部对66名完成规范化培训拟留院工作的护士进行了一次选择科室意向的填报摸底。填报结果让护理部主任十分意外，居然没有一名护士填报该院某个发展势头很好的重点科室。该科室是省部级医学重点建设学科，近年发展速度快，患者收容量大，奖金也排在医院前列。为此，护理部专门为该科配备了一位具有研究生学历的护士长，并在新护士分配时也给予了一定倾斜，选配了几位综合素质较好的护士到这个科。按理来说，该科室应该具有吸引力，但是为什么护士都不填报这个科室呢？

护理部主任在分别找护士谈话后了解到,原来是该科护理组的工作氛围、人际关系、奖金分配制度等让新护士却步。科室医疗工作的迅速发展,对该科室的护理工作也随之提出了较高的要求。新任护士长面对科室发展带来的压力和挑战,期望护理工作也能尽快出成绩,于是采取了"高压锅"式的管理方法。她上任不久,便在科室护士的绩效考核、排班、奖金分配等涉及护士切身利益的问题上推出了一系列刚性制度,且处罚内容多于激励;将科室正式编制护士、编外合同制护士和刚入职的年轻护士的奖金拉开了较大差距;要求护士工作中只讲奉献、不讲价钱,当护士个人或家庭遇到困难,常以不能影响工作为由,一概要求自己克服;此外,给年轻护士安排了较多的夜班和加班。由于制度制订时没有护士的参与和讨论,制度实行前也没有予以讲解和沟通,制度实施后,对于护士们提出的不合理之处,护士长也不予以采纳,依然坚持推行。在护士长这种高压管理下,科室工作气氛变得日渐紧张,护士长与护士之间关系疏远、缺乏相互信任。高年资护士因没有感受到护士长的尊敬、信任和关心,工作消极,其负性情绪也传递给了年轻护士。年轻护士因对工作安排和奖金分配不满,虽敢怒不敢言,也心生去意。该科的工作氛围与紧张的人际关系在护士和实习学生中口口相传,自然出现了上述调查结果。

【问题】

1. 该重点科室的护士长在管理中存在什么问题?
2. 护理部主任对该科护士长应给予哪些改进管理的建议?
3. 护理部还需要从什么方面入手,避免其他科室出现类似的情况?

【知识链接】

1. 关心人是人本管理宗旨的具体体现　人本管理的基本宗旨是通过理解、认同、尊重、培训、关爱等一系列极具人性化的管理方式,创造令人身心愉快的工作环境(人际环境),更有效地激发人的工作积极性和创造性,以实现组织目标的达成和员工发展的双赢。乔治·埃尔顿·梅奥的"社会人"假设告诉我们:人们在一定的社会中工作、生活,就必然要同其他人结成一定的关系,不可能独立于社会之外;对于社会人来说,更期望的是人与人之间的合作,而不是无组织的相互竞争;每个人更注重保护自己在集团中的地位;人的思想和行动更多的是由感情而不是由逻辑来引导的;不同的人际关系会引起不同的情感体验;组织内部人际关系的协调性与工作成绩有着极为密切的关系。霍桑试验表明,工人会因关心自己个人问题而影响到工作效率。当管理人员能够倾听并了解工人的这些问题，在与工人相处时更为热情、更为关心他们，就能够促进人际关系的改善和员工士气的提高。由此可见，关心人是创造良好人际环境的法宝和人本管理宗旨的具体体现。

2. 创造良好的人际环境是人本管理的目标之一　任何管理活动都是在一定的人际环境中完成的。管理活动中所指的人际环境，即人与人之间的关系。人际关系是人们在工作、生活和学习交往过程中所建立的一种社会关系。心理学将人际关系定义为人与人在交往中建立的直接的心理上的联系。人际关系包括上下级关系、同事之间关系、资源分享、情感沟通、工作支持与协助、生活上关心与帮助等。和谐、友善、融洽的人际关系可使人心情舒畅，产生安全、平等和被尊重感，使人更乐意分享、合作与奉献，是满足“社会人”属性的必要条件和基本保障。霍桑试验发现，影响生产效率最重要的因素不是待遇和工作条件，而是工作中的人际关系。揭示人际环境对于人的积极性和创造性发挥具有重要的影响作用，紧张戒备的人际关系会遏制人的工作积极性、合作精神和创造力，最终影响管理目标的实现。领导者与管理者是营造和优化组织人际环境的核心人物，其管理理念、价值观、领导力、管理策略，以及个人品格与魅力都将对工作中的人际环境产生重要影响。只有秉持人本管理的理念，重视组织和企业内部人际关系的优化，才能实现组织和个人目标的相容性。

3. 人际环境的优劣可影响个体的职业认同感　职业认同感指个体对于所从事职业的目标、社会价值及其他因素的看法。职业认同感不仅是人们做好本职工作、达成组织目标的心理基础，也是人们获得并拥有积极心理状态的重要保障。研究发现，职业认同感与自我肯定、职业满意度成正相关，而且会影响员工的忠诚度、向上力、成就感和事业心。个体职业认同的发展，是人与环境交互作用的动态过程。当一个人处在被尊重、关心和爱护的人际环境中，将有助于提升其职业认同感，激发其产生工作热情和创造力。反之，则可阻碍个体职业认同感的发展，降低员工的职业满意度和自信心，甚至使员工的流失率上升。因此，营造和构建和谐的人际环境既是管理者的基本职责和重要任务，也是管理者能力的重要体现。公正、无私、心胸开阔的品格，以及良好的沟通和协调能力不仅是一个优秀管理者的重要素养，也是营造良好人际环境的重要基础。

【案例分析】

1. 该重点科室的护士长在管理中存在什么问题？

本案例中，重点科室的护士长上任后虽然工作热情很高，期望让科室的护理工作早日出现佳绩，但不想结果却事与愿违。究其主要原因在于，护士长未掌握现代管理的理念、知识与方法。在管理中未能以人为本，充分尊重护士、依靠护士和关心护士，认真听取科室护士的意见和建议，而是主观武断地采取了一系列不近人情的刚性措施，方法简单又沟通不畅，致使科室护士产生了很大的抵触情绪，最终导致护理组工作关系紧张，让新护士也对该科望而生畏，不愿意在不和谐的环境中工作。该案例充分表明，管理者的管理理念和方式不仅直接关系到管理的效果，对于工作中的人际环境也会产生重要影响。本案例还从另一个侧面提示，在岗前培训中医院高层管理者需要重视对于新上任的基层管理者加强人本管理理念、方法和策略的培训，提升其关心人、帮助人、创设良好人际环境的意识和能力。

2. 护理部主任对该科护士长应给予哪些改进管理的建议？

护理部主任针对该护士长管理中存在的问题应给出以下改进管理的建议：一是需要让护士充分了解和认同科室的愿景。作为科室的护理管理者只有将实现组织目标变成全体护士的共同目标，才能激发护士工作的主动性和积极性。而实现上下同心的前提是，护理团队的愿景和目标制订必须有全体护士的充分参与。二是需要在工作中充分尊重护士、相信护士和依靠护士。该护士长需要改变集权式管理的方式，充分听取护士的意见、加强与护士的沟通，与护士共同讨论工作中的问题，让护士参与到管理中，不仅有助于提升其主人翁意识，也有助于创造和谐共管的工作氛围，增强团队的凝聚力。三是需要强化对下属的指导、培养和帮助的责任。护士长只要做到真心助推护士成长，帮助护士排解工作、家庭及生活中遇到的困难，必然会增强团队的凝聚力、向心力和吸引力。四是管理需要刚柔并济。为实现既定的工作目标，在管理中严格规章制度必不可少，但同时还要善于运用激励、沟通、帮助、协调等人性化的管理方式，才更容易被管理者理解和接受。特别是在涉及护士切身利益的一些问题上，如绩效考核、奖金分配等，要加强正面激励、做到公平公正，才能为护士营造愉快的工作环境，增强组织的吸引力。

3. 护理部还需要从什么方面入手，避免其他科室出现类似的情况？

该院的护理部主任，通过剖析该重点科室护理组导致人际关系紧张的原因，意识到需要从医院顶层加强人性化管理的制度与机制建设，形成以人为本的管理文化，才能有效地促进护理管理团队管理理念和方法的转变，避免其他科室出现类似的情况。为此，护理部主任决定从加强基层护理管理干部培训和制度建设入手，推进医院的人本管理。一方面，在新任护士长的岗前培训中，强化人本管理理念和管理方法的培训；另一方面，组织专班，从一些关乎护士切身利益的关键点入手,通过文献查阅、调研收集梳理国内外好的做法。鉴于我国现行的医院用工制度中,奖金已成为薪酬的重要组成部分,有的甚至远高于基本工资,是护士劳动收入的重要来源,对于护士来说,奖金已不仅是一种工作付出后的回报,还是一种自我价值实现和被尊重的体现,所以奖金分配的公正性与合理性对护士具有很强的激励作用,也是影响护士职业满意度和流失率的重要因素之一。护理部主任决定以此为契机,从医院管理制度建设层面,着力解决并规范这些关乎护士切身利益的问题,探究并建立更为科学、合理、具有激励作用的机制,如出台各级各类护士福利待遇的发放原则,可以更有效地避免该重点科室的情况在其他科室发生,使人本管理理念落地,为广大护士创造愉快的工作环境。

【经验分享】

1. 树立“以人为本”的管理理念是建立良好上下级关系的前提 管理者只有树立了人本管理理念,才能自觉践行人本精神,努力提升修养素质与人性化管理的能力,关注下属的需求,用心营造和谐、快乐,有利于激发员工积极性、创造力的工作环境。近年,我国多家医院的护理管理者为改善护士的职业环境,积极推行“磁性医院”建设理念,在激发护理人员的创新与创造能力,优化护士职业环境,凝聚团队力量,提升护士满意度和护理管理质量及效率方面取得了良好的效果。我国某医院通过每个科室建立“参与共治委员会”,当涉及排班、工作方式、人际关系等事宜时,护士长不能单独做决策,而是由护士们自己做决策,护士长则退到后方做辅导和支持工作。护士长与护士的良性互动提高了护士工作的积极性,进而也改善了护理质量。因此,为护士构建优质护理执业环境,激发护士的工作积极性和创造性,是医院管理中人本管理理念与精神的具体体现和不可或缺的工作目标。

2. 提升人本管理能力是营造良好人际环境的基础 管理活动中良好人际环境的形成,不仅与管理者是否具有人本管理的理念和价值观相关,还与管理者是否具备人本管理的能力和管理艺术密切相关。管理者只有具有对被管理者需求的洞悉与理解能力,以及激励、说服、协调、关爱、引导等能力,才能调动组织成员的工作积极性和创造性,上下同心地为实现组织目标而努力。能力是可以通过学习、训练得以提升的。近年,我国不少医院的护理部主任,十分重视对护士长管理能力的培训,每年都会根据护士长队伍需求安排各种类型的培训,如某院护理部主任通过举办培训班、管理技巧工作坊、具体问题的研讨分享、交流学习等各种形式,帮助护士长树立“以护士为本”的管理理念,有效提升了医院护士长的人本管理能力，医院护理队伍呈现出团结奋进、欣欣向荣的景象。

3. 形成人本管理机制是构建良好护理工作人际环境的保障　推行人本管理，不能停留在认识层面和口号上，需要在具体的管理活动中践行人本管理的理念，逐渐形成相应的机制和管理文化。护理部和科室两级管理者在目标制订、制度建设、领导方式等方面，以人本管理思想为指导，从管理模式、绩效考核、奖励机制等方面进行积极探讨。例如，在目标制订上，应以实现医院与护士的同步发展为目的，关心并助力护士的职业生涯发展；在护理管理模式上，将管理者的角色从传统的指挥、控制权力型，向育才、服务型转变，鼓励护士积极参与医院或科室的管理，在质量管理、薪酬福利等方面充分听取护士的意见。在制度建设中，摒弃和改进以罚为主的奖惩机制，改变护士因害怕惩罚而被动工作的局面，实现向主动作为的护理工作创造者转变。

4. 创建关爱护士的执业环境是形成良好护理工作人际关系的源泉　一个人的职业认同感和职业满意度可对工作态度、积极性、工作质量产生直接的影响。而执业的人际环境是影响一个人职业认同感和职业满意度的重要因素。护理工作是一个具有较高风险的职业。目前，我国部分医院护士依然待遇较低、没有足够的话语权，很少有机会参与医院建设与管理决策，自我价值不能得到充分体现。同时，许多医院由于考虑人力成本问题，护士长期配置不足，护士工作处于超负荷状态，加之近年医患矛盾较为突出，护士常常是一线的直接应对者，承受着巨大的身心压力。这样的执业大环境给护士的职业认同感、职业满意度造成一定的负面影响，如果工作中的人际环境也不尽如人意，则必然进一步降低护士的职业满意度。有研究表明，当管理者对下属倾注了关心和爱心时，下属才能更好地对工作和服务对象付出爱心和责任心。近年，我国一些医院的护理部主任和护士长不断探索从改变医院或科室的小环境入手，对一线护士积极推行“爱心管理”，护理部将创建良好人际环境和工作条件的能力、维护护士的权益、积极改善护士的福利待遇、努力为护士提供培训和发展机会、改善护士的工作条件作为不可或缺的管理目标和护理管理者的考核指标之一，创建和不断优化护理管理的微环境，取得了良好成效。

总之，在护理管理工作中推行人本管理即是追求卓越护理，有效提升护理质量，更好地服务患者的需要；也是激发护士潜能，提升护士自身价值，促进护士全面发展的需要。在倡导和实施护理人本管理中，不能仅停留在口号上，或是简单地推出几项措施，而需要致力于管理理念、管理制度、管理技术、管理态度等的全面转变，其中护理管理者的理念更新、尊重护士和关注护士的需求、加强护士的培训、营造良好的护理工作环境、切实提升人本管理的能力至关重要。

人本管理的最高宗旨在于点亮人性的光辉，开发人的潜能，回归生命的价值。护理管理者是否能够激发护士心灵深处的价值感、事业心和使命感，使之自觉与管理者一道，致力于不断提升护理质量和水平，将是护理管理者追求的最高管理境界和目标。

（朱京慈）

第三章

动态原理

动态原理认为管理是一个动态过程，是管理者和被管理者共同达到既定目标的过程。管理的有效性依赖于管理行为与情境的匹配和协调一致，主要体现在管理主体、管理对象、管理手段和方法及组织目标和管理目标的动态变化上。因此，有效的管理应随时视情况进行调节，保持充分的弹性。管理系统的动态适应性也越来越成为其核心竞争力。护理管理活动亦是时刻处于动态变化中。随着医学的飞速发展，社会对护理服务能力的需求不断提高，面对不断涌现的新护理模式和政策要求等，护理管理者更应不断学习，对管理目标及方式进行调整，有效进行动态管理。护理管理需要将原则性和灵活性相结合，决策时要有预见性，并适当留有余地，这也是动态原理在护理管理实践中的体现。

案例 7　管理主体的动态变化——如何提高护士长的管理能力?

某医院心内科病房共有 16 名护士，工作 15 年以上的高年资护士占了近一半。硕士毕业的崔护士长工作 8 年，半年前担任心内科病房护士长，是目前医院最年轻的护士长。

崔护士长在工作中处处以身作则，加班加点，最忙最累的活都冲在前面。她尊重高年资护士，但经常表现得不自信。如果有高年资护士意见相左，即使自己的决定是对的，也经常会受到影响从而摇摆不定。个别高年资护士看到护士长的短板，就在工作中“挑肥拣瘦”，还经常指使年轻护士，导致年轻同志感觉“很不公平”。由于护士长不能“伸张正义”，于是有些年轻护士也逐渐开始对工作懈怠，病房护理团队逐渐人心涣散。崔护士长心情很沉重，别人不想干的、“干不了的”活都由她自己承担，很多具体事情亲力亲为，没有精力和时间思考病房的护理管理创新和学科发展，如此，不但病房的日常管理松散，自己也落得身心疲惫。半年来，崔护士长思想压力很大，不知道怎样和护士们相处。然而，多数护士虽然同情她的处境，但也对病房的管理现状不满。她们认为崔护士长不能坚持原则，分工不明确，职责不清晰，对病房的不良风气不敢管理。

护理部张主任了解这些情况后，分别找了崔护士长和病房部分护士谈话。张主任深入分析了病房出现这种局面的原因，并帮助崔护士长从自身找不足，讨论改进方案，希望帮助她尽快成长。由于崔护士长心理压力大，经过与院方协商，护理部最终决定将崔护士长轮岗到另外一个相对年轻的护理团队，并请科护士长平日多关注和指导，给心内科病房换来一位高年资、管理经验丰富的刘护士长。

刘护士长到岗后很快熟悉了病房情况，和护士共同讨论梳理了各项工作流程，明确了岗位职责，并向大家重申了工作要求。在磨合过程中，还有个别护士试探刘护士长，对她提出的工作要求有质疑，"我们之前是这样的……""这个活原来是这么干的……"刘护士长不卑不亢，拿出制度和工作要求来说："制度是这样要求的，而且得到了大家的一致认同，请按照制度执行。不过你的工作经验丰富，如果有更好的建议，我们大家一起讨论。"刘护士长注重鼓励高年资护士参与讨论病房的管理问题，发挥了她们经验丰富的优势，高年资护士们也认为她们得到了认可和尊重，更加主动地为病房管理出谋划策。刘护士长很快得到了大家的尊重和支持。在日常管理中，刘护士长尊重所有护士的意见和建议，鼓励大家讨论决定最优方法，一旦确定的规章制度就要求所有人认真执行。对于工作上有不足的同志，刘护士长也会以适当的方式提出批评和改进建议。很快，心内科病房的面貌焕然一新。

【问题】

1. 对心内科病房而言，护理部主任在调整病房护士长的过程中体现了动态原理的哪部分内容？

2. 护理部主任在调整心内科病房护士长时如何体现管理的弹性原则？

【知识链接】

1. 管理主体的概念及管理主体动态变化的含义　管理主体指掌握组织管理权力，承担管理责任，决定管理方向和进程的组织和人员。管理者和管理机构是管理主体的两个有机组成。在组织内，管理者一般可以分为高层管理者、中层管理者和基层管理者三个层次。对于组织而言，管理主体的变化，即表现在组织中的某一层管理者发生了变化，最常见的就是竞争上岗、招聘干部、平行调动等管理人员的调整。

2. 动态原理的弹性原则 弹性是一个物理概念，指物体在外力作用下发生形变后的恢复能力。从管理角度看弹性，指管理在客观环境作用下为达到管理目标的应变能力。所谓弹性原则，指管理必须要有很强的适应性和灵活性，以适应系统外部环境和内部条件千变万化的形势。弹性原则是任何管理活动都要遵循的原则，管理的任何阶段都应留有余地。

管理活动之所以需要遵循弹性原则，主要原因如下：

首先，管理活动所涉及的因素是众多和复杂的。在复杂的因素面前，管理者的决策不可能十分完备和准确，信息的反馈也不可能做到百分之百及时，决策和指令也会由于情况的改变而变化。管理者要如实承认自己认识上的缺陷。

其次，管理因素千变万化，一个细节的疏忽都可能产生巨大的影响，甚至导致全面的失败。正由于管理是行动科学，需要考虑行动引发的后果，所以管理从一开始就应保持可调节性，谨防在忽略的问题上受挫。因此，管理必须留有余地。

再次，管理本身具有不确定性。由于事物是不断变化和发展的，因而管理带有较大的不确定性。这不仅因为管理的因素多，而且因为管理是人的社会活动，人的思维活动是多变的。管理者是人，被管理者也是人。某种管理的方法，可能适用一种情况，但不一定适用另一种情况。管理者与被管理者都具有积极思维活动，且处于运动和变化中。管理方法僵化，没有弹性，在环境变化的情况下可能就不起作用。

最后，管理是各种因素的合力，需要综合平衡，但往往在实践中不可能达到最佳平衡，这就需要留有可调节的余地。

综上，“留有余地”是管理弹性原则的重要特征，是在一定弹性限度之内有一个弹性范围。根据这个范围，可以将管理弹性分为局部弹性和整体弹性。所谓局部弹性，指任何一类管理必须在一系列环节上保持可以调节的弹性，特别是在关键环节上要保持足够的余地，设计不同的预案。所谓整体弹性指整个管理系统的可塑性或适应能力。整体弹性是建立在局部弹性的基础之上的，有了局部弹性，才能有整体弹性。

实行弹性管理的作用在于：一方面，使组织系统内的各环节能在一定余地内自我调整、自我管理，以加强整体配合；另一方面，使组织系统整体能随外界环境的改变而在一定余地内自我调整，以具有适应性。

实施弹性管理，管理者需要根据实际情况，也就是反馈的实时信息来进行调整，但更为重要的是应将弹性管理的理念贯穿于管理的全过程。具体而言，在制订计划阶段，要在行动方案、计划指标上保持适当的可调节度，以利于各要素自行调整、补充、配合和完善。计划制订者要做好科学预测，尽可能多地列出可供选择的预案，便于决策部门灵活机动地作出科学决断。在决策阶段，还要注意选择的计划应具有应变能力，在一定范围内留有余地。在组织工作阶段，注意在组织结构设计和人员配备上要保持一定的弹性，并在关键环节设有备选方案。实施计划时，要密切关注反馈信息，根据内外环境的变化及时对计划进行修正和完善，确保计划顺利进行。

【案例分析】

1. 对心内科病房而言，护理部主任在调整病房护士长的过程中体现了动态原理的哪部分内容？

对上述案例中的心内科病房而言，护理部主任将年轻的崔护士长更换为经验丰富的刘护士长这一行为体现了管理主体的动态变化。医院最年轻的崔护士长学历层次高，临床专业技能精湛，工作表现出色，但她在管理岗位上却是个“新手”。基层管理工作不是单纯的技术工作，还要面对错综复杂的管理问题。护理部主任看到这种情况后，及时将崔护士长更换为经验丰富的刘护士长，通过管理主体的变化，使心内科病房面貌焕然一新。

在本案例中，管理主体动态变化的表现形式是平级调动。崔护士长调到其他病房做护士长，刘护士长调到心内科任护士长。病房护士长属于基层管理者，她们不脱产，既是工作者，又是管理者，是从管理自己到管理他人的迈进。除了自身业务能力要求之外，病房护士长还需要处理各类人际关系，具有优秀的与人共事和激励团队的能力。基层管理者不但要能够出色地完成自己的工作，更要善于发挥他人优势，促使他人也能同样出色完成工作。

2. 护理部主任在调整心内科病房护士长时如何体现管理的弹性原则？

护理部根据实际情况给心内科病房换来一位管理经验丰富的高年资护士长，体现了动态原理的弹性原则。护理部主任本希望年轻的崔护士长能够在该管理岗位上不断学习和成长，但由于心内科病房的管理现状比较复杂，护理部最终决定对她进行轮岗，这正是为了适应病房内外管理环境和崔护士长当时存在的自身因素而进行的灵活管理。这种岗位调整为心内科病房的管理和崔护士长的成长都留了余地，使心内科病房能够随管理经验丰富的刘护士长的到来而在一定范围内进行调整以达到新的平衡，同时，对崔护士长而言，新换一个病房，也有利于她暂时避开使她感觉压力大的环境，对自己的管理方式进行反思，在新环境中逐步完成自我调整、在科护士长和护理部主任的指导下逐步完善对于管理知识的学习和理解，与新病房融为一体，在管理水平上更上一个台阶。

对护理部主任而言，最初期望崔护士长能够在心内科病房护士长的岗位上尽快成长为一个合格的管理者，但是由于崔护士长自身和外部的病房环境因素，她没能很好地履行管理职能。护理部认识到了最初对她的管理能力预估不足，及时进行了调整，这也正体现了管理的可调节性，在环境条件变化的情况下，为了达到综合平衡，要随时留有余地，以备需要时进行调整。

【经验分享】

1. 护理部在培养护理管理者时如何体现动态原理的思想和弹性原则？

管理的任务简单说，就是将合适的人放在合适的位置做合适的工作，在确保发展大方向准确无误的基础上，还要鼓励他们用自己的创意完成工作。审慎选择适当人选是非常重要的，应该说是保证高效管理的第一步。世间并没有一成不变的准则，面对不同的管理情境，我们需要不同的评判标准，对于人才的管理尤其明显，这也是动态原理的充分体现。就像伯乐识得千里马一样，管理者需要具有发现合适人才的敏感性，这需要靠平日的细心观察，留意每个人的专长，并能够根据每人的自身特点为其安排合适的岗位。比如在护理实践过程中，有人喜欢做临床，有人适合做管理，有人热衷搞教学，还有人具备科研创新能力。一个优秀的管理者，应能清楚了解下属的专长和喜好，尽量让他们各就各位，各司其能，不但能发挥他们的优势，还能保护他们的工作热情，充分调动积极性。

另外，护理部在任命新护士长时应该为其做好充分的准备，即所谓“扶上马，送一程”。上岗之前，不但要提供相应的管理理论和技能的培训，更重要的是能够有充分的管理实践情境的指导和解析，而不是简单地将新人直接安置在管理岗位上任其自己摸索。对于护士长的培训、监督和指导是护理部重要的管理工作内容。在上任之初，应该给予较为系统的护士长管理岗位培训，更重要的是，能够在新护士长的管理实践中有“导师”一样的人物时刻关注他们的管理行为，帮助他们分析一些管理实例，鼓励他们独立思考，并通过讨论传授管理经验。在这个过程中，护理部主任和一些有经验的护士长们就是新上任护士长的“导师”，只要她们能够更多关注新的管理者，结合实际情况适时给予相应的理论和经验指导，势必能够使新人少走弯路。作为新上任的护士长,更应该谦虚谨慎,勤学好问,与老领导们形成良好互动才能尽快胜任管理岗位的工作要求。新护士长主动学习管理知识,提升自己的管理水平,这本身也是其作为“管理主体”的动态变化。

增强管理弹性是管理者素质提高的重要体现。管理人员要培养自己应对环境变化、处理意外管理事件的应变能力。这种应变能力可以说是一种活的弹性、最具有能动性。要增强管理者处理非程序性管理问题的能力,提高其管理知识水平,增强其随机应变、灵活管理的管理技巧和艺术水平。管理者应在管理理论的学习和管理实践锻炼中,有意识地提高自己的理论水平和艺术水平,培养自己的组织才能、沟通才能和与各种人的交往才能,以提高处理管理问题的应变力,从而实现弹性管理。

2. 从自身角度来看,年轻的护士长如何尽快成长为一个合格的护理管理者?

年轻护士长需要不断提高自身的管理修为,自身管理技能的学习和提高,对于其所管理的病房而言也是管理主体动态变化的一种体现;努力学习管理相关理论知识,结合工作实际思考管理问题,虚心请教管理经验丰富的前辈,广泛听取病房护士们的意见和建议;既能够一如既往地身先士卒,又更加注重发动大家的积极性,鼓励病房护理团队参与管理,采纳良言,积极整改,决策之后立即行动。任何人的不合作态度都是有原因的,或者因为工作量分配不均,或者认为没有得到应有的尊重,或者是对工作流程和要求有误解等。年轻护士长要学会面对不合作的护士,努力找到她们不合作的原因,坦诚直言,努力得到护士们的支持和配合。另外,年轻护士长应该真正认识到领导不一定自己能力有多强,只要懂信任,懂放权,懂珍惜,就能团结比自己更强的力量,从而提升团队的价值。相反,许多能力非常强的人却因为过于完美主义,事必躬亲,认为什么人都不如自己,最后只能做最好的执行者,成不了优秀的领导。管理者和下属之间绝不是你赢我输的零和博弈,而是实现双赢的合作关系。一个人的能力、精力有限,只有管理者放手让下属做事成长,大家各尽其责,集思广益,同舟共济才能完成共同目标。年轻护士长在工作中要学会不断自省,自我调整,保持充分的管理弹性。

作为基层管理者,护士长首先要使自己成为临床护理专家,要有扎实的专业技术和能力,努力成为护理工作的典范;护士长自己要忠诚敬业,才能得到下属的爱戴;护士长自己要言出必行,诚信是建立领导权威的基础;护士长要有良好的人际关系和公平公正的为人处世方法,上述这些因素对提高领导权威均是不可或缺的。

一般来说,专业技术人员和管理者之间,也就是上述案例中的临床护士和护士长之间存在着很多差异：

（1）任务差异：作为临床护士，主要任务是按照岗位职责完成各项具体的临床护理工作。与临床护士相比，护士长虽然不用亲自完成病房所有具体护理任务，但是应该清楚各岗位的工作标准和服务细节。此外，还要在明确医院总体工作目标的前提下，宏观考虑病房整体的情况，完成病房计划、沟通、协调、领导等各项管理任务。

（2）角色差异：临床护士的角色相对较单纯，工作责任和权利比较清晰，主要是一个专业照顾者、健康教育者和健康促进者的角色。护士长除了护理专业角色外，还要承担协调者、管理者、学术带头人、护士代言人等角色。护士长只有能够成功驾驭各种角色，才能成为优秀的领导者。

（3）关系差异：在同一工作目标基础上，管理者需要和不同人员接触和交往，以营造和维护一个工作关系网络。举例来说，护士长除了跟患者、家属、医生、护士交往外，还需要与医院行政、后勤等部门的员工打交道。而临床护士更多的是在病房内处理好护患、护护、医护之间的关系。

（4）定位差异：临床护士主要以患者服务为导向，任何情况下患者的健康和利益都是第一位的，而护士长在此基础上，还必须关注更广泛的组织机构和管理问题。

（5）思路差异：在我国，护士从专业教育课程中学到的是专业化的学科知识和以解决问题为导向的思维方式。从护士提升为护士长之后，需要不断加强管理学理论和方法的学习，不单以解决眼前的问题为目标，而应以科学的、开放的思维方式考虑更多层面及相关管理责任等，以便能更全面和高效地进行管理。

（6）技能差异：护士需要的主要是临床护理技能、健康教育技能、沟通技能等，而护士长在此基础上还需要学习原来专业岗位不具备的组织技能、协调技能、决策技能和激励技能等。

综上所述，护理管理者应能充分认识到上述各种差异的存在，并以积极的方式减少差异。如果护士长缺乏管理技能，思维和决策过程僵化，病房岗位职责不清、角色混乱、工作流程缺失，则很难顺利完成角色转换。

案例 8　管理对象的动态变化——语重心长的“交班”

某三级医院的内科科护士长临近退休。医院和护理部通过公开竞聘的方式招募新的内科科护士长，最终选择了在肾内科担任十余年病房管理工作的于护士长。

在工作交接过程中，护理部主任希望于护士长尽快熟悉全科工作，并表示护理部会作为她工作的坚强后盾。同时，主任还嘱咐即将卸任的科护士长跟于护士长进行详细的工作交接。老护士长在交接的同时传授了很多经验，其中提到一点，以往作为病房护士长，管理范围仅限于一个病房、十几名护士，面对一组医生和一名科主任。护士长为了病房，会在大科范围内为自己病房的护士争取利益。但是，作为一个大科的科护士长，应该跳出单个病房的范畴，站得更高，纵览全科，管理范围扩大到了全科的护理工作。尤其是当大科内各个病房之间有利益冲突时，比如需要从大科推选一个优秀病房到医院参加评奖，那就不能仅考虑某个病房的利益，而要从全科利益出发，推出最优秀、最能代表内科水平的病房去医院层面，以争取获胜的最大可能性。这个时候，于护士长就不能仅仅想着肾内科病房，作为科护士长，应该充分考虑内科整体的利益最大化。有些时候还要善于利用各自所长，集中全科各个病房和护理团队的优势为全科护理工作开创新局面。从病房护士长到科护士长，管理范围和对象都发生了深刻的变化，要求管理者尽快转变观念，以更广阔的视角和更高的站位去进行护理管理。

【问题】

1. 于护士长由病房护士长提升为科护士长，管理对象有哪些不同？

2. 于护士长从管理肾内科病房到管理内科，其如何应用动态原理实现自身转变？

【知识链接】

1. 管理对象的要素　管理对象主要包括人、财、物、时间、信息五个要素。人，指被管理的作业人员、专业技术人员及下属的管理人员等，通常是管理对象的泛指。财，是一个组织在一定时期内所掌握和支配的物质资料的价值表现。物，通常包括设备、材料、仪器、能源、物资等。时间，高效能的管理应该考虑如何在尽可能短的时间内，做更多的事情，充分利用时间，提高效率。信息，即具有新内容、新知识的消息。在整个管理过程中，信息是不可缺少的要素，对信息的管理是提高管理效能的重要部分。

2. 动态原理的动态适应原则　动态适应原则即以不断变化的管理行为与手段能动地适应不断变化的环境与情景，实现主客观之间的动态适应与协调。在管理对象改变的情况下，管理主体和管理对象的适应性是相对的，不适应是绝对的,从不适应到适应是一个动态的过程,需要管理者和管理对象相互之间不断调整关系,积极寻找新的适应方式,达到新的阶段性的相对平衡状态,这就是动态原理中动态适应原则的具体体现。

【案例分析】

1. 于护士长由病房护士长提升为科护士长,管理对象有哪些不同?

结合管理的动态原理,对于新任内科科护士长的于护士长来说,这个案例体现的就是管理对象的动态变化。从辩证的角度,管理主体的动态变化和管理对象的动态变化就是一个事物的两个方面:对于大内科而言,老的科护士长退休,新的科护士长上任,体现了管理主体的动态变化;对于于护士长个人来说,她的管理对象从单纯的一个肾内科病房变成了整个大内科的所有护理单元,这就是管理对象的动态变化。

于护士长升任内科科护士长,她的管理对象发生了很大变化。结合管理对象的五个要素,首先,从“人”的角度,管理对象从肾内科病房的 10 余名护士扩大到整个内科的 200 余名护士。做肾内科病房护士长时,于护士长的管理对象仅限于病房的护士,没有其他的管理者,而内科科护士长不但要面对全科 200 余名护士,更要面对全科十几名病房护士长,即增加了基层管理者,她已经从一名基层管理者变为一名需要管理基层管理者的中层管理者,管理工作的复杂性也相应增加。另外,面对整个内科,科护士长的工作还需要面对全内科的患者,尤其是一些疑难重症的患者及其家属,护理专业范围与沟通协调的范围都大幅度增加。作为科护士长,与各位科主任和更多的医生打交道也是日常工作必不可少的内容。从“财”和“物”的角度,于护士长现在面对的是整个大内科的“财”和各种物资、设备等,管理的规模和复杂程度也是单纯肾内科病房不能比的。从“时间”的角度,科护士长需要管理全内科的所有护理单元,更需要科学安排时间。做好时间管理,才能提升管理效率。最后,从“信息”的角度,全科的护理管理信息量较一个病房的信息而言,不仅数量上会增加很多,其复杂程度方面也是新任科护士长面对的一个挑战。

2. 于护士长从管理肾内科病房到管理内科,其如何应用动态原理实现自身转变?

从管理病房到管理内科,于护士长在自身转变过程中需要依照动态适应原则进行积极的调整。她的管理范围进一步扩大,意味着她需要承担更大的管理责任,考虑问题要从全科护士的利益出发,面对更多的管理问题,需要与更多的护士、医生、科主任、职能处室等打交道。在对全科的管理过程中,也会遇到更多的矛盾冲突,情况更加复杂,也需要学习更多的管理知识和技能。按照动态适应原则,于护士长个人与大内科整体都需要不断调整磨合,积极寻找新的适应方式,尽快达到新的平衡状态。

按照领导补给线模型,原来做肾内科病房护士长时,于护士长是基层管理者,也就是一线管理者,是现场管理、协助作业活动的管理者。这个阶段的管理对象都是作业者(护士),而不涉及其他管理者。她管理着病房的日常工作,在临床一线指挥、协调护士完成各项医疗护理任务。一般来说,基层管理者所得到的指令具体而明确,同时她能调动的资源也是有限的,在管理活动上相对比较单一。担任内科科护士长,在管理层中处于承上启下的中间位置。中层管理者的主要职责是贯彻执行高层管理者制订的重大决策、监督和协调基层管理者的工作。这一阶段的管理对象主要是基层管理者(内科各病房的护士长),中层管理者要通过其所管理的各个基层管理者共同努力来实现管理目标。比如,科护士长在护理部的领导下要接受医院的总体工作目标和计划,同时,还需要将医院的目标和计划转化为适应内科护理工作的部门细化目标和局部计划,再分解为更具体的目标和更精细的计划传达到病房。在管理实施的过程中,还要注重收集基层病房的信息并及时反馈给上级主管,供高层管理者参考。与基层管理者相比,中层管理者更注重组织的日常管理,更强调以制度实施管理,并担负向高层管理者提供决策所需要的信息资料和各种工作方案的责任。

作为科护士长,于护士长要完成从单纯管理他人到管理管理者的转变。从工作时间配置的变化上看,科护士长的主要工作是管理,不需要花很多时间亲力亲为完成临床护理任务,而一定要把自己从这些具体工作中解放出来,将更多时间投入到管理方面。从工作技能的变化上看,在这一阶段,科护士长必须能够掌握一些管理技能,包括为基层的管理位置挑选合适人选;将管理型、领导型的工作任务交给病房护士长(一线管理者),并对她们进行管理绩效衡量,提供适当的管理指导和建议。从工作价值的变化上看,科护士长要学会领导病房护士长致力于其病房的管理性工作,而非仅仅专注于技术性工作。在动态适应的过程中,于护士长需要根据各个病房及各位护士长的特点采取不同的管理方式,相互磨合,为促进管理工作效益最大化而努力。

【经验分享】

作为科护士长,如何运用动态原理及其相应原则完成日常的管理工作?

管理者合格与否在很大程度上取决于其对管理对象的了解程度和管理职

能的履行情况。管理者要清楚自己面对的管理对象的特点、优势、困惑、希望达成的目标等，还要清楚自己在管理过程中需要扮演什么样的角色，以及需要掌握的管理技能和方法。

作为科护士长，首先需要了解大内科各个病房的工作特点、人员结构、护士的基本情况等。深入群众、广开言路才能了解第一手信息，才能深切体会临床护士的感受，了解他们的需求。同时，尽可能详细地了解各位病房护士长的性格特点、工作方式、优势和不足等对于科护士长来说也是至关重要的。科护士长的管理是通过各个病房护士长来贯彻执行的，只有领导好内科的护士长团队，才能更好地带领内科护理团队。病房护士长是科护士长得力的助手和亲密的合作伙伴。所有的管理目标和计划都要通过病房护士长的通力合作才能得以在全科顺利执行。

另外，科护士长还要尽可能地与大内科主任、各专科主任和主管医生沟通。医生是护士工作的密切伙伴，医生与护士长的日常管理工作息息相关，医护关系的和谐与否，医护沟通是否顺畅都直接关系着病房护理管理工作是否能够顺利进行。

最后，作为科护士长，还应加强与直接领导——护理部之间的沟通与合作。以前于护士长作为病房护士长可能与护理部的直接沟通并不多，但是现在作为科护士长，其日常的重要工作就是通过护理部领会医院护理工作的发展动态，及时完成护理部安排的各项工作。在护理部的领导下，带领内科护理团队与全院护理团队步调一致，协调发展。此外，还需要在护理部层面为内科护理团队积极争取发展机会和利益，并及时向护理部反映内科护理发展动态。

案例 9　管理手段和方法的动态变化——应对突发事件的护理部应急小组

2019 年国庆节第 3 天假日傍晚，像以往一样，医院急诊室的当班护理组长小王正带领当天值班的 7 名护士有序进行着各项工作。突然，总值班赵医生跑来说距医院不远的高速公路上发生了五车连环追尾事故，救护车正载着十几名伤员赶来，估计 20 分钟后到达。小王立即和值班医生商量，将值班医生和护士分为几组，分头准备各种抢救仪器，联系相关科室医生准备接诊，报告科室领导和医院总值班，以及照顾急诊室其他患者等。约 20 分钟后，几辆救护车载着伤员到达急诊，按照事先安排，大家全力投入抢救。由于伤员多，伤势复杂，几个年轻护士有些力不从心。医院总值班及时报告了医务处和护理部，护理部梁主任在赶往医院的路上就开始了部署指挥。她根据伤员的情况联系了外科和五官科科护士长，第一时间从普通外科、脑外科、骨科、耳鼻喉科和眼科病房分别抽调了护士赶往急诊帮忙，缓解了急诊室的压力。

国庆假期之后，护理部梁主任召开护理部及科护士长会议，针对节假日期间突发事件的应急预案展开讨论。经大家协商，成立了应急小组。应急小组的组长为急诊科总护士长，成员来自全院各个科室，均为实战经验丰富的临床护理骨干，主要任务是迅速应对节假日期间的群死群伤及重大抢救事件。在日常工作中，护理部组织应急小组成员定期强化培训各专科急救护理技能，通过模拟演练提高成员的快速反应能力和团队合作能力。应急小组成员分组，节假日每天有 24 小时听班，听班表在医院总值班处备案。一旦发生突发事件，医院总值班联系护理部主任启动应急小组程序。一旦启动，当天听班的应急小组成员第一时间赶往现场支援，大大提高了紧急救治能力。

【问题】

1. 护理部成立护理应急小组以应对节假日突发事件的管理模式是如何体现动态原理思想的？

2. 护理部应急小组的成立如何体现动态原理的权变原则？

【知识链接】

1. 管理的手段和方法　管理方法指用来实现管理目标的手段、方式、途径和程序的总和，也就是运用管理原理，实现组织目的的方式。任何管理，都要选择、运用相应的管理方法。按照作用原理，管理方法可以分为经济方法、行政方法、法律方法和社会心理学方法等不同种类。管理方法是管理者作用于管理对象的方式或手段，其效果不但取决于方法本身的因素，还取决于管理双方的性质与特点。既要研究管理对象，又要研究管理者自身，这样才能使管理方法既适用于管理对象，又有利于管理者优势的发挥，从而使管理方法针对性强，成效大。

了解与掌握管理环境因素，采取适宜的管理方法。由于管理环境是影响管理成效的重要因素，因此，管理者在选择与运用管理方法时，一定要认真了解与掌握环境变量，包括时机的把握，使管理方法与所处环境相协调，从而更有效地发挥作用。

注意管理方法的综合运用。不同的管理方法，各有长处和局限，各自在不同领域发挥其优势，没有哪种方法是绝对适用于一切场合的，也没有哪种场合是可以只靠一种方法的。因此，要科学有效地运用管理方法，就必须依目标和实际需要，灵活地选择多种方法，综合、系统地运用各种管理方法，以求实现管理方法的整体功效。

2. 动态原理的权变原则 权变原则，就是因事制宜、因人制宜、因时制宜，根据条件变化，随机应变。权变管理则指管理者根据组织的内部条件和外部环境来确定其管理思想和管理方法，以实现有效管理。

权变管理所要研究的重点主要体现在两个方面：一方面，体现在组织管理方面，主要研究组织与环境之间的相互关系和各分系统内与各分系统之间的相互关系，以及确定关系模式，即各变量的形态，最终目的在于提出最适宜于具体情况的组织设计和管理行为。另一方面，体现在领导方式方面，权变管理理论认为不存在一种普遍适用的"最好的"或"不好的"领导方式，一切均以组织的任务、个人与团体行为的特点，以及领导者与职工的关系而定。

权变管理最主要的特征是灵活适应性。人们在实践中发现，一种管理思想或方法，在某个环境下是有效的，而在另一个环境中并不一定有效，甚至会带来较大的负面作用。在某种意义上，管理的成效取决于组织管理者对环境及与管理对象之间关系的了解和适应。因此，管理者必须树立权变观念，从思想上明确管理的环境、对象和目的都可能在发展变化。只有这样，才能促使管理者在管理的动态过程中因情势而异，权变定夺。管理者有意识地训练和提高权变控制能力，增强权变意识，尽可能考虑到各种有关的变动因素，并以此来决定采取什么样管理方式，这对组织的长远发展是大有裨益的。

【案例分析】

1. 护理部成立护理应急小组以应对节假日突发事件的管理模式是如何体现动态原理思想的？

护理部成立护理应急小组以应对节假日突发事件的管理模式，体现了动态原理中管理手段和方法动态变化的思想。面对突发事件，以往都是在事情发生的同时被动采取应对措施。结合国庆节放假期间发生的多车连环追尾伤员救治工作，护理部积极想办法，成立了应急小组。这一模式将管理关口前移，在突发事件发生之前做好人员储备、培训演练、流程梳理，变被动为主动，正是管理手段和方法动态变化的体现，也是护理管理方法上的突破。

结合管理方法的不同分类，护理部成立应急小组的做法属于行政方法。依靠行政手段，直接指挥和协调应急小组成员，以他们为依托，借助全院力量应对突发事件。注重在日常工作中强化对小组成员的专业急救技能训练，组织模拟演练，不但提升了医院应对突发事件的能力，还为护理队伍储备了精兵强将。从个人角度来看，提升了小组成员的综合急救能力，体现了专业价值，增加了成员对团队的归属感，满足了小组成员对职业发展的心理需求，也是社会心理学管理方法的体现。

2. 护理部应急小组的成立如何体现了动态原理的权变原则？

护理部应急小组从无到有的过程充分体现了动态原理的权变原则。近年来，各类生产生活意外事故及突发公共卫生事件逐渐增加，这是外部社会环境对医疗救治能力提出的挑战。同时，很多医院都面临护理人力短缺、护理人员流动性大、临床护士年轻化等内在问题。如何在不断变化的环境下探索高效优质的护理管理模式，是护理管理者需要深入思考的问题。权变原则要求把环境对管理的作用具体化，并使管理理论与实践紧密联系。权变原则的核心内容是环境变量与管理变量之间的函数关系，即权变关系。环境是自变量，而管理的观念和技术是因变量。在内部和外部环境改变的时候，护理管理者的管理观念要随之改变和调整。

外部环境和内部环境与管理的关系纷繁复杂，但是，只要在管理活动中把握权变原则，坚持一切从实际出发，具体问题具体分析，就能够合理解决问题。在被动应对多车连环追尾伤员救治的过程中，护理部主任能够敏感地意识到单纯在事件发生后再临时应对非常被动，并且不能保证救治质量。事后护理部积极总结经验，将突发事件的紧急救治流程梳理成相关的工作制度和要求，并在此基础上事先组织好相应的培训和演练，规范了突发事件的救治流程，储备了精干的护理队伍，全面提升了护理管理品质。在这个案例中，护理部结合护理队伍的实际情况和临床需求，勇于在管理上创新，建立健全了应急小组的工作和培训制度，梳理了工作流程，明确了工作要求，保证了新型护理应急工作模式的顺利实施。

【经验分享】

护理管理者如何进行管理手段和方法的权变管理？

在管理中要根据组织所处的内外条件随机应变，没有什么是一成不变、普遍适用的，也没有“最好的”管理理论和方法。内外环境是自变量，管理观念和方式方法是因变量。当然，管理方式方法的改变一定要慎重，毕竟管理方法和手段的改变会直接影响整个团队的前进方向，也可能造成不可估量的后果。因此，有经验的管理者在决策时要充分考虑有关环境的变数和相应的管理方式和手段之间的关系，确保这种改变是能对组织产生正面影响，并能帮助组织更有效地达到管理目标的方式方法。有些时候，面对重大的变革，还要准备不同的管理预案，以备一种管理方式在变革过程中出现负面影响时能够随时调整，将变革对组织的不良影响降至最低。

管理手段和方法的动态变化要求管理者将精力放在对现实情况的研究上，随时掌握一线情况，能够根据具体情况具体分析，提出相应管理对策，使管理活动更加符合实际情况。这也符合动态原理对应的反馈原则，如前所述，管理者要注意怎样能够准确及时地收集各种反馈信息，经过综合分析才能作为是否要改变及要怎样改变管理手段和方法的客观依据。

护理管理者在变革过程中应该保持积极的心态，主动学习新鲜事物，顺应变革的趋势。“改变”是永远不变的，以这样的心态，结合对内在和外在环境改变的敏锐而客观的认知，站在组织管理的高度，才能客观、公正、积极地发现“改变”能够给组织带来的益处，以及可能出现的风险，并积极促进变革的益处最大化，积极规避风险。

案例 10　管理目标的动态变化——PDA 系统上线

2017 年 3 月，某三级医院的病房信息系统上线了患者腕带的掌上电脑(personal digital assistant，PDA)扫描功能，患者所有的治疗和护理工作都需要通过扫描腕带、系统审核确认患者身份及医嘱内容之后才能执行。该功能上线前，信息中心和试点病房一起进行了系统测试和试运行，对试运行期间发现的问题进行了仔细梳理和解决。之后完成全院病房护士的培训，培训结束后各病房分阶段全面上线。

PDA 上线之前，护士执行医嘱时需要拿着打印的医嘱执行单准备药品和用物，双人核对，配好药物，带到患者床前，按照“三查八对”进行治疗和给药。执行之后在医嘱执行单上签字确认，并将执行单存好备查。

PDA 功能上线后，病房不需要再打印医嘱执行单。医嘱直接上传到 PDA，护士先用 PDA 扫描自己的条形码进入系统(即确定该护士是医嘱执行人)，再接收医嘱，选择要执行的医嘱内容，按照医嘱准备药品和用物，双人核对，带到患者床前，扫描患者的腕带和药品条形码，核对无误后执行。如果患者、药物名称、剂量、浓度、给药时间、给药方式等任何一项内容与医嘱不符，PDA 都不能扫描通过，从技术层面再次确保了护理安全。PDA 扫描的同时，除了进行信息核对，还记录了执行的医嘱条目、执行时间和执行人等信息，并可通过电脑直接打印标记了上述内容的执行单。

PDA 上线一段时间后，系统程序运行稳定，护士熟悉了工作流程，护理部根据新的工作流程和要求重新修订了相关的医嘱执行制度、培训资料和考核标准，形成了新的针对 PDA 操作的执行医嘱和对住院患者的管理要求。

2017 年底，护理部总结了 PDA 上线后全院给药差错的发生情况。与 2016 年同期相比，给药差错从 12 件下降到了 3 件。详细分析 2017 年这 3 件差错，都是在上线调试过程中由于系统流程问题导致的，发生之后护理部联合信息中心及时梳理流程和修改软件，在此基础上，还及时更新了相关的医嘱执行制度和培训资料。PDA 系统的全面上线，极大地提升了临床护理安全。护理部在上线过程中坚守临床一线，积极参与流程的修订，及时培训临床护士，多方听取临床各专业人员的意见，保持与医务处、信息中心、药剂科、临床医生、护士等的密切沟通；倡导安全隐患无惩罚上报制度，鼓励临床工作人员上报，及时发现系统问题并优化流程，最大限度地保证了临床用药安全。在广泛讨论的基础上，护理部将 2018 年目标管理计划中关于给药差错发生件数由 PDA 上线之前的不超过 15 件 / 年修订为不超过 5 件 / 年。

【问题】

1. PDA 上线前后，医院的给药差错发生情况发生了明显变化，在这种情况下，如何结合动态原理进一步完善护理管理？

2. 护理部在修订 2018 年关于给药差错的管理目标时如何体现了反馈原则？

【知识链接】

1. 管理目标及管理目标的动态变化　管理目标是完成组织使命和宗旨的载体，是组织争取达到的一种未来状态，是开展各项组织活动的依据和动力。管理目标需要随着时间、环境和条件等因素不断地变化调整。任何一个组织，都有预期的管理目标，它代表组织的方向和未来。管理目标确立后，组织各部门和个人都有了工作依据，并能根据目标来自我控制、自我引导，使整个组织有序运转。管理目标还可以为组织和成员的考评提供主要依据，这些依据又反过来使各部门及个人都有了正确的工作方向与标准。管理目标对组织与成员都具有激励和鞭策作用。另外，管理目标可以为管理者运用人、财、物等资源提供依据和标准。对一个组织进行管理，离不开计划和控制。而管理目标与计划和控制有着紧密的关系，计划是为达到既定的目标而制订的，控制过程则是以计划为依据的。只有明确确立管理目标之后，才能把组织中的相关部门和各种力量组成一个有机系统，向着同一方向努力。

2. 动态原理的反馈原则　反馈原则指管理者在管理过程中应能及时了解组织对其所发管理指令的反馈信息，及时对反馈信息提出相应建议，并作出正确反应，以确保管理目标的实现。反馈是由控制系统把信息输送出去，又将作用结果反送回来，经过综合分析，还要对信息的再输出产生影响，从而起到控制的作用。没有及时有效的反馈，管理就没有效能，就不能保证组织目标和管理目标的顺利实现。在现代管理中，无论实施哪一种控制，为使系统达到既定目标，都需要贯彻反馈原则。任何一种调整，只要有反馈结构，都可以在不断调节中，逐步趋于完善，直到处于最优化状态。

在运用反馈原则加强领导和决策工作中，应注意遵循以下几点：

(1) 广开信源：客观事物的多样性，要求人们必须开发多个信息源，尽可能多地从不同侧面去捕获信息。作为领导和决策机关，为了实施正确的领导，更是需要广开信源，获取更多的信息，并力求捕获反馈“全息”。这样，才能根据大量反馈来的信息，进行综合分析，随时检查、调整或者修正原来发出的指令，保证整个组织向着最有利的方向前进，从而实现卓有成效的领导。

(2) 多留信道：所谓“信道”，就是信息传递的渠道。信息是靠信道传递的，没有相当容量的信道反馈系统，也就不能获得足够的反馈信息量。为了做好管理工作，必须建立多渠道的敏感的信息反馈网络。既要逐级反映情况，特殊情况下也要提倡越级反馈；既要重视管理部门收集的信息，又要鼓励员工参加信息反馈；既要通过文件、电话、网络、微博、微信等各种媒介获得信息，又要提倡管理者亲临现场，亲自调查，获得第一手材料。管理者应建立自己的联系网络，广开信道，增强反馈的群众性和广泛性。

(3) 保持信息的不失真：信息的价值和生命在于真实。如何减少原始信息传递过程中的失真，是信息应用中的一个重要问题。常见的失真情况有：

1) 放大失真：如对成绩和缺点，无论是夸大哪一面，都会使事物的本来面貌发生歪曲。

2) 折射失真：是真善美还是假恶丑，由于人们看问题的角度不同，得出的结论也不同。

3) 模糊失真：有的信息只是“大概”“可能”“据说”之类，模棱两可，不能准确反映真实情况。

4) 滤息失真：这是在处理信息过程中由于分析、结合、筛选不当而引起的失真。

失真是运用反馈信息的大忌。防止失真要解决两个问题：一是管理者要能“纳谏”,鼓励员工讲真话,尤其鼓励对决策提出反对意见;二是要能够从不同渠道获得信息,并不断提高分析、识别、筛选信息的能力,善于去粗取精,去伪存真。做到及时发现、辩证分析、综合运用所获得的反馈信息。

【案例分析】

1. PDA 上线前后,医院的给药差错发生情况发生了明显变化,在这种情况下,如何结合动态原理进一步完善护理管理?

PDA 上线之后,在给药差错显著降低的情况下,护理部根据临床实际情况修改了新的年度目标管理计划,将年给药差错发生件数的上限从 15 件降低到 5 件,充分显示了医院运用现代信息技术确保用药安全的信心。这一举措体现了动态原理中管理目标的动态变化。

使用 PDA 之前,护士所有的使用药物环节都要依靠人工的反复核对确认,依靠工作人员高度的责任心和认真态度,需要不折不扣地认真执行“三查八对”制度,还需要有一定的临床用药经验等。任何一个环节的微小疏漏都有可能导致最终的用药错误。

PDA 上线之后,护士执行医嘱的流程发生了里程碑式的变革。患者用药的药品名称、剂量、浓度、给药方式、给药时间等都必须经过信息系统的精确确认才能够扫描通过,如有任何一点不符,则该条医嘱都无法执行,并通过 PDA 向操作人员报警,提示进行重新确认。这就在护理人员认真执行工作制度的同时又增加了技术手段的安全确认。流程和信息系统的不断改进,从系统角度保证患者的用药安全。

在流程改造和信息系统逐渐成熟和稳定后,护理部将新一年的目标管理计划中关于年给药差错发生件数的上限从 15 件降低到 5 件,一方面,说明护理部能够坚持灵活管理,根据实际情况随时调整管理策略,修改管理目标;另一方面,说明护理部充分尊重事实,在管理过程中留有余地,考虑到在系统运行过程中有可能出现意外偏差而导致意外错误发生,所以并没有将年给药差错发生件数降低为零。管理者只有在使用 PDA 的过程中密切与临床一线保持联系,随时发现系统问题,积极寻找解决方案,才能真正避免给药差错的发生。

2. 护理部在修订 2018 年关于给药差错的管理目标时如何体现了反馈原则?

护理部在决定修改年给药差错发生件数管理目标的过程中,应用了反馈原则,确保在制订管理目标的过程中及时获得准确信息,为管理目标的修订奠定了基础。

护理部在 PDA 上线过程中广开信源，多留信道，管理人员始终坚守在临床一线，多方听取临床各专业人员的意见，保持与医务处、信息中心、药剂科、临床医生、护士等的密切沟通。注重从不同专业角度收集对 PDA 系统的意见和建议，确保了信息的全面性和广泛性。医院的安全隐患上报制度也能够在第一时间将临床问题直接反馈到护理部。此外，护理部还和信息中心一起，关注系统中关于给药差错方面的相关数据，随时调取分析。护理部在 PDA 上线过程中全程参与，亲自调研，尽可能避免了信息传递过程中的失真，使其能够最大限度地发现系统问题，及时优化流程，保证临床用药安全。

【经验分享】

护理部作为行政管理部门，如何运用反馈原则确保管理目标的顺利实现？

作为行政管理部门，护理部的工作重点在协调和管理，如果不能随时深入一线，与一线工作人员保持密切联系，非常容易脱离实际，闭门造车。护理部同时也是护理工作规章制度和流程的制订者，作为制度制订者，是否能够及时准确地掌握第一手信息，对于决策的准确性和实用性都非常关键。

反馈，通俗地说，就是由控制系统把信息输送出去，又把其作用结果返送回来，并对信息的再输出发生影响，起到控制的作用，以达到预期的目的。现代管理要求配置精通专业的管理反馈人员，建立完备的反馈机构，保持畅通的管理反馈信息渠道。只有这样，才能顺利实现管理控制，实现系统整体目标。

反馈原则在管理活动中被广泛应用，但要其充分发挥作用，还要满足以下要求：建立灵敏的信息接收部门；加强对初始信息的分析综合工作；实行适时有效的反馈。对护理部而言，下设各大科科护士长和质量改进小组就是其灵敏的信息接收部门。各大科科护士长和质量改进小组成员每日的工作就是了解各护理单元日常工作落实情况，是否出现了需要调整的系统问题等。他们能够更加方便及时地将信息传递给护理部，同时，他们也是对临床初始信息最先进行综合分析的专业人员，会将分析结果一并与护理部进行讨论，便于及时作出正确决断。最后，护理管理人员要在实际工作中注重锻炼自身的决断能力，在广泛收集各方意见的同时，能够捕捉准确信息，及时有效地作出反馈。

（郭娜）

第四章

效益原理

管理的效益原理指管理过程的各个环节、各项工作,都要讲求实效,力求用最小的投入和消耗,创造最大的经济效益和社会效益。影响效益的因素是多方面的,如科学技术水平、人员素质、管理水平、资源消耗和占用的合理性等。管理的目标就是追求高效益,有效地发挥管理功能,使资源得到充分的利用,带来高效益。反之,落后的管理会造成资源的损失和浪费,降低效率,影响效益。效益是管理永恒的主题,效益的高低直接影响到组织的生存和发展。

案例 11　提高工作效率——延迟离院的出院患者

随着住院患者的增多,某医院部分科室护士反映出院患者当日离院时间不确定,导致当日入院患者不能及时入住病房,只能在病房走廊等待,引起患者的不满,并存在安全隐患。最近,有患者将该情况投诉到分管护理工作的李副院长处,李副院长找到护理部张主任,请其立即调研并解决该问题。

为此,张主任深入科室,访谈了解到出入院管理中存在的问题,主要有以下几点:一是出院医嘱及流程欠规范,如医生早上查房时临时决定开医嘱让患者出院或给患者出院带药;出院当日仍有一些治疗(如输液)医嘱需执行等。这些都将导致患者不能按时办理出院结账手续。二是患者个人及其家庭因素,一些无法完全自理的患者需依赖家属办理出院手续并接送回家,部分家属需兼顾自己的工作时间,需要等中午下班时才能接患者离开病房。三是由于患者入院时间不一,或陆续几人同时到达病房,护士由于工作繁忙未能及时接待。护士一方面催促出院患者离院,同时又不停向入院患者说明须等出院患者离院后方可入住病房,护士成了出院患者和入院患者的“夹心饼”,两边不“讨好”,由此导致患者对护士心生不满。

针对以上问题，张主任组织设计调查表，对该院某一周所有出院患者离院时间及影响因素进行调查，结果显示中午 12 点后离院患者约占三分之一，其中排名前五的原因依次为：当日开具出院医嘱（35.8%）、出院当日输液（31.1%）、等待家人接回（13.7%）、当日有其他治疗或检查（6.1%）、等出院结算（6.1%）。张主任认为有必要对出院管理流程进行改进，遂向李副院长提交了“提高出院患者中午 12 点前离院率”的专项质量改进项目。李副院长同意由护理部牵头，医务、药剂、财务等其他部门配合推行该项目。

【问题】

如何优化工作流程，提高出院患者 12 点前离院的效率，加快患者周转，提升效益？

【知识链接】

1. 效益、效果和效率的区别与联系　效益是与效果、效率既相互联系又相互区别的概念。要正确把握效益原理，必须准确理解效果、效率和效益的含义。

（1）效果：指由投入经过转换而产出的成果，其中有的有效益，有的无效益，只有那些为社会所接受的效果，才是有效益的。

（2）效率：指单位时间内的投入与所取得的效果之间的比率，反映了劳动时间的利用状况，与效益有一定的关系。

（3）效益：指效果与收益，是有效产出与其投入之间的一种比例关系，可从社会和经济两个不同角度去衡量，即社会效益和经济效益。社会效益指人们的社会实践活动对社会发展所起的积极作用或所产生的有益的效果，即产出（所得、成果）必须符合社会需要。经济效益即投入与产出（所费与所得，消费与成果）的对比关系。两者既有联系，又有区别。经济效益是讲求社会效益的基础，而讲求社会效益又是促进经济效益提高的重要条件。两者的区别主要表现在，经济效益较社会效益直接、明显；经济效益可以运用若干经济指标来计算和考核，而社会效益则难以计量，须借助于其他形式来间接考核。管理既要追求经济效益，又要追求社会效益，通过技术创新或管理创新，常常可以把两者统一起来。

2. 流程优化　流程是工作流转的过程，因大多数工作需要多个部门、多个岗位的参与和配合，这些部门、岗位之间既有分工又会有承接，因此流程也是跨部门、跨岗位工作流转的过程。流程优化是对现有工作流程的梳理、完善和改进的过程，以求在质量、成本、速度、服务上取得质的变化，摒弃多余或无用的步骤，使得每一个环节均能最大限度地创造价值，最终获得最大效益。

【案例分析】

如何优化工作流程，提高出院患者12点前离院的效率，加快患者周转，提升效益？

1. 重新梳理出院流程　为了缩短出院患者离院等待时间，提高出院患者中午12点前离院率，有必要尽早开始出院流程。因此，护理部张主任组织医务、药剂、信息、收费等相关部门及相关科室医护人员进行讨论，修订出院流程供各临床科室执行。经过梳理后，达成以下共识：

（1）加强出院医嘱的计划性：医生提前一天17点前下达出院医嘱，并提交次日出院医嘱、开具出院带药处方、出院通知书等出院相关文书资料。原则上，各科室当日出院医嘱人数不超过当天出院总人数的20%。出院当日，不开具临时医嘱，10点前停止长期医嘱，以免当日出院产生费用影响网络结算。

（2）网络预出院通知：医生下达出院及出院带药医嘱后，办公护士提前整理患者费用及出院相关资料，并在系统出院平台上传"预出院"患者名单信息。收费处提前一天对预出院患者进行费用审核。门诊药房根据出院带药医嘱提前准备药物。

（3）合理安排出院前治疗：尽量避免出院当天安排输液等治疗和检查，确实有必要者，护士提前协助安排。在病情允许的情况下，医生适当减少或停用不必要的输液，需输液的出院患者，责任护士优先安排于早晨8点半前输液。

（4）结算住院费用：出院当日收费处将可结算患者姓名录入结算系统显示屏，提示可办理结算手续。办公护士打印患者"出院结算通知单"与"出院通知书"等相关资料交患者或其家属。患者凭"出院结算通知单"等相关资料到收费处窗口办理出院结算手续，并打印住院费用清单及发票。可线上自助缴费，避免排队等候时间。

（5）出院带药及指导：患者凭出院带药处方到药房自助机报到扫码后，到对应窗口领取出院带药，并接受药师的出院用药指导。

2. 实施预约住院制度　成立床位调配中心，对全院床位实施统筹调配和管理。除急诊患者外，优先满足预约患者的入院办理，让出院患者与入院患者错开高峰期，缩短了患者的入院等待时间。

以上措施经过3个月的试行，取得了良好的效果。据统计，中午12点前出院患者出院延迟率由31%降至14%，而下午4点前入院的患者人数也增加了 50%。不仅解决了出院流程管理中的障碍，提高了工作效率，同时加快床位的周转，减少了护士的非直接护理时间，满足了患者的需求，提高了满意度。因此，既增加了经济效益，又赢得了社会效益。

【经验分享】

1. 全面梳理，找出缺陷　由护理部牵头，组织医务、药剂、财务等部门深入讨论，采用头脑风暴法找出影响出院患者延迟离院的原因，同时面对面访谈相关部门一线工作人员，并基于现实、现物、现场对所有原因进行验证，全面梳理原有出入院手续办理流程的缺陷，为进一步的流程优化做好准备。

2. 优化流程，提升效益　组织相关部门、岗位工作人员共同讨论如何改善缺陷环节，从改善多点接触（优化前：出院带药由医生将处方交给护士，护士凭处方到中心药房取药，药师交代护士服药方法，护士返回病区将药交给患者并进行服药指导。优化后：医生将处方直接交给患者，患者到门诊药房扫码取药，药师发药时对患者进行服药指导）、减少不必要环节（优化前：当天开具出院医嘱达 35.8%，导致已经校对摆药的长期药物需重新打单退药，药房需等待护士退药后才能划价，收费处需等待药房划价后才能结算，最终导致患者出院结算延迟。优化后：有计划开具出院医嘱，非必要不开当天出院医嘱）、缩短等待时间（优化后采取预约住院制度及线上自助缴费等，均大大减少患者排队等待时间）等清除未能创造价值的中间环节，优化流程，实现高效运作，降低时间、人力、物力成本，确保每个环节实现最大化增值，提升效益。

3. 有效沟通，加快周转　沟通在患者住院各环节中均起到重要作用。为了降低出院患者延迟离院的发生率，加快病床周转，医护人员与患者及家属及时沟通，告知预期出院时间及接患者离院的时间。每天下午，由办公护士列出次日拟出院患者名单及家属来院接离时间。下午 3 点左右，科室召开例会，讨论次日出院患者情况，及时解决有关问题，使出院患者按时离院，新入院患者准时入住，同时减少护士协调床位等非直接护理时间，既加快了床位周转、节约护理人力资源（经济效益），又提高了患者满意度（社会效益），最终达到提升工作效益的目的。

案例 12　减少成本浪费——变小的耗材仓库

某医院神经外科，开放床位 168 张，分为 4 个病区，由 4 名护士长分管。一天下午，二病区 2 名患者相继出现病情变化，紧急进行心肺复苏、深静脉穿刺，病区备用静脉穿刺包数量不足，二病区总务护士轮班，替班总务护士进仓库寻找，因不熟悉仓库物品摆放，未能第一时间提供所需用物，只能去其他病区借用。虽然最终患者转危为安，但主管医生对此不满，向科室陈主任投诉。因近期类似事情发生了两三次，影响了患者救治，科室陈主任立即打电话给护理部张主任，请她和科室护士长一道，商讨如何有效管理仓库。

原来，由于该院器材仓库暂未进行直线供应物资，各科室仍需设立二级仓库，由护士自行请领、补充一次性耗材。各病区均设置专门负责物资请领及管理的总务护士，经调查发现存在以下问题：一是多人承担一个岗位，浪费人力资源。神经外科 4 个病区设 4 名总务护士，4 人同时为科室请领和管理物资，而实际工作量只需 1 人即可完成，严重浪费人力资源。二是物资请领统筹计划不足，造成物资不足或积压。4 个病区总务护士请领物资未进行全科统筹安排，请领数目未能动态评估，造成某些物资在某一段时间短缺，而有些物资则积压过多，甚至出现即将过期的物资，造成极大浪费。例如，病区总务护士按工作计划于每周四到器材仓库领取用物，补充至病区仓库备用，其中领取血糖试纸 5 盒，共 250 片，其总务护士按当时病区患者使用情况为预算领取（病区测血糖患者为 6 人，每人测血糖频率均为每日监测 4 次）使用至第二周周一，但该病区新增测血糖患者 3 人，其中 2 人监测血糖频率为每 2 小时 1 次，1 人监测血糖频率为 4 小时 1 次，至周三，出现血糖试纸不足，病区总务护士须打乱原定工作计划，立即领取血糖试纸。又如：病区仓库内存有一整箱即将过期的避光输液器，护士长询问总务护士，原因为半年前病区较多患者需使用避光输液器，当时所做计划过多，近半年来因医嘱更改，病区使用量大大减少，所以出现物资积压。三是仓库物品摆放标识不清晰，护士取用物品不便。由于物品标识不清晰，总务护士休息时，替班护士对仓库物品摆放不熟悉，消耗大量时间寻找所需物品；加上各病区总务护士都为低年资护士轮流担任，易出现物资管理漏洞，造成护士工作中拿取、准备用物、等待的时间延长，影响临床治疗和救治。

基于调研和讨论结果，确定科室总务工作如下：①按需设岗，拒绝浪费。全科室设总务护士 1 名，由 4 个病区按季度轮流派出，负责全科物资的请领及管理。全科由原来的 4 名总务护士变为 1 名总务护士，大大节省人力成本。②规范管理，取用方便。制订仓库物资存放管理、流动物品管理、精细管理的制度。按照 6S 管理原则管理仓库，固定物品摆放位置，标识清晰，确保任何一名医护人员进入仓库均能快速找到所需物品。③动态评估，精准请领。制订物资使用核查清单，科总务护士每天到各病区核查前一天物资使用量，结合当天病区患者情况对所需物资进行登记、补充。根据各病区需求量及科室库存量精准请领物资，保证各项物资稍有盈余，不短缺或积压过多。

经过6个月的试运行，有效改变了原来的状况，在节约人力、物力与财力，促进沟通等方面取得了明显成效。该科室做法在全院进行推广。

【问题】

1. 如何合理应用加减法，节约人力资源？
2. 如何做好物资管理，保证工作的高效益？

【知识链接】

1. 运用效益原理的注意事项

（1）两种效益相统一：在任何管理活动中都必须坚持两种效益相统一的观点。社会效益是前提，经济效益是根本，两个效益一起抓。

（2）坚持整体性原则：坚持整体性原则，既要从全局效益出发，又要从局部效益着眼，以获得最佳的整体效益。

（3）讲实效：工作中不能只讲动机，更重要的是要讲实效，不能当一名忙忙碌碌的事务主义者。

（4）长远目标与当前任务相结合：要善于把长远目标与当前任务相结合，增强工作的预见性、计划性，减少盲目性、随意性，达到事半功倍的效果。

2. 护理人力资源配置应遵循效益原理　各项活动都要以实现有效性、高效益作为目标。人力资源的利用和配置是否科学、合理，直接关系到工作是否能高效运作，目标是否能顺利实现，从而带来高效益。护理管理者要结合临床工作需求灵活配置人力。一方面，根据护士的层级和能力，安排合适的岗位和工作内容，增加直接护理患者的时间，充分体现护士的专业价值。另一方面，根据工作量的变化弹性排班，尽可能减少人力成本，避免浪费，为医院赢得良好的社会效益和经济效益。

3. 按6S原则管理物资获取最大效益　6S管理是一种管理模式，是5S的升级，6S即整理(seiri)、整顿(seiton)、清扫(seiso)、清洁(seiketsu)、素养(shitsuke)、安全(security)。6S之间彼此关联，整理、整顿、清扫是具体内容；清洁指将前面3S实施的做法制度化、规范化，并贯彻执行及维持结果；素养指培养每位员工养成良好的习惯，并遵守规则做事；安全是基础，做任何操作要以安全为前提，以人为本。6S管理是科学的管理工具，可有效使用人力、物力和时间资源，创造更大的经济效益和社会效益。

【案例分析】

1. 如何合理应用加减法,节约人力资源?

护理部张主任立即到该科室,与各病区护士长就发现的问题进行讨论,研究如何在做好后勤保障的前提下,节约人力资源,提高工作的经济效益和社会效益。

(1) 统一管理、定岗定责:提高工作效率,就是要在一定的时间内投入最少的人力、物力而取得最大的效益,以上述案例为例,4 个病区,每个病区各自设立 1 名总务护士,这 4 名护士在单位时间内所完成的任务是相同的,这就极大地造成了人力资源的浪费,如果要使投入的人力减到最小,就要改变原有"各自为政"的情况,统一设立科室总务岗位,撤销原病区总务护士岗位,原病区总务护士其他工作与其他班次进行整合,由科室总务护士对科室所使用物资进行统筹计划、统一管理。

(2) 统筹计划、资源共享:取得最大的效益,不仅要节约人力,还要杜绝物力资源的浪费。4 个病区就有 4 个二级仓库,同样的物资一个病区单独领取、使用受到限制,特别是不能拆分领取的一次性耗材,病区领取的数量大于近期内需使用的数量,就造成了物资的积压,甚至过期、浪费,无形增加了成本。4 个病区的资源共享,统筹计划,可以加大物资的周转率。上述案例中,如果科室资源共享,请领过多的物资,可由科室总务护士协调至其他病区使用,杜绝物资的积压、过期等现象。

2. 如何做好物资管理,保证工作的高效益?

专人专职,保障有力,用最短的时间,取得最好的效果,是提高效率的直接因素。以上述案例为例,科室总务工作由专人负责,按 6S 进行管理,对科室仓库进行整合、物资定点定位、定期整理,从而在病区需紧急调配使用物资时,可以第一时间配送到位,有力地保障临床医疗、护理工作的有序进行。

【经验分享】

管理要讲求实效,力求以最小的投入取得最大的收益。科室医疗物资管理工作是否及时、有效,与护理服务效率及质量密不可分,如何在现有的条件下,使用好加减的运算法则,合理配置人力资源,在有限的人力条件下更快更好地服务于患者,是护理管理者应思考的问题。

本案例中,在医院一级仓库不能做到网络管理及配送物资到科的情况下,病区设立二级仓库,同时配备总务护士,在运行过程中出现了人力、物力、时间资源等的浪费，不能创造更多价值，管理者结合效益原理及时进行如下整改：

（1）在人力资源方面合理利用减法：原来4人相同的工作内容，整改后由1人承担完成，大大节省了人力。

（2）在资源结构上有效利用加法：原单一病区单一资源配备，整合后成为每个病区可与其他3个病区共享资源，有效增加了物资的来源。

（3）专人专管，权力下放，有效监控：整合后的科室总务护士人员固定，由各病区护士长轮流管理，科室总务护士对科室物资的领取及使用在合理范围内有一定的自主处置权。

（4）定岗定责，明确职责，完善流程：科室后勤保障工作在短期内提高了工作效率，改善了因工作人员不固定、工作流程不熟悉、统筹计划不详尽等原因造成的人力资源浪费及物资保障工作不力的情况。

经过试运行，取得了明显成效：

（1）人力：由原来的4人同时进行请领、补充用物，变为由1人统一请领，集中补充，完善了物资领取流程，减少了物资领取等待时间。

（2）物力：对整个科室用物进行统筹计划，根据各病区使用耗材情况进行调整补充，减少了库存积压，加快了物资的周转。

（3）财力：专人负责，对领取物资、账目清楚明了，每月定期核对账目，查找纰漏，控制成本。

（4）沟通：固定的总务护士作为科室与相关辅助科室的沟通桥梁。

案例13　提升培训价值——日趋稳定的ICU护士

某医院，近年来住院患者不断增加。医院的快速发展对护士的专业素质提出了更高的要求。院领导高度重视护理队伍的稳定与建设，近年来先后3次提高护士夜班补贴，提高新毕业护士工资标准，启动了护理人员公开招聘工作等，以上措施对稳定护士队伍起到了一定的作用。然而，重症监护病房（ICU）护士队伍年纪轻、成分新，不稳定的状况仍然很突出；护士工作量大、风险高、压力大，护士不断流失，招聘困难，导致护士缺编，工作负荷更大，离职更多，形成了恶性循环。医院和科室需要投入大量时间和精力对新护士进行培训，不仅增加了培训的成本，而且培训的效果及持续性受到影响，对危重患者的医疗安全已造成威胁。ICU患者病情危重，护理人员的专业素质和能力高低将直接影响到医疗护理质量和可持续发展。为此，护理部张主任向医院陈院长汇报了加强ICU护理队伍建设与稳定的紧迫性，陈院长也非常认同，请张主任根据医院 ICU 护理队伍现状制订方案并尽快落实。

护理部对全院 ICU 护理人力资源现状进行梳理，结果显示，250 余名 ICU 护士中，学历结构以大专为主体占 78.8%，本科以上占 17%；职称结构以护士为主体，占 53.9%，护师占 26.6%。大部分护士未经过重症监护专科培训，仅 5 人获省级重症监护专科护士培训证书。根据国家及省有关文件通知要求，护理部制订了重症监护专科培训计划，获得医院批准实施。

护理部制订并实施医院临床护士分层级管理及培养方案。在对全院 ICU 护士重症监护基本护理能力进行评估的基础上，针对薄弱领域，建立以岗位需求为导向、以岗位胜任力为核心的重症监护护士培训制度；每年组织院级重症监护专项培训，同时优先选派 ICU 护士脱产参加省级以上重症监护专科护士培训；设立重症监护专科护士岗位，发放岗位津贴，在评优评先、进修培训等方面向重症监护岗位倾斜。目前，该院 250 余名 ICU 护士中，学历、职称结构不断优化，本科以上学历占 50%，护师职称占 50.1%，主管护师及以上职称占 16.4%；100% 接受重症监护专业培训，23 人获省级以上重症监护专科护士培训证书；护士重症监护技能不断提升，危重护理质量持续改进，护理队伍进一步稳定，年离职率降至 5% 以下；1 人参与并荣获全国护理本科院校教师临床技能竞赛团体及个人单项特等奖。

【问题】

1. 护士培训如何体现有效性原则？
2. 如何“正确地做事”去实现“做正确的事”？

【知识链接】

彼得 · 德鲁克（Peter Drucker）认为效能（effectiveness）指“做正确的事”（do the right thing），而效率（efficiency）指在最短的时间用最少的人力“正确地做事”（do the thing right）。管理者应同时把握好效率与效能，在效率与效能不能兼顾时，应以效能优先，做正确的事，然后再提高效率，把事情做好。对医疗机构而言，效能指营造安全、人性化的就医环境，尊重、关爱患者，提供优质的医疗服务等；效率指在医疗护理过程中执行标准操作流程，不断积累经验，提高专业素质，提升患者治疗效果。组织效能强调组织“做正确的事”，做重要的事情，完成组织预期目标的程度；组织效率则强调在“做正确的事”的前提下，用最少的人力、物力、财力等资源达到预期目标，或者在相同资源投入下产出更多更好的结果。

管理者的职责是变化和复杂的，管理者需要特定的技能来履行职责和活动。美国管理学专家罗伯特·卡兹（Robert L.Katz）在 1955 年发表的《高效管理者的三大技能》一文中，认为有效的管理者应具备三种基本技能：技术技能（technical skill）、人际技能（human skill）和概念技能（conceptual skill）。

1. 技术技能　指使用某一专业领域内有关的工作程序、技术和知识来解决实际问题，完成组织任务的能力。技术技能强调内行领导。获取技术技能的途径包括接受正规教育和从事工作。对于基层管理者来说，技术技能是非常重要的，他们要直接处理员工所从事的工作，才能让下属信服其领导。

2. 人际技能　指与处理人际关系有关的技能，是与人共事、理解他人、激励他人的能力，也就是与他人能够一起有效开展工作的能力，可以小组成员的身份有效工作，并能够在他领导的小组中建立起合作的能力。管理者必须具备良好的人际关系才能实现有效的沟通、激励和授权。管理者应具备良好的沟通与协调能力，运用各种方式与员工有效沟通，善于倾听，善于理解他人需要，善于处理冲突。各层管理者都必须具备人际关系能力。

3. 概念技能　指能够洞察组织与环境相互影响的复杂性，并在此基础上加以分析、判断、抽象、概括，并迅速作出决断的能力。具体包括系统性、整体性能力、识别能力、创新能力、抽象思维能力等。例如，管理者能够在复杂与不断变化的环境中，面对困难，看清问题，运用科学分析方法分析收集到的资料，应用有限的组织资源拟定工作目标，制订可行的解决方案，选择最优方案。概念技能是高级管理者最迫切需要的技能，实质上是一种战略思考及执行的能力。

三种技能在不同管理层次中的要求不同，技术技能由低层向高层重要性逐渐递减；概念技能由低层向高层重要性逐步增加；人际关系技能对不同的管理层的重要程度区别不十分明显，但比较而言高层要比低层相对重要一些。一个成功的管理者，肯定具有良好的人际关系。

【案例分析】

1. 护士培训如何体现有效性原则？

管理要讲求实效，力求以最小的投入取得最大的收益。著名管理学家德鲁克说，管理不在于“知”而在于“行”。管理的有效性就是要求管理者必须有效益。本案例中，护理部主任遵循效益管理要素的有效性原则。首先，培训计划考虑了 ICU 工作的特殊性，通过岗位培训，培养了一批 ICU 专科护理骨干，提高了护士培训的效率和效果。同时，建立长效机制，设立重症监护专科护士岗位，稳定了重症监护队伍。在管理中体现了人、财、物、时间和信息等的有机统一。

2. 如何“正确地做事”去实现“做正确的事”?

管理者如何在烦琐的工作中提高管理效益呢?那就是有意识地提高三种管理技能。作为护理管理者,不仅要具备精湛的专业技能,还要有良好的人际沟通能力及分析综合等概念化技能,能够带领护理团队实现既定目标。本案例中,护理部主任明确了重症监护专科培训的紧迫性,此时,管理者的决定体现了做正确的事,但是,管理者如何才能使自己的护理团队在明确“做正确的事”的基础上能够“正确地去做事”呢?护理部主任在充分调研 ICU 护理队伍现状和查阅大量文献的基础上,根据服务对象及护士的培训需求,基于核心胜任力制订培训计划并实施层级管理,细化各层级护理人员的任职条件和考核标准,让每位护士都能明确自己做事的标准,引导护士“做正确的事”,务求实效,提高工作效率。

【经验分享】

护理部主任如何提高管理效益呢?

1. 详细地分析问题的原因和相关因素,将长远目标与当前任务相结合,制订切合实际的实施方案,真正提高实效,增强工作的预见性、计划性,减少盲目性、随意性,达到事半功倍的效果。

2. 不断提高三种基本技能。技术技能是护理管理的基础,护理学科具有鲜明的实践性,要求护士必须具有良好的技术技能。该院针对 ICU 临床护士队伍现状及专业能力,重点加强对重症监护专业能力的培训,提高护士有效护理危重患者的能力。人际技能是管理的关键,需要多方位、多角度、多层面的沟通与交流,而有效的沟通能力能够帮助管理者提高工作效率。护理部主任应提高人际技能,与院领导、相关部门及科室不同层面建立良好的人际关系。该院重症监护专项培训计划不仅涉及专业技能,还涉及培训后的考核及使用管理。因此,护理部在院领导的支持下,与医务、人事、教学及科研等部门及重症监护相关科室充分沟通讨论,制订并完善方案,实施时才能得到各个层面的大力支持。同时,护理部主任是医院护理专业发展的带头人,应具备较强的概念技能。概念技能包括理解事物的相互关联性,从而找出关键影响因素,确定和协调各方面关系及权衡不同方案的优劣和内在风险的能力等,找出影响工作中的关键因素,制订有针对性的工作方案,从而达到有效的护理管理。护理部主任要站在学科发展和队伍建设的高度,制订重症监护专业发展规划,建立长效机制,落实年度培训计划,这样培训才能取得良好成效。

(李漓)

第五章

护理计划职能

计划职能指管理者预测未来、确定目标、制订实现这些目标的行动方针的过程，它涉及原因与目的、活动与内容、人员安排、时间安排、空间安排及手段与方法的选择等问题。计划职能的核心在于“计”和“划”。所谓“计”，指的是预计、统计、分析、归纳和总结，具有战略性；所谓“划”，指的是依据“计”来制订和实现具体的措施和方法。护理计划指护理管理者在采取行动之前，制订的可采用或可实施的方案，制订计划后的各项活动都围绕计划展开，并随时跟进计划的执行情况，一步一步达到预先制订的目标，如：年计划、月安排、周重点等。护理管理工作中，计划是管理行为的第一步，也是最重要的一步，护理计划的过程是对组织内人、财、物、信息、时间进行合理组织和分配的过程，以减少工作过程中的不协调，防止资源的浪费。切实可行的计划可提供行动指南和依据，从而为各科室树立目标，提供前进的方向和动力。护理管理者工作繁杂琐碎，如果没有适宜的计划，护理管理工作将会陷入被动状态。通过护理计划职能，可以明显加强护理团队能力体系的建设，提高团队的运作水平，所产生的积极效应可归纳为意识上可统一、执行上可依据、绩效上可量化这三个方面。

案例 14　计划管理——被干扰的护士长会议

某三甲医院护理部主任正在召开护士长会议，仔细讨论近期工作进展。这时医务处来电话，半小时后就新病区疫情防控相关事宜进行部署安排；刚放下电话不到 10 分钟，一位工作多年的高年资护士，因身体问题，想申请调换科室，顺便跟主任谈谈心事；会议进行到后半段，护理部干事在办公自动化系统上看到有几份紧急文件，需要主任审阅并提出专业意见，相关部门拟在下午会议中对这几份文件进行讨论;由于上周主任出差,护理部每个干事都有一些文件等待主任审阅。会议中,大家的思路几次被中断,开会的效率很不高,工作的推进受到了一定影响。

【问题】

1. 本案例中护理管理的哪方面存在薄弱环节?
2. 护理部主任应如何做好计划管理?

【知识链接】

1. 计划的定义　计划(plan)指经过科学的预测,权衡客观的需要和主观的可能,制订出组织目标,统一指导组织内各部门及人员的活动,以实现组织的宗旨。在管理学中,计划具有两重含义,其一是计划工作,指根据对组织外部环境与内部条件的分析,提出在未来一定时期内要达到的组织目标及实现目标的方案途径。其二是计划形式,指用规划和预算等形式所表述的组织及组织内不同部门和成员,在未来一定时期内关于行动方向、内容和方式安排的管理事件。计划工作和计划形式是密切相关的。计划工作的中心内容就是制订计划和执行计划,计划形式不仅是计划工作要完成的任务,也是计划执行的指南。

2. 计划在护理管理中的作用　在管理职能中,计划是管理者行使管理职能的起步及基础,计划职能先于其他的管理职能。计划在护理管理中的作用主要体现在以下几方面:

(1) 利于减少失误:在计划中,管理者必须预期未来的可能变化,预测变化趋势及考虑对组织活动的影响,作出正确评估,制订适宜变化的最佳方案。护理管理者特别是护理部主任,需要带领整个医院的护理队伍,经常需要面对繁杂工作和突发事件,计划虽然不能消除环境的变化,但是作为管理者,必须清晰地预测未来可能的变动,考虑到各种变动带来的影响,以及如何作出适当反应,减少工作失误。

(2) 利于全程内控:计划为组织制订的目标、指标、步骤、进度、预期成果,是管理控制活动的标准和依据,计划是控制的基础,控制是计划的表现。管理者可根据计划要求进行对照,发现问题和偏差,及时采取措施纠正,修订和调整原计划以保持正确的方向。计划成为保障工作质量和效果的基础及促进因素。

(3) 利于目标实现:目标是任何一个正式组织取得成效的基本前提条件,

通过计划所确定的目标,可以使管理者及成员明确组织未来的发展方向,及其本身在达到目标的过程中担任的角色,并为实现组织目标形成精诚合作、步调一致的协作团队,努力完成工作。

(4) 利于收益提高:计划职能强调效率,以最少的投入达到既定的目标,计划可以使成员明确为实现目标需要团队的共同努力,避免不协调的行为。管理者对人力、物力、财力、时间和信息等资源进行合理地分配和使用,最大程度地避免重复和浪费,实现管理高效率和经济高效益。

(5) 提供前进方向:护理计划工作及职能可以显示护理管理者在决策过程中对组织使命、目标的选择,这种目标为各部门和各级工作人员提供了方向,为护士向着共同目标努力前进提供了动力。

3. 计划的影响因素　计划的类别很多,在不同的情况下,各种不同类别计划的有效性各不相同。计划主要受以下几种因素影响:

(1) 组织的层次:在大多数情况下,基层管理者的计划内容主要是负责制订作业计划,而高层管理者的计划任务基本上都是战略性的。也就是说,管理者在组织中的等级层次越高,其计划角色的战略性也就越强。

(2) 组织的生命周期:指从组织的形成开始,经过成长、成熟,到最后衰退为止。在组织的形成阶段,组织目标是尝试性的,资源的获取有很大的不确定性,要求组织具有很高的灵活性,而指导性计划使管理者可以随时按需进行调整,所以在这一阶段,管理者应当更多地依赖指导性计划;在组织的成长阶段,组织的目标更明确,资源获取更容易,组织得到了更多公众的认可,因而组织的计划也就更为明确更为具体;当组织进入衰退阶段,计划也就从具体转向指导性,因为这时要重新考虑组织的目标,重新分配组织的资源。

(3) 环境的不确定性程度:组织所处环境的不确定性越大,越应该采用指导性计划,计划的期限也应越短。因为当影响组织生存发展的经济、社会、技术、法律或其他环境因素正发生着迅速或重要的变化时,如果组织依然采用精确的、具体的计划,反而会影响组织的绩效,而且变化越大,计划就越不需要精确,管理就越应当具有灵活性。

(4) 未来许诺的期限:许诺概念意味着计划的期限应当延伸到足够远,以便在此期限内能够实现当前的许诺。计划对太短或太长的期限都是无效的,因为管理所计划的是当前决策,是对未来行动和支出的许诺,当前计划越是影响到对未来的许诺,计划的时间期限应当越长。所以说,对未来的许诺影响着计划的时间框架。

【案例分析】

1. 本案例中护理管理的哪方面存在薄弱环节?

在医院的护理管理中,护理部会制订年工作计划和月工作安排,但是某些计划的制订过于理想、缺乏应急性、可操作性不强。护理部主任作为医院护理队伍的带头人,管理全院的护理工作,管理工作繁重,涉及面多,制订具体可行的计划显得尤为重要。制订计划时,其不仅要考虑中长期计划、年计划,还应考虑每日事务的多变性和可能突发情况的灵活性。

2. 护理部主任应如何做好计划管理?

经过分析总结,对案例中护理部主任提出以下改进建议:

(1) 在制订工作计划时,可以在出差后预留时间来处理出差期间积累下来需要护理部主任处理的事件。

(2) 设立护理部主任接待护士日,每周设立半天的时间接待护士、护士长,与他们进行面对面的交谈,了解他们在工作、学习和生活中的困难和问题,并帮助解决,增进护理部主任与护士的沟通与交流。

(3) 实行预约制度,相关部门、同事、护理研究生等,在需要与护理部主任沟通时,提前预约,集中时段处理,以提高沟通效率,节约双方时间。

(4) 集中精力做重要的事情,避免干扰。在召开护士长会议,讨论工作事项时,应该尽量避免各种干扰,集中所有的精力、人力,集思广益,保证会议效率,使会议的内容可以完整地传达下去,达到开会讨论的目的。

(5) 每天的工作计划中,预留出一个小时的弹性时间,为计划调整留出空间,并处理临时发生的事情。

(6) 作为护理管理部门,护理部经常需要与各职能部门及临床科室沟通联系,护理部主任可将主动沟通列入日常工作,有预见性地及时进行评估,避免工作被动。

(7) 设立查验表和时间进度表,如:查房安排表、任务查验表、会议查验表等,根据需要设立月计划表、周计划表和日计划表,让纷繁复杂的事务变得清晰明了,不同时间段的事情能按时有序完成。

【经验分享】

1. 制订护理管理计划常用的方法

(1) 传统的方法

1) 比较法:"有比较才会有鉴别",比较法就是把同类问题在不同时间、不同地区所呈现的不同结果做分析研究，总结历史经验教训，掌握客观规律，用以指导计划的制订。这种方法，不仅要全面收集历史文献资料，还要请专家进行座谈或采访。

2）调查法：调查是制订计划的前提和出发点，通过调查可以掌握第一手资料。调查法要求首先提出调查的纲目，然后按照纲目进行有计划的调查，细致周密地摸清对象系统的内部结构和外部关系的现状、作用。调查法必须保证调查情况的真实、具体、全面，并对调查结果进行细致的分析，才能达到对现状的全面的、本质的了解，才能为制订计划提供可靠的依据。

3）预测法：计划的制订立足于现实。按照对象的客观规律，预测其发展的趋势和可能出现的情况，是制订计划的一个重要依据。进行未来预测要根据国内外护理学科发展的动态，选择具体的预测方法，以使预测达到最大可能性的准确，不偏离发展方向。

4）平衡法：从计划整体出发，对计划的各个组成部分进行全面、综合平衡。平衡法把任何一项计划都看作一个系统，不去追求局部的、单指标的最优化，而要追求系统的整体最优化。平衡是相对的，不是绝对的。

5）决策法：依据严谨的逻辑和严格的程序，运用数字分析法，从社会学的角度，对各种可行的计划草案作出全面、科学的论证和评价，最后按照整体优化的原则，确定其中一种最佳方案或重新组合一种新的方案，作为实施计划。

（2）现代的方法

1）滚动计划法：是一种定期对计划进行修订的方法，根据计划的完成情况和环境的变化情况，定期修订未来的计划并逐渐向前推移，使短期、中期和长期计划有机地连接起来。

2）线性规划法：主要解决两类问题，一类是最大化问题，即在有限的资源条件下，如何达到效果最好或完成工作最多；另一类是最小化问题，即在工作任务确定的情况下，怎样使各种消耗降至最低。

3）计量经济法：主要有经济预测、评价方案、结构分析三种结构，能使计划更趋于完善和科学。

4）网络分析法：通过网络形式对整个工作或项目进行统筹规划和控制，以期投入最少的人力、物力和财力，以最快的速度完成计划。

5）双控法：应用查检表罗列需要完成的事务，进行内容控制，应用甘特图进行时间控制。通过此方法，管理者从人、机、料、法、环等方面高效完成计划内的内容。尤其面对重大突发公共卫生事件，双控法在应急响应管理中发挥着重要作用。

2. 护理管理计划的制订过程

（1）计划的循环制订过程：由于组织环境的动态变化，管理活动是一个发展变化的过程，因此计划工作也应是一种连续不断的循环活动，计划的循环制订过程由大大小小的反馈构成。

（2）计划制订的步骤

1）采集资料：利用调查、收集、预测等方法，采集有关资料、数据，及前一轮计划的完成情况，为制订新一轮的计划提供依据。

2）综合评估：即对内外环境的全面评估分析，不仅要保障组织活动与环境协调，而且要保障组织的活动可选择、可持续及可应急。因此在进行环境分析时，应尽可能完整地考虑环境的特性、结构和对组织的影响。一般包括以下几个方面：①医院的背景，主要指医院的历史情况、隶属关系、各部门设置与运作、医院战略、发展方向、工作目标等。②组织文化，主要指一个组织长期形成的处理问题的价值观念与行为方式，它可以体现在职工的行为和认识中，各种组织及不同的层次之间均有自己独特的文化，领导者应该了解所在组织或管理单元的文化环境，如习惯、沟通方式、护理文化等。③护理管理体制及护理人员状况，主要包括医院和护理系统的组织体制，如护理部垂直领导、各科室设置及相互间组织关系、各项规章制度等。护理管理涉及人力资源、医疗服务能力、患者安全与持续质量改进、教学培训、护理科研、专科护理等。护理人员状况包括职务、教育背景、工作经验、专长、健康状况等。④工作评估体系，包括对医院护理组织及护理人员的评估标准、制度及程序，并了解目前的工作优势与不足。⑤医疗护理服务能力，包括医院所服务的人群、患者安全与持续质量改进、开展的新业务和新技术服务等。⑥护理科研与护理教育，包括本单位科研与护理教育的组织机构、计划安排、申请程序、已开展的护理研究项目、学科负责人状况，护理教育的层次、渠道、形式与内容。⑦护理人力资源与护理人员状况，包括护理管辖范围内的人员编制构成状况、护理人才培养、护理工作方法、排班方式、护理工作量的计算、护理团队的士气与工作氛围、突发事件应急能力等。⑧物资设备及其供应情况，如仪器、设备、物资、药品、财力等配备情况，申领、保养制度等。

3）发现问题：在计划制订过程中要寻找问题，问题不仅是现实与期望之间的差距，也是管理者发现并且进行持续改进的关键突破点。护理管理中遇到的问题可分为突发性问题、潜在性问题、单纯性问题和复杂性问题几种情况。护理管理者必须运用分析与综合、归纳与演绎等基本思维方式，发现问题的本质，找出关键症结，才能进一步采取有效的方法解决问题。同时，融入创造性思维，在原有问题的基础上作出创新，寻找独特的解决方法。

4）确定问题：发现问题之后要善于解决，而在众多的问题中，首先必须考虑和选择对实现组织目标有重要意义的关键问题，然后按问题的主次依次解决，如护理管理者应优先解决直接影响患者安全和护理质量的问题。问题确定后，不仅要确定问题的层次和方面，而且要通过问题的抽象化过程确定问题的本质。问题抽象化的过程实际上就是对问题刨根问底的过程。只有确定问题的本质所在，才有可能找到有效解决问题的方案。分析是从现实和目标之间的差距出发，找出问题的实质，明确其严重程度，以便针对具体问题，提出解决方案。在分析问题的发生原因及相关因素时，还要分析解决问题的利弊条件，如管理者的权限范围、时间限制，人、财、物的状况等。

5）制订目标：确定要完成的目标及完成程序。目标是组织活动在一定时期内的预期效果，是组织努力的方向，是激励组织成员的工具，是计划与控制的基础。从具体意义上来说，计划工作就是先为整个组织，然后为其所属各级组织确定活动目标。一个有预期成果的目标应指明要做的工作有哪些，重点应放在哪里，用战略、政策、程序、规则、预算和规划所形成的网络去完成任务。制订目标首先要考虑组织的需要，目标应该是现实的、清楚的、简洁的，并且可考核、可操作，同时目标必须具有先进性，同时管理者在制订计划后必须同时得到上下级的认可，以减少实施过程中的障碍。

护理管理者根据级别的不同，制订的目标各有不同，但是在制订目标的过程中都必须遵循以下原则：①整体性原则，要求护理管理者把管理对象看作一个整体来考虑，既要注意普遍性，又要顾及各自的差别，如护理部下发工作目标之后，各个科室要结合自己的特点制订出适合本科室各个病区的工作计划。②科学性原则，目标的确定是计划完成的先决条件，目标的制订必须建立在严谨、科学的态度之上，能够代表护理管理不同的层面。因此对于反映目标的不同指标，要求具体可衡量，重点突出，从而体现不同工作内容的重要性。③可行性原则，计划是对未来目标的规划，必须具有先进性，需要组织共同努力奋斗才可以实现。护理管理者在制订计划时应超越当前目标，具有一定高度，但同时又量力而行，通过科学的论证和预测，充分考虑计划的实现条件，保证目标的实现。④灵活性原则，护理管理者制订的计划是管理者对于护理工作的设想，由于未来的不确定性和环境的变化，计划的内容也是可变的，因此制订计划的同时必须留有一定的改变计划的空间，在计划制订之后应阶段性地反馈目标的实现情况，并对计划作出相应的调整。

6）确定前提条件：计划工作就是要确定一些关键性的前提条件。前提条件,即计划执行时的预期环境。由于计划的未来环境复杂多变,所以要对每一个细节都提出假设是不现实的,也是不经济的。因此,所要确定的计划前提实际上是关键性的,有战略意义的前提,也就是对计划的贯彻实施影响最大的前提。

7）制订备择方案:计划工作就是探索和考查可供选择的行动方针,只制订一个计划而没有几个备择方案的情况是少有的,通常的问题不在制订备择方案而在于减少备择方案的数量,以便对一些最有希望的方案进行分析,从而制订最后的行动方案。

8）评价备择方案:在找出各种备择方案并考查了它们各自的优缺点之后,计划工作就是按前提和目标来权衡各种因素,并以此对各个备择方案进行评价。由于护理特殊工作性质,工作情况多变,往往需要制订多个备择方案,对备择方案进行筛选的可变因素和限定条件也是大量的,因此要对备择方案进行准确细致的评价。

9）确定最佳方案:这是作出决策的实质性一步。在护理管理中,确定最佳方案时应考虑两方面:一是应选出可行性、满意性和可能带来的结果三者结合最好的方案;二是应选出投入产出比尽可能大(即收益大)的方案。护理管理工作烦琐复杂,只有综合考虑所有因素,确定最佳方案,才能推进护理工作顺利进行。

10）拟定辅助计划:将总体计划进行分解,派生出单项计划和辅助计划,依据顺序列举实现该目标所必须采取的实施步骤,提出如何实现这些步骤,制订辅助计划。辅助计划要明确在实现目标过程中各项工作的发生时间和完成人员。例如,对全院的护理工作计划进行项目分解后,还要制订护理质量持续改进、教学、培训、科研等计划。

11）效果反馈评价:计划完成后,必须对护理工作进行实事求是的总结和评价,将计划的目标和实际的完成情况进行对比,将二者的差异进行对比分析,总结经验和不足之处,为下一轮护理计划的制订和执行提供科学的依据。长期的计划,在计划的执行过程中要分阶段进行效果评价,以促进远期目标的完成。

3. 护理管理者制订计划时应遵循的原则(5W3H)

What:决定做什么？指设立目标和内容,明确计划工作的具体任务和要求。

Why:说明为什么要做？弄清原因和理由,明确计划的宗旨、目标和战略。

Who:由何人来做？落实执行人员,规定计划的每个阶段由哪些部门和人员来负责、协助、监督执行等。

Where:在什么地方做?确定实施计划的地点和场所,掌握和控制环境条件和空间布局。

When:什么时间开始做?明确计划的开始及进度,以便进行有效的控制并平衡能力及资源。

How:用什么手段方式来完成?制订实施措施,对人、财、物等资源进行合理使用和分配。

How long:需要多长时间完成?安排每项工作的先后次序,开始、结束时间。

How much:需要耗费多少资源?实施计划的总费用资源,及具体各项工作的费用资源。

医院的护理管理中,根据级别不同,分为护理部管理、科护士长管理和区护士长管理,他们各自制订的护理计划的范围是不同的,侧重点也有所不同。护理部管理指护理部主任、副主任制订具有战略意义的长期计划,如护理人才培养、职业发展规划、患者安全、护理质量改进方案及专科发展规划等。科护士长管理指大科护士长,根据护理部要求,制订大科护理管理要求,以确保护理部总体计划的实施。区护士长管理指病区护士长和护理组长制订具体计划实施的方案,以指导本区护士落实具体护理工作。

案例 15 目标管理——薄弱的护理管理计划

某三甲综合医院准备迎接电子病历系统应用水平分级评价,各个部门已经做好了迎接检查相应的准备工作,但是护理部主任查房时发现,部分病区 PDA 的执行率还未达到 100% 的目标值,不利于患者安全。护理部主任提出"提高 PDA 的有效执行率"这一重要目标,以实现 PDA 有效执行率 100%。护理部主任组织召开全院科护士长会议,讨论 PDA 有效执行率不高的原因,对存在的问题进行根因分析,对于 PDA 使用中的薄弱环节进行重点整改,加强全体护士 PDA 相关培训,协同信息科和工程师做好 PDA 的维护,及时处理使用中出现的问题。在执行 PDA 重点控制的当月,全院的 PDA 有效执行率有了明显提高,部分护士长认为安全核查质量的目标已完成。可是在两个月以后,全院的 PDA 有效执行率又再次下降,大家开始不解,为什么整改后两个月 PDA 的有效执行率又再次下降?如果再次整改,效果又会持续多久呢?

【问题】

1. 该医院的护理管理中还有哪些方面需要持续改进?

2. 针对医院PDA有效执行率难以达到目标值的问题，您认为护理部主任可以采取何种管理方法？

【知识链接】

1. 目标的定义和分类 目标指一个规划或方案所要达到的最终的、具体的、可测量的结果，是一个组织的任务或目标的具体体现，也是管理要素中回馈、奖励与支持的基础。目标按照考核方法可以分为定量目标和定性目标，定量目标指用精确的数量描述目标，如“全院的非计划性拔管发生率0”，而定性目标是无法用精确的数据描述的目标，但可以通过明确的、具体的说明或标准加以考核，如提升医院的综合护理水平。

2. 目标管理的定义和实质 目标管理（management by objective，MBO），亦称“成果管理”，经典管理理论对它的定义是以目标为导向，以人为中心，以成果为标准，而使组织和个人取得最佳业绩的现代管理方法。目标管理的概念是美国管理学专家彼得·德鲁克1954年在其名著《管理实践》中最先提出的，其后他又提出“目标管理和自我控制”的主张。管理学中的目标管理是一种程序或过程，是组织中的上级和下级一起协商，根据组织的使命确定一定时期内组织的总目标，由此决定上、下级的责任和分目标，并把这些目标作为组织经营、评估和奖励每个单位的一种管理方式，其基本思想是让组织内各层次、各部门、各单位的管理人员及各个工作人员都根据实现总目标的需要，自己制订或主动承担各自的工作目标，并在实现目标的过程中实行“自我控制”。

目标管理的实质就是以目标作为各项管理活动的指南，来形成组织的向心力和综合力，以激励和调动广大组织成员的积极性，用目标的实现程度来评价个人或组织在计划实施过程中贡献的大小。这种管理的方法和理念是科学管理理论和行为科学管理理论的结合。

3. 目标管理的特点 从目标和目标管理的定义可以看出，目标管理有以下几个方面的特点：

（1）目标管理强调目标导向性：德鲁克认为，“每个职工都向着企业的总体目标，才能有所成就，每个管理人员必须以整个企业的成功为工作中心。管理人员预期取得的成就必须与企业成就的目标一致，他们的成果由他们对企业成果的贡献来衡量”，他还强调，“目标管理和自我控制是唯一能够做到组织目标与个人目标相统一的管理方法。”

（2）目标管理强调自我控制性：目标管理能让每个管理者有效控制自己

的绩效，以更加严格、确定有效的内部控制取代外部控制，并充分发挥个人的才智和主观能动性。

(3) 目标管理强调目标定位性：传统的目标制订之后员工是否达到目标无从评价，或者是无法进行公正客观的评价，目标管理体系中，德鲁克提出给目标进行定位，即分别确定每个领域内要测量的指标及指标的衡量标准。目标定位的原则包括：目标的具体性、预测性、均衡性、逻辑性。

(4) 目标管理强调全员参与：美国管理学家乔治·奥迪奥恩指出目标管理是“这样一个过程：组织的上级管理人员和下级管理人员共同确定组织的目标，根据对每一个人预期的结果，来制订他们的职责范围，并用这些指标来指导他们所管部门的活动和评价每个成员的贡献。”这个相互促进的过程，有利于调动员工的工作积极性、增强满足感。

(5) 目标管理以绩效为目的：行为学派代表人物道格拉斯·麦格雷戈认为目标管理试图将管理的重点从寻找弱点转移到绩效分析上来，给予优秀的人激励措施。目标管理中的目标体系可以给员工更加公正、客观的评价。

【案例分析】

1. 该医院的护理管理中还有哪些方面需要持续改进？

由案例可以看出，管理者在管理的过程中，要考虑到目标值的实现具有持续性、阶段性、全面性的特点。护理质量管理需要持续改进，不仅要有总体目标，还要有阶段目标，并系统地形成相关制度和流程。将目标分解细化，给每一个护士具体、可行、可测量的目标，避免目标在执行的过程中出现护理质量“抓一抓就提升，放下来又下降”的局面，护理质量才能得到持续改进，问题才能得到根本解决。

没有具体的目标，护士在工作中对自己的工作也难以进行量化的评价，护士不知道自己工作的好坏，在下一步的工作中，就不能作出相应的改进，而工作做得好的护士，也得不到相应的激励，不利于护理质量的提高。

2. 针对医院 PDA 有效执行率难以达到目标值的问题，您认为护理部主任可以采取何种管理方法？

护理管理者在管理中可以尝试目标管理的方法，具体实施步骤如下：

(1) 第一阶段：目标的设置

1) 目标的制订阶段：护理部通过对本院 PDA 执行情况进行调查，获得 PDA 的有效执行率为 93%，而目标值为 100%，因此计划的总目标为使病区 PDA 的有效执行率上升。

2）目标的确定阶段：建立护理部护理质量持续改进小组，由护理部一名副主任主要负责，成立由科护士长、病区护士长、护士代表参加的关于提高PDA有效执行率的持续质量改进小组会议，初步制订提高PDA有效执行率的总目标方案，并发动全院各科室进行讨论、修订、补充，正式确定总体目标为PDA的有效执行率上升。

3）分目标的制订：护理部的总目标由护理部主任在全院的科护士长会上向护士长宣布后，总目标层层分解，各科护士长根据各自的情况，制订相应的分计划，并制订分计划的责任人和完成时间，以使每个人都责任明确。然后签订目标责任书，形成合同文件，责任书要求成果的责任单位和执行人、目标项目、时限等注明清楚，每名成员均明确承担完成总目标的具体职责。

（2）第二阶段：目标的实施

护士长组织护理人员学习目标，并对照目标进行自我检查、自我控制和自我管理，收集未成功使用PDA的案例，分析、讨论相关原因，重新修改护理流程，信息科及工程师提供PDA操作的指导、训练，全员参与考核，以提高护理人员的PDA正确使用水平。

（3）第三阶段：成果的评定

1）考评结果：实际活动计划执行后，采用自我评价、同行评价、上级评价、持续质量改进组评价相结合的方式，检查目标的达成情况，记录目标值，并及时反馈进展和问题。

2）总结考评结果：提出这一轮目标改进中存在的问题，并采取相应的对策，再制订下一轮的目标，进行新的循环。

【经验分享】

1. 目标管理在护理管理中运用的步骤

（1）目标设置阶段：这一阶段主要是建立完整的目标体系，这是目标管理最为关键的一步。目标的设置应符合SMART原则：specific——具体的；measurable——可量化的；achievable——可实现的；realistic——现实性的；timetable——有时限性的。目标的制订一般采取自上而下和自下而上相结合的方式，由三步组成。首先是设立总体目标，在护理管理的队伍中，一般是由护理部主任，根据医院的总体计划，估计客观环境给组织带来的机遇与挑战，结合组织自身的情况，初步确立一个总体目标，再经过集体的讨论、修改、调整后确定一个明确的总目标。然后由其直接下属，一般是科护士长，以护理部的总体目标为依据，就总目标与科室的护理目标达成一致的意见，并制订出分目标,并根据各级组织的结构和个人职责分工,即病区护士长和护士,确定各自的分目标,并确定每级目标的责任主体。最后建立书面协议,上下级就实现目标所需要的各项条件,如物质保证、权利保障及目标实现后的奖励机制达成协议并书面化,使目标的责任、权利、利益相一致。

(2)目标实施阶段:总体目标和分目标确立以后,主管人员应放手授权给下级人员,将目标落实到具体的部门和相应的责任人,通过执行者的自主管理,按照已制订的目标规划和完成时间,去实现目标。此阶段强调自主、自觉、自治,不要指定目标实施的方法,应在目标实现的途径和方法上给予充分自由,管理者不要有过多干预,不能以控制性的措施去管理、下达指示,防止控制过强和过度的做法,但是这并不等同于管理者可以放任不管,因为目标实施的每一个环节均对总体目标的实现起着重要的作用,如果其中的某一个环节出现问题,必定会给全局带来不利的影响,因此管理者必须持续质控各层级目标值的完成情况,必要时进行协调。

(3)目标评价阶段:目标实施过程中定期根据各级部门制订的目标及完成期限,检查各项任务的进展情况,以便及时发现问题,采取补救措施。在达到预定期限后,上级管理者必须和有关下级人员逐个全面考核目标完成情况,将其成果与原定目标进行比较,并以此作为部门奖励机制的重要依据,对于目标未完成的情况,应及时分析并作出相应的整改。在这一过程中应注意:

1)自检:护理人员对自己所完成工作进行自检是一件非常重要的事情,因为通过自我测定和评价,可以总结经验教训,找到今后提高自己工作能力、弥补自己不足的关键。

2)讨论:面对护理人员的自检结果,护理管理者可采取讨论的方式,客观地评价护士的工作,找出制订下一步更高目标的依据。

3)评价:反映最终成果,要以一定形式同绩效评价结合起来。在进行成果评价时,要根据目标的完成程度、目标的复杂程度,以及工作的努力程度进行评价。

(4)进入新的循环:根据对目标实施结果的考核情况,制订下一阶段新的目标体系,并开始新的循环。一个目标管理过程的结束,同时也是下一个目标管理过程的开始,目标管理就是这样一个循环往复的过程。

总之,目标管理运用系统论思想,通过目标体系进行管理,在目标管理实施的过程中,不但重视科学的管理,更重视人的因素,强调个人的自我控制,最大地发挥主观能动性,强调成果的自我评价,持续改进存在问题,最终实现目标。

2. 目标管理在护理管理中运用的原则　任何一个理论都不可能是完美的，目标管理理论也存在一些不足，如制订目标有难度，尤其是定性目标难以定量化，并且为了测量方便，对于目标阶段性的评价，通常管理者倾向于选择短期目标或者是易达到的目标，这样会造成与长期目标的脱节，甚至对于整个组织的长远发展不利；目标管理在制订了总体目标后，常会分解制订各级的分目标，因此在改动一个目标的同时，会造成其他目标与该目标的脱节，这往往成为了管理者改动目标时的顾虑，从而使目标管理缺乏灵活性。

护理管理者在运用目标管理过程中应注意以下原则，以趋利避害：

（1）确定好总的目标：总目标的确定一定要合适，关键是要把握好组织的需求和环境的制约，在进行充分的商讨修订后最终定夺。制订的目标不能轻而易举就达到，也不能达不到，应高于一般人所能达到的平均水平，大多数人通过努力能够达到、少数人可能超过，让组织的管理者在努力之后可以达成，这样可以获得满足感，共同促进组织和自身的提高。

（2）上下充分的协商：通过充分协商，上下级相互都了解对方的处境，使双方有了达成一致的可能。同时，目标制订的过程中上下级的充分协商，也可以拉近上下级之间的距离，充分调动所有护理人员的积极性。

（3）与个人需求一致：组织目标的设定，既要能够保证总体目标的实现，又要与个人的需求相一致。护理人员必须提高和发挥自我控制管理能力，根据实现目标的要求来约束自己和完成工作，才能有效实现共同的方向和目标。

（4）结合阶段性目标：总体目标是组织的全体成员共同努力的方向，但是其实现过程是漫长的，而且与个人的利益相距较远，容易使个人产生厌倦的情绪，因此管理者应将总体目标划分成若干的小目标，使个人容易完成而获得心灵上的满足感。

（5）护理人员都参与目标：让组织成员参与制订目标，对目标参与的理解程度越高，护理人员的追求感和责任心也就越强，被激发的动力也就越持久，个人实现目标的积极性也就越高。

（6）做好宣传教育：管理者应加强宣传教育工作，清晰地说明护理部实施目标管理的目的，让各级人员了解目标管理的方法、作用、意义和内涵，明确护理部的任务、工作标准、资源及限制条件等，顺利达成目标。

（成守珍）

第六章

护理组织管理

组织包含两种含义，名词意义上的组织指两个或两个以上的个体以一定方式有意识地联系在一起，为达到共同目标按一定规律从事活动的社会团体，如医院、学校、护理部、病房、护理小组等。动词意义上的组织指工作过程中将实现目标所必须进行的业务工作加以分类，建立部门机构，拟定组织内各种职务，选用人员，配备财物，明确职权，以保持组织生存发展，如医院内护理组织承担着特定的护理任务，设置护理部主任、科护士长、病房护士长、护士等岗位，并通过岗位责任制构成垂直管理的权责结构。组织管理是对人力、物力、财力、信息、时间进行有效组合，为实现管理目标而进行的活动。

案例 16 正式与非正式组织——孤独的护士长

某天，护理部王主任正准备下班，她的老同学消化科病房张护士长冲进办公室，要求调离消化科护士长岗位。

该医院刚刚完成品管圈培训，护理部布置所有护士长在病区推行品管圈活动。在张护士长的带领下，消化科一直是医院的先进科室。张护士长觉得这次活动也不能落后，是否得奖关系到消化科病区的荣誉，所以自己亲自做圈长。可是自愿报名的人很少，张护士长要求大家必须参加，否则就扣发当月奖金。但是，每次她召开头脑风暴会议的时候，都只有她和几个高年资护士发言，年轻人都沉默不语。

张护士长担任护士长工作十年了，做事认真，执行护理部交办的工作不折不扣，经常起早贪黑。她以身作则，也同样严格要求护士们。由于近几年医院规模扩大，年轻护士的比例也增加不少。前一阶段，年轻护士迟到和随意调班的事情经常发生，张护士长制订了惩罚措施，迟到一次扣款 200 元，未经许可的相互调班各罚100元。从此,护士再没有迟到现象,也不敢私下随意调换班次了。

消化科教学老师王护士和张护士长、王主任是同班同学,性格随和。王护士的美工才艺常常受到年轻护士的崇拜,她也喜欢郊游,周末常常和一些年轻护士结伴外出。工作闲暇时,年轻护士们就爱围着王护士聊天。年轻护士们有什么心里话都爱和王护士说,家里有事情需要调班时也让王护士和张护士长商量,挨批评时王护士也会替他们求情。王护士常劝张护士长管护士不要那么死板,宽松一点。张护士长埋怨老同学做老好人,多次要求她不能和年轻护士"拉帮结派"。上个月,王护士带教的一个学生出现给药差错,虽然对患者没有造成影响,张护士长还是按规定扣发了王护士一个月的奖金。护士们都为王护士打抱不平,认为这件事情没有给患者造成损害,护士长是有意给她难堪。张护士长和王护士的关系也越来越紧张。

张护士长从别的病区听说,消化科的护士们认为护士长做品管圈都是为了往自己脸上贴金,和他们没有关系。张护士长认为这都是王护士在私底下捣鼓的结果。眼看着其他病区都开始上交品管圈的计划了,面对消化科的"孤雁圈",张护士长一筹莫展,她觉得这个护士长的岗位没法干了,所以请老同学帮忙调整岗位。王主任这时候也觉得很为难,两个都是好同学,该怎么把她俩拧到一块儿做好工作呢?

【问题】

1. 张护士长和王护士在组织管理体系中分别代表了什么角色?
2. 从护理部主任角度该如何客观分析王护士的"小团体"特点?
3. 护理部王主任该怎样帮助张护士长履行护士长的职责?

【知识链接】

1. 正式组织与非正式组织的概念和特点　组织可以分为正式组织与非正式组织。正式组织指经过精心设计的,为了达到一定目标而按一定程序建立的、具有明确的职责关系和协作关系的群体。正式组织一般具有以下特点:①明确的目标;②讲究效率;③分工专业化,但强调成员工作之间的协调配合;④建立职权,权力由组织赋予,下级必须服从上级;⑤不强调工作人员工作的独特性,组织成员的工作及职位可以相互替换。但是,不论组织如何完善,都无法规范组织成员在活动中的所有联系,并将这些联系都纳入正式的组织结构系统中。

在社会经济单位中,一般还存在一种非正式组织。非正式组织指人们在共同工作或活动中，由于具有共同的兴趣和爱好，以共同利益和需要为基础而自发形成的群体。其主要功能在于满足成员的个人需要。非正式组织具有以下特点：①由成员间共同的思想和兴趣互相吸引而自发形成，不一定有明确的规章制度；②有较强的内聚力和行为一致性，成员间自觉进行互相帮助；③具有一定行为规范控制成员活动；④组织的领袖不一定具有较高的地位和权力，但一定具有较强的实际影响力。

2. 非正式组织存在的原因　非正式组织的产生，是基于人们彼此之间"合得来"，大家有共同的利益、爱好、相同社会背景或地域联系，从而拥有共同的看法、习惯和准则等。非正式组织产生的主要原因是：

（1）正式组织在管理上的缺陷：正式组织在权力安排、信息传递、社会交往、成就感和安全感等方面具有不完整性，如员工感到自身利益会被侵犯的时候，易和权益受损的员工因为认知相同而互相支持，并且更加希望被其他非正式成员认同并保护。

（2）组织成员的多层次需要：在正式组织中，人们的心理需要、情感需要往往难以得到满足，因而组织成员要加入非正式组织以获得心理和情感需要的满足。

（3）员工由于工作性质相近，社会地位相当，对一些问题的认识基本一致、观点基本相同，或者性格相近，业余爱好相同，使得他们相互吸引，相互理解，从而自发形成非正式组织。

3. 非正式组织对正式组织的影响　非正式组织虽然不是管理部门正式规定组成的，但由于其组织特点，对组织内成员的工作行为有一定影响。在组织工作中，非正式组织可发挥积极作用，有利于正式组织目标的实现，但也可起消极作用，干扰或破坏正式组织达到既定的目标。因此，管理人员不应忽视非正式组织的作用。

（1）非正式组织的积极作用

1）非正式组织可以满足职工的需要：非正式组织成员之所以愿意加入，是因为这类组织可以满足他们的某些需要。比如，工作中产生的友谊，可以消除孤独感，满足他们被爱及施爱于他人的需要；基于共同的认识或兴趣，对一些共同关心的问题进行谈论，满足他们"自我表现"的需要；从属于某个非正式群体，可以满足他们"归属""安全"的需要等。因此，组织成员的许多心理需要是在非正式组织中得到满足的。这类需要对人们在工作中的情绪，乃至工作效率有着非常重要的影响。

2）非正式组织易于加强人们的合作精神：人们在非正式组织中的频繁接

触会使相互之间的关系更加和谐、融洽。这种非正式的协作关系和精神如能带到正式组织中,则无疑有利于促进正式组织的活动协调地进行。

3)非正式组织可以帮助正式组织起到一定的培训作用:非正式组织虽然主要是发展一种业余的、非工作性的关系,但是它们对其成员在正式组织中的工作情况也往往是非常重视的。对于那些工作中有困难、技术不熟练者,非正式组织中的成员往往会自觉地给予指导和帮助。同伴之间的这种自觉、善意的帮助,可以促进他们技术水平的提高。

4)非正式组织自发地帮助正式组织维护正常的活动秩序:非正式组织为了群体的利益,为了在正式组织中树立良好的形象,往往会自觉或自发地帮助正式组织维护正常的活动秩序。虽然有时也会出现非正式组织的成员犯了错误互相掩饰的情况,但为了不使整个集体在公众中留下不受欢迎的印象,非正式组织对那些严重违反非正式组织纪律的"害群之马",通常会根据自己的规范、采用自己特殊的形式予以惩罚。

(2)非正式组织的消极作用

1)非正式组织的目标如果与正式组织冲突,则可能对正式组织的工作产生极为不利的影响。比如,正式组织力图利用职工相互监督以及时发现缺陷、提高质量,而非正式组织则可能认为监督会导致非正式组织成员的不和,从而会抵制、设法阻碍监督工作的展开。

2)非正式组织要求成员一致性,往往也会束缚成员的个人发展,有些人虽然有才华和能力,但非正式组织可能不允许他人冒尖,从而使个人才智得不到充分发挥,影响整个组织提高工作效率。

3)非正式组织还会影响正式组织的变革,发展组织的惰性,这并非因为所有非正式组织的成员都不希望改革,而是因为其中大部分人害怕因变革而改变非正式组织赖以生存的正式组织的结构,从而威胁非正式组织的存在。

4. 护理队伍中非正式组织的形式

(1)以共同的兴趣和爱好为纽带结成的非正式组织,如同为舞蹈爱好者。

(2)以共同利益为联盟的非正式组织,如科室内部管理不公平、有争议,易使弱势员工因为认知相同而互相支持。

(3)以感情为桥梁的非正式组织,如因为工作中配合较密切而私交较好。

(4)以地缘人际关系所结成的非正式组织,最常见的为同乡。

(5)因相似的背景所结成的非正式组织,如同校毕业的同学。

(6)以个人崇拜为基础的非正式组织,如因为某个护士的业务技术水平特别高,在小群体中产生一定的威信而形成的小组织。

【案例分析】

1. 张护士长和王护士在组织管理体系中分别代表了什么角色？

张护士长和王护士所在的团体分别代表了消化科病区的正式组织和非正式组织。张护士长是医院任命的消化科病区护士长，是护理部垂直管理体系的一个层级，是医院正式护理组织中的基层领导者。在护士长岗位说明书中，有明确的护士长岗位职责和目标、准入条件、考核标准、薪酬待遇、横向和纵向的信息沟通渠道等。王护士则是消化科病房自发形成的非正式组织的核心人物，由于她的个人影响力和科室管理氛围等因素，形成了以年轻护士为主的人际关系圈。

2. 从护理部主任角度该如何客观分析王护士的“小团体”特点？

作为护理部主任应该客观地分析非正式组织在护理队伍中的影响。王护士的小团体主要特点是：由科室多数年轻护士自发组织形成，由于兴趣爱好、价值观念、生活工作经历等方面存在一致性，以感情为纽带，组成相对稳定的集体。它对科室的管理既有积极影响也有消极影响。一方面，王护士弥补了张护士长管理方式带来的科室紧张气氛，缓解了年轻护士工作的压力，融洽了护士相互关心的感情，满足了年轻护士的归属感，对激励年轻护士有一定促进作用；另一方面，由于小团体交流频繁，有可能形成对科室张护士长高压管理比较一致的负面看法，这种看法如果不能及时化解，可能放大护士在工作中的抵触情绪，不利于科室相关工作的开展。对于科室将要开展的品管圈活动，小团体成员力求保持一致性的特点使得他们不鼓励个人创造力发挥和积极参与。一旦这个小团体和正式组织发生冲突，则影响组织的变革和护士的职业发展。

3. 护理部王主任该怎样帮助张护士长履行护士长的职责？

护理部王主任应该分析以张护士长、王护士所分别代表的正式组织和非正式组织在护理团队中的作用，发挥非正式组织的积极作用，努力削弱其消极作用。王主任首先应和张护士长冷静分析事情的起因，使张护士长认识和包容以王护士为核心的非正式组织的存在，分析它对科室的积极影响和消极影响。其次，加强正式组织与非正式组织成员的沟通，劝说张护士长主动与王护士谈心，赞扬她的人际沟通能力和情商，主动剖析自己在管理方式方面存在的不足，张护士长也应抽空参与这个圈子的聚会，尽可能打消年轻护士的顾虑，消除彼此的隔阂。第三，发挥非正式组织的积极作用。为了充分发挥王护士的个人领导力，建议让王护士做品管圈的圈长，张护士长做辅导员，培训大家品管圈的运行步骤。利用设计圈徽这一环节，在年轻护士中开展美工比赛，发挥王护士的美术特长，设计圈徽和圈名，激发科室奋发向上的氛围，建立以奖励为主的正强化机制，鼓励年轻护士们参与管理，发现病区需要解决的护理质量问题，设定可行的目标值，找到解决问题的办法。

【经验分享】

如何正确管理护理队伍中的非正式组织？

组织中正式组织与非正式组织的成员是交叉混合的，由于护理人员以女性为主，在许多情况下，感性的影响多于理性的作用，故非正式组织的存在必然会对正式组织的活动及其效率产生影响。因此，护理管理者应该以认真积极的态度关注和管理非正式组织的活动，并努力使之与既定的目标协调一致。其方法主要是：

（1）正视非正式组织的存在，接受并理解非正式组织：作为医院所任命的护理管理者，首先必须正视非正式组织存在的客观性和必要性，只要正式组织存在，就会有非正式组织的产生，这是因为护理垂直管理体系下的正式组织无法也不可能满足不同护士的所有需求，这就为非正式组织的产生和存在提供了条件和土壤。因此，对于非正式组织，管理者应允许乃至鼓励它的存在，为其形成和向良性发展提供必要的条件，并努力使之与正式组织协调。

（2）辨明非正式组织的不同性质，区别对待：针对不同性质的非正式群体，护理管理者要有不同的工作方法，加以甄别，区别对待。非正式组织并非就是非法组织，有些非正式组织的目标同正式组织的目标完全一致或基本一致，对这些有益的非正式群体，可采取扶持、保护的方法，还可以把一些正式组织一时无力顾及的问题交给他们去完成，这样既可以满足这些非正式组织的成员个性发展的需要，又有助于正式组织开展工作。

（3）非正式组织与正式组织相结合：尽可能地将非正式组织的利益与正式组织的利益结合在一起，尤其是共同维护和保障最广大护士的利益，二者在根本上是一致的。

（4）把握核心人物：非正式组织中的“核心人物”是非正式组织中的关键人物。比如，在工作中护理技术最好、在生活中最讲义气等。他们往往凭借出色的技术专长和个人爱好在非正式组织中享有很高的威望和影响力，这集中体现了非正式组织成员共同的价值观和兴趣。因而，护理管理者应该加强与非正式组织核心人物的交流，尊重并肯定他在非正式组织成员中的地位和威信，谋求与他们在各个层面上的沟通，及时了解科室非正式组织的动向，以及护士对于管理层决策的反馈。

(5) 建立通畅的护理管理正式沟通渠道：非正式沟通往往是由于缺乏正式的信息沟通才产生的，并且由于非正式沟通的不规范性和不权威性，经常会引起信息的失真，会对团队造成极大的危害。为此，作为管理者，首先应致力于在护理团队内部建立便捷的、正式的信息沟通渠道。例如，除了护士长会议的上传下达，可以通过互联网、手机网络等建立沟通平台，实现定期和随时交流，形成平等交流的气氛。创建学习型组织，开展团队学习，也可通过深度会谈，对团队中重大而又复杂的议题进行开放性交流，使每一个人不仅能表达自己的观点，同时还能了解别人的想法。通过交流，减少差异，从而能够相互协作配合。

(6) 通过组织文化引导：非正式组织与正式组织之间的冲突本质上是两种文化之间的冲突。因此，从长远来看，要使非正式组织与正式组织真正协调一致，护理管理者需要通过建立、宣传正确的组织文化来影响、引导和改变非正式组织的行为和价值取向，使之与组织的目标协调一致。

(7) 注重对非正式组织的引导：护理管理者要能平易近人，保持平和、虚心的态度，主动与护士接触，尽可能地参与非正式组织的活动，以消除护士对管理者的顾虑和防备，这样才能使管理者更容易加入到“非正式组织”中。护理管理者成为非正式组织的成员，可以通过他们施展个人影响，逐渐使非正式组织的行为和利益与正式组织管理目标保持一致，更好地发挥非正式组织的积极作用，遏制消极作用的发生。

由于护理团队中非正式组织的形式多样，且它们内部和相互之间的关系在不断发展变化。因此，各级护理管理者必须及时对非正式组织进行监控，掌握其发展方向，才能扬长避短，管理好非正式组织。概括地说，护理管理者应该以人为本，注意分析员工的情感变化，变堵塞为疏导，变领导为引导，变被动为主动；应把护理部的总体目标和小团体的目标统一起来，即一方面要把非正式组织的目标、方向统一到正式组织整体目标上来，以此来增加他们的责任感和个人成就感，另一方面对小团体护士的感情需求、社交需求等自由活动要放松控制，提供必要的条件；建立“大集体小自由”的关系结构，使双方协调共处，相得益彰，从而激发出更大的工作热情和创造性。

案例 17　管理幅度与层次——尴尬的科护士长

某医院床位 1 200 张，32 个护理单元，护士 640 人。护理部设置一正两副三位主任，主任主管全面护理工作，两位副主任分管护理质量和护理培训。

刚刚结束护理硕士课程班学习就走马上任的护理部马主任，上任后的第一个任务就是重新调研和评估科护士长岗位设置的必要性。

该医院一共有科护士长 6 人，分别负责外科片区、内科片区、妇儿片区、门急诊片区、重症片区及手术室消毒供应室片区，这些科护士长临床管理经验丰富，勤勤恳恳抓基础护理质量，但是年龄偏大，对新的管理方法不容易接受。按照该医院经济核算制度规定，科护士长只能挂靠一个病区才有奖金，正因为如此，护士长们认为科护士长对大科范围的质量管理存在不公正，业务指导所花的精力不平衡。人事科也觉得科护士长的作用发挥不够，实际上平时都是护理部直接调配各病区护士人力分布和对护士长进行考核，既然现在都强调扁平化管理，不如取消这一层。科护士长岗位设置面临尴尬局面。

刚接受新管理知识的马主任觉得很矛盾，一方面，按照省三级医院评审条件，必须建立护理三级垂直管理体系，也就是说必须建立护理部主任—科护士长—护士长三级护理管理组织体系。另一方面，医院的确长期以来存在科护士长的职能发挥不够充分的问题，临床很多突发问题，如人力资源调配、突发应急事件、不良事件处理等还得由护理部直接协调和监督才能够落实。到底该不该设置科护士长岗位呢？

【问题】

1. 按照上述医院的实际规模和护士人数，需要设置多少管理层次？其管理幅度各是多少？

2. 上述医院科护士长为什么不能发挥作用？

3. 对上述医院的护理管理组织分工你有哪些建议？

【知识链接】

1. 管理幅度与管理层次的概念　管理幅度又称“管理宽度”或“管理跨度”，指一个主管所能直接有效地管理下级的人数。从形式上看，管理幅度的大小是主管人员所管理的下级人数的多少，实际上反映了一位主管人员直接控制和协调业务活动量的多少。根据法约尔的管理幅度原则，一个管理者有效管理的下属人数是有限的。当超过这个限度时，管理的效率就会下降。比如，一个护士长能有效管理 15 个护士，让她管理 25 个护士就会力不从心。因为，人的时间和精力都是有限的，管理者也不例外。当下属人数超过了管理幅度，就需要增加一个管理层，由此形成了管理层次结构。管理层次指从最高一级管理组织到最低一级管理组织的各个组织等级。从形式上看，管理层次的多少只是组织结构的层次数量，但其实质反映出组织内部的纵向分工情况。

管理幅度与管理层次密切相关。较大的管理幅度就意味着较少的管理层次；相反，较小的幅度就意味着较多的层次。按照管理幅度的大小及管理层次的多少，就可形成两种基本组织结构：扁平结构和直线结构。管理层次少而管理幅度大的结构称为扁平结构。这种结构由于主管人员所管理的下属人数相对较多，即管理幅度大，由此减少了管理层次。相反，管理层次多，管理幅度相对小的结构称为直线结构。

2. 直线组织结构与扁平组织结构的利弊　直线结构具有管理严密、分工明确、上下级易于协调的特点，但层次增多，带来的是管理的人员增加、协调和办事效率的"障碍点"增多，甚至出现互相扯皮的现象。不仅如此，管理层次的增加还会使上下级意见沟通和交流受阻，经过层层传递，可能造成信息失真。管理层次过多，还容易增加下级管理人员的压抑感，使问题层层向下推诿，累积问题，难于发挥下一层次人员的工作积极性。扁平结构由于其管理层次较少，从而有利于缩短上下级距离，密切上下级关系，加快信息流通速度，降低管理费用。但由于管理幅度较大，上级不能对下级进行充分的指导、监督，同时上级领导接触的信息量较大，可能忽视其中的重要信息。因此，在进行组织结构设计时，应从自身情况出发，综合考虑两种组织结构形式的优劣，建立符合本组织发展的组织结构。

3. 决定管理幅度的因素　一个管理人员究竟能有效领导和管理多少下属人员？研究表明，中高层管理幅度 4~8 人、基层管理幅度 8~15 人是达到有效管理的正常管理幅度。大部分组织的管理层次往往分为三层，即高层、中层、基层。

高层的主要任务是从组织整体利益出发，对整个组织实行统一指挥和综合管理，并制订组织目标及实现目标的一些政策方针。中层的主要任务是负责分目标的制订、拟定和选择计划的实施方案、步骤和程序，按部门分配资源，协调下级的活动，以及评价组织活动成果和制订纠正偏离目标的措施等。基层的主要任务就是按照规定的计划和程序，协调基层员工的各项工作，完成各项计划和任务。

在特定的环境中，究竟管理幅度应为多大，一般根据以下因素来考虑决定：

（1）主管人员与下属的胜任情况：如管理者的能力强并受过良好培训，就能督导较多的下属。同样，受过良好训练能完全胜任工作的下属，就较少需要监管。因此，管理者和下属越称职，管理幅度就越宽。

（2）工作地区的离散性：如下属工作地点分散，则管理幅度相对较小，下属工作地点集中，管理幅度可相应放宽。

（3）工作的复杂性：管理者若经常面临较复杂的问题，或涉及方向性、战略性问题，则直接管辖的下属不宜太多。相反，若管理人员经常面临的是日常事务，有成文的工作程序，管辖的人数可较多一些。

（4）工作的相似性和协调性：下属工作较为相似，工作中需协调的频率较少，管理幅度可适当加大。下属工作环环相扣，互相依赖，需较多的协调，管理幅度就较小。

（5）授权：管理者善于授权，可节约主管人员的时间和精力，管辖的人数可适当增加。不授权，授权不当，或授权不明确，都会使管理者花费大量时间进行指导和监督，管理效率不会高，管理幅度也不会大。

（6）组织沟通：组织内沟通渠道畅通，信息传递及时准确，管理幅度可大。沟通越有效，管理幅度就越可放宽。

（7）计划的完善程度：工作有完整的计划和明确的目标，使工作人员明白各自的任务和责任，可减少管理人员纠正偏差和指导的时间，管辖的人就可多一些。反之，管理幅度不宜太大。

（8）组织的凝聚力：组织发展稳定，对职工有凝聚作用，管理跨度也可考虑适当加大。

【案例分析】

1. 按照上述医院的实际规模和护士人数，需要设置多少管理层次？其管理幅度各是多少？

根据上述医院的规模，现有护士 640 人，如果设置三级护理管理组织架构，基层管理者护士长 32 人，平均每位护士长的管理幅度就是 20 人；中层管理人员科护士长管理基层管理者 32 人，现有科护士长 6 人，其管理幅度是 32÷6=5.4，符合一般中层管理幅度要求。如果不设科护士长这一层级，3 位护理部主任作为中层管理者直接管理 32 个护士长，管理幅度是 32÷3=10.7，显然管理幅度偏大。

2. 上述医院科护士长为什么不能发挥作用？

按照中层管理者的主要任务，科护士长应该负责片区护理目标的制订、计划和实施，分配区域资源，协调分管护理单元的活动，促进专科的发展，进行质量的监督和管理。上述医院科护士长不能充分发挥中层管理作用，主要是因为以下几方面的问题：

（1）多数科护士长在医院起着传、帮、带的作用，有着丰富的临床实践和管理经验,但年龄偏大、学历偏低,对培训的需求相对迟缓,病房专业分科细化,业务全能的科护士长较难培养。

(2) 上述医院的科护士长虽然被授予质量监督的职责,但是科护士长的奖金分配和绩效考核归某一病区,护理部缺乏对科护士长的管理目标制订和绩效的考核,使其工作失去计划性和紧迫感,甚至有些科护士长只负责传达护理部信息,导致其岗位职责和工作成效难以受到监督和客观的评价。

(3) 由于一些科护士长人事关系不得不依附于某一病房,没有在大科范围内对护士长及护士进行监督考核、资源配置、应急调配的权利,因此难免在决策、奖惩和信息传达方面出现不公平现象,削弱了科护士长中层管理的有效性和下级的信赖。

3. 对上述医院的护理管理组织分工你有哪些建议?

针对上述医院,按照等级医院评审标准和组织管理层级设置原则,应该建立护理部主任—科护士长—护士长三级垂直管理体系。科护士长在大科质量管理、人员组织协调、专科发展等方面行使其职责。依据《医院护士人力配置》,科护士长应具备大专及以上学历、主管护师及以上职称,并具备一定解决问题、领导、观察、应急方面的能力。医院应给予科护士长对大科内护士长绩效考核和人员内部应急调配的权利;由护理部对科护士长岗位进行绩效考核,绩效奖金归入护理部行政管理系统;注重对科护士长选拔和岗位的系统培训。

【经验分享】

1. 护理管理岗位设置原则　管理者组织管理幅度和管理层级的设计受到多种因素的影响。护理管理岗位的设置应该符合以下几方面原则:

(1) 管理幅度与管理层级适度原则:管理者由于精力有限,有效管理幅度要受到一定限制。管理幅度过小,容易造成越级指挥、多头指挥;管理幅度越宽,对护理管理者素质要求越高,虽可降低管理中间层次,但可能导致管理人员负担过重,无法对下属人员施加必要的监督和有效的指导,从而影响工作效率。设定护理管理幅度要考虑的要素:护理管理者能力和经验,护理规章制度和工作流程,护理岗位信息化水平,岗位服务标准化程度,辅助管理岗位的支持,专门的质量管理人员,团队氛围等。

(2) 管理岗位职责和权利对等原则:护理管理岗位种类、岗位职责和任职条件是护士岗位管理的重要环节。根据不同层级的管理者在管理层级的作用,从护理部主任的宏观战略管理至基层护士长的解决具体问题的战术管理,各级护理管理岗位应明确岗位目的和职责,同时,医院应该给予护理管理者充分的权利，一些医院缺乏合理使用人力资源的全局观念，护理部主任并没有得到充分的人员招聘和调配权利。多数医院护理部不参与奖金绩效分配制度的制订和实施，护理部主任不能根据护理工作的风险、难度和质量分配护士奖金，大大削弱了护理部所能行使的激励管理效能。

（3）执行和监督职责分开原则：监督要公正、客观，必须不直接参与执行，对执行的结果不承担责任。例如，一些医院尝试将科护士长脱离科室行政管理单位，建立岗位职能化管理的组织体系，即把大科护士长转变为护理教育部、护理科研部、护理质量管理部等职能型中层管理岗位，强化护理质控、教育、科研等管理监督职能，设定科护士长特殊专长的任职条件，一方面极大地落实和提高了全院护理教学和质量的监督管理工作，另一方面，也充分调动了科护士长全面参与管理的主动性和积极性。

（4）适当授权原则：在管理幅度大的部门，如近年来，手术室、重症监护病房等单元对护士人力配置比例要求增加，护士数量相对普通病房多，可以通过增设护士长助理，或者设置科室质量管理小组等方法，让骨干护士参与管理，协助快速解决临床实际问题，也有利于护士长后备队伍的培养。同时，由于同一个护理单元信息沟通便捷，可以防止授权者滥用权力，保证授权能达到预期效果。

（5）稳定性与灵活性兼顾原则：护理管理岗位设置是根据医院发展目标、规模及护理单元的任务来决定的。护理管理岗位和人员的稳定有利于护理规章制度的贯彻落实，护理专业化管理经验的积累和管理效率的提高，同时减少因管理者变化对团队稳定性的影响。但是随着医疗服务和新技术的拓展，逐步调整管理岗位和相应的权责及准入条件也是必要的。护理组织结构的设计既要考虑当前的情况，又要考虑未来可能产生的各种变化。一些医院尝试推行护士长轮岗的灵活机制，既可以促进护士长不断学习，提高适应新环境的能力，提升护理团队的活力，推动护理管理的创新。当然，这样的轮岗要慎重，要充分考虑人岗匹配，做好轮岗前的业务培训和沟通交流等工作。

2. 扁平化管理在护理领域的应用　医院要建立扁平化的护理管理体制，精简护理行政层级，提高管理效率。为此，护理管理者们尝试将扁平化管理模式引入护理管理中。

（1）将扁平化管理应用于病房护理：将原来的由小组长、责任护士、低年资护士各司其职的“小组三层级”护理模式改为“人人包干患者”模式，每个责任护士都在护士长的指导下工作并接受护士长的直接督查。实施扁平化管理，充分发挥了各级护士工作的积极性与主动性，有利于合理使用有限的护理人力资源,做到人尽其才,体现了“以人为本”的管理理念。但是这种模式适用于科室护士能力水平相对均匀的情况,对于新护士多的护理单元要考量每个责任护士的胜任能力,以保障患者安全为先。

（2）将扁平化管理应用于护理不良事件管理:在组织结构上,改变传统的护理不良事件多级管理体系（分管护理院长—护理部主任—护理部副主任—科护士长—护士长）,建立扁平化的组织管理结构（护理不良事件管理小组—护士长）;在管理制度上,重新设计扁平化上报流程,减少上报环节。依托现代信息技术手段和护理管理平台,设计不良事件的网络化上报流程,护士只需在网上填写“护理不良事件上报表”,上传至护理不良事件管理小组,同时打印存档即可,避免了时间的推延和浪费,提高了管理效率。

3. 护理管理中实施扁平化管理的策略　扁平化管理思想的建立和实施,是一个持续推进的过程。

（1）提升护理管理者素质:扁平化管理可以带来诸如组织层次减少、决策链条缩短、管理幅度增大、管理协调成本降低等优势,但同样也对护理管理者自身的素质提出了更高的要求,否则会伴随着管理幅度的扩大和管理协调性的增强,出现管理秩序混乱而难以达到预期效果的现象。

（2）完善业务流程:扁平化管理要求有科学的业务流程。人们对卫生保健需求的增加与多元化趋势的出现,对护理工作也提出了更高的要求。只有具备精湛的护理技术和精细的服务质量,才能满足患者的需求。护理服务对象有着多元化需求,护理团队由不同层次和能力的人员组成,因此需要合理的流程来指导工作,确保护理工作的一致性,提高扁平化组织的效率。

（3）学会分权与授权:扁平化管理就是以分权为主、集权为辅的管理。分权使高层护理管理者有充分的时间和精力致力于促进整体护理服务水平的提高和专业发展,鼓励下属为实现目标而分担更多的责任,可以发挥出他们的主动性、积极性和创造性。如果护理部主任随意干预下属所有工作,一方面浪费了自己的宝贵时间与精力,另一方面又会导致下级没有主见、没有责任感,反过来加重自己的负担,形成恶性循环。牢记“凡可以授权给他人做的,自己不要去做”“当你发现自己忙不过来的时候,就要考虑自己是否做了下级可做的事,那就把权分派下去”,以此来提高领导者自身的工作效率。

（4）强调护士自我控制:在扁平化管理模式下,对护士的管理应强调以自我控制为主。刚性管理的逻辑是“要我这样干”,而柔性管理的逻辑是“我要这样干”。外部控制是一种外在强制性的他律因素,而自我控制是一种内在自发性的自律因素,它能激发人深层次的内在动力,所产生的效力持久、巨大,非刚性的权力和强制性手段所能比。护理管理者减少管、卡、压等强制性手段，采用说服、教育、感召的人性化方式，使护士将规章制度、行为规范等逐渐内化为自己的行为准则，这将大大调动护士的工作积极性和创造性，使其心情愉快、积极主动、自觉自愿地搞好本职工作。

（5）培养学习型员工、打造学习型团队：扁平化组织的充分授权、分权，加大管理幅度，决策重心下移，对人力资源的要求是非常高的，这要求每个人都是各自领域的专家。因此，护理管理者要对护士进行专业化的教育、培训，并强调终身学习。在组织内要建立量化与质化的信息系统，让组织中的信息与知识，通过获得、分享、整合、记录、存取、更新、创新等过程，不断地回馈到知识系统内，形成个人与组织的知识不断积累，最终形成组织智慧的循环。另外，在制度和流程框架下对员工充分信任非常重要，平等、信任、互助的文化氛围，也是扁平化管理追求的目标。

案例 18　团队建设——这盘散沙能合在一起吗？

黄护士长在骨科病房担任护士长五年了，工作兢兢业业，深受患者喜爱，刚完成在职硕士研究生课程，就被任命为护理部主任助理。

为了降低患者跌倒的发生率，护理部开展了一些活动，可是一直没有什么效果。于是，护理部决定成立持续质量改进项目小组，让黄助理担任小组长。她感到既兴奋又紧张，决定用硕士研究生课程班学到的管理知识一展拳脚。

目前这个项目急需解决的问题是：最近外科术后病房和老年病房的跌倒发生率很高，病区质控小组努力成效不明显。虽然护理部成立了项目小组，但是成员参与度不高，觉得这件事情是忙碌的日常工作之外的负担。这天，黄助理第一次召开小组会议，18 名成员中只有 5 人参加，而且都不准时。20 分钟过去了，没有人能够拿出与主题相关的意见，大家都在谈论周末度假的事情。看着他们发表意见和相互之间谈笑，黄助理很困惑，这些来自不同病区、有不同性格和沟通方式的人在一起能否共同合作制订出可行的降低跌倒发生率的方案？王护士长来自泌尿外科，对什么事情都自告奋勇，发言很积极；张护士长来自老年病房，性格优柔寡断，为了确认所听到的信息，总是要不厌其烦地核实每个人所说的话；李护士长心不在焉，开会时还在写自己的护士长手册；刘护士长想言归正传，可是声音轻得只有自己能听见；手术室赵护士长是位男护士，不管别人说什么，都尖锐地提出这个项目不可行的种种原因。两小时过去了，黄助理不得不终止会议，面对一盘散沙，她对自己是否有能力把这个团队组织起来产生了怀疑。

【问题】

1. 作为一个团队的领导,为了取得成功并证明能够管理这个团队,黄助理应该首先着手做什么?作为新团队的带头人,事先要做哪些重要的准备?

2. 团队成熟需要经历哪几个阶段?其标志是什么?

3. 团队领导如何将成员转变成对团队有帮助的人?

4. 团队领导如何召开有效率的会议?评价团队取得进步的关键指标是什么?

【知识链接】

1. 团队与护理团队的概念　团队指由两个或两个以上的成员为实现共同目标,相互影响、相互协调、相互负责组成的单位。团队的优点在于整体大于部分之和的协同效应,其主要表现在以下几点:可以增加用于解决问题的资源;可以提高创造性和创新性;可以提高成员对工作的热情;可以改进决策的质量;可以增强员工的责任感,从而实现自觉控制和约束;可以较好地同时满足组织和个人的需要。护理工作团队指由两个及两个以上技能互补、有直接和间接工作联系的护士构成、有特定护理工作目标,并共同承担责任、共同努力使总体绩效水平高于个体投入总和的护士个体组合。

2. 群体与团队的区别　虽然护理工作团队由一群人组成,但是护理工作团队和护理工作群体这两个概念是不能互换的。与护理工作群体相比较,护理工作团队的独特优点在于护士工作的协同效应:获得整体大于部分之和的效果。护理工作团队和护理工作群体之间的区别有以下几个方面:

(1) 组织形成:护理工作群体可以是正式的,为医院护理工作任务而组成,也可以是非正式的,为护士之间的友谊和兴趣而形成。而护理工作团队的建立一般由医院或医疗机构决定,需要成员通力合作来完成团队工作任务。

(2) 管理和领导:在医疗机构中,护理工作群体是典型的管理导向,而护理工作团队却是以自我导向为主。护理工作群体有明确的各级护理管理人员;而护理工作团队可能不同,虽然也有领导者,但授权程度较大,特别是在团队发展的成熟阶段,许多情况下团队成员可以共享决策权。

(3) 工作责任:护理工作群体在工作责任方面强调岗位责任制,工作责任多由个人承担;而护理工作团队在责任方面可以落实到个人,但更多的是强调团队成员对团队工作的共同承诺。团队工作过程注重所有护士之间的协作努力，为实现团队目标，成员需要共同承担责任。

（4）目标与协作：护理工作群体的目标必须与医院或医疗机构目标保持一致，而护理工作团队除了保持与组织目标一致之外还可以制订自己的工作目标。护理工作群体中的护士工作存在“各自为政”的现象，在护士之间协调配合方面是中性的，有时是消极的；护理工作团队则不同，其目标是集体绩效，工作中强调护士之间的积极协调配合，它通过所有护士的共同努力产生积极的协同作用，使护理团队营造出齐心协力的工作氛围。

（5）工作技能：护理工作群体中护士在工作技能方面是随机的或不同的。护理工作团队强调将具有不同知识、技能、经验的护士综合在一起，在工作技能方面团队护士的技能可以相互补充，从而实现整体护理团队的有效组合，达到提高团队效率的目标。

（6）工作结果：在护理工作群体中，缺乏积极的协同作用，工作群体的绩效仅仅是每个群体成员个人绩效之和。而护理工作团队强调集体效率，其团队所有护士的努力结果可以使团队的绩效水平远大于护士个人绩效的总和，达到 1+1 大于 2 的效果。

3. 团队建设过程　团队建设指有意识地在组织中努力开发有效的工作小组。每个小组由一组员工组成，通过自我管理的形式，负责完整的工作过程或其中一部分工作。在团队建设过程中，参与者和推进者都会彼此增进信任，坦诚相对，积极创造团队业绩。医务人员的工作是不可能孤立的，所有的岗位都需要团队合作，既独立，又相互依赖。所有的护理管理者都要认识到成功的团队不是偶然形成的，而是需要反复引导、帮助和培训团队成员，为实现共同的目标而努力。领导者希望所有成员都是有用之才并且对团队有所贡献，但事实上，团队中常常有一些阻碍团队发展的人。每一个团队成员都必须为了团队的成功对目标有所贡献。使命是工作团队需要完成的任务或目标，组织为了完成一些特殊目标或短期目标，常常会组建一些项目工作小组。

团队的发展和某些动态的因素有关，它们会随着时间的变化而改变。根据 Tuckman，Jenden，Lacoursier 等的理论，团队建设的五个阶段（表 6-1）为形成期、风暴期、规范期、发挥作用期以及终止期。

（1）形成期：即团队成员分工和相互熟悉的阶段。在这一阶段里，人们的行为特征主要有：情绪既兴奋又困惑、对未来期望值较高、进行任务分工、试探建立友谊的可能性、尝试了解环境条件和关系结构、依赖职权等。例如，人们往往会问“团队能够为我提供什么呢？”“团队会要求我作出什么贡献？”“当我努力为团队的需要服务时，我的需要能够得到满足吗？”等相关的问题。这些都是团队成员在一个不同的环境中的最初经验，每个人对组织的宗旨、目标及政策的理解都会在新团队中影响成员之间的关系。在文化和地域日趋多样化的团队中，形成期的困难也会更多。团队领袖在这一阶段应该尽快明确团队的目标和发展远景，积极公布团队相关资讯，为员工提供相互认识的时间，鼓励他们参与非正式的社团讨论以增进了解。

（2）风暴期：团队发展的风暴期是感情高涨的时期，团队成员的个性、角色意识及由此产生的冲突开始出现。此阶段团队的特点是：围绕个性或利益产生一些直接的敌意和相互争斗；基于群体任务或共同兴趣爱好形成小团体；在出现问题时对领导权不满；激情渐渐消失；无法统一行动；等等。如果不能成功度过这个阶段，团队就会停滞不前，甚至解散。团队领袖在这一阶段应该鼓励团队成员参与决策，公正地认识并处理冲突，根据问题建立规范，不以权压人。

（3）规范期：团队发展的规范期是矛盾得到解决、团队逐步达到和谐统一的阶段。这一阶段合作是重要的主题。这一阶段团队的特点是：成员开始作为一个工作单位进行协调，倾向于按照共同的行为规则行事；人们对谁掌握权力、谁是领导者及各成员的角色达成一致；由于规范化建立观念的整合，不同意见得到化解；成员普遍培养了团队归属感。团队领袖在这一阶段应该强调团队内部的一致性，并帮助阐明团队的行为规范与价值观，增加凝聚力防止团队瓦解。

（4）发挥作用期：团队发展的发挥作用期是团队已经成熟、团队开始发挥功能的阶段。其工作重点是解决问题和完成上级下达的任务。此阶段团队的特点是：成员能够相互协作，用有利于完成任务的方式处理复杂的任务和人际关系冲突；团队以明确和稳定的结构运行；成员忠实于团队的使命。团队领袖在这一阶段应集中精力提升团队工作业绩，而在处理团队关系上花费较少的时间。

（5）终止期：团队发展的最后阶段是终止期，即团队成员准备解散的阶段。这对委员会、任务小组、项目小组等形式的临时群体来说是共同的阶段。在理想情况下，团队解散时应感觉到其重要目标已经实现了。成员的贡献得到了认可，整个群体获得了成功。但是，原来越具有凝聚力的团队，此时越可能感到压抑和遗憾，人们对团队解散后失去联系而感到痛苦。此时，团队领袖可以采取某种方式来表示团队的终止，如发放纪念奖状、开告别宴会等。团队解散的理想结局是，其成员感觉在需要时或者有机会时，他们将愿意在未来继续合作。团队发展的五个阶段是依次经历的。对于有时间压力或持续时间较短的团队,这个过程可能会很短;对于成员结构复杂或没有时间压力的团队,这个过程也许会较长。

表 6-1 **团队建设的五个阶段**

阶段	特点
形成期	期望、互动、工作圈形成
风暴期	紧张、冲突、对抗
规范期	定位、确定目标、凝聚力
发挥作用期	实际工作、联系、默契
终止期	总结、评价、结果反馈

【案例分析】

1. 作为一个团队的领导,为了取得成功并证明能够管理这个团队,黄助理应该首先着手做什么?作为新团队的带头人,事先要做哪些重要的准备?

作为“降低住院患者跌倒发生率”的项目团队领导者,黄助理刚开始会感到压力,但这种压力应该成为挑战,即如何激励团队成员实现目标。黄助理希望能够成功并向护士长和自己证明能够驾驭这个团队,首要的是建立自信心,认识到变化不是一蹴而就的,并非每一个成员在最初都有一样的目标、都想表现得一样,事先应该做好一些准备。

首先,在召集会议前要有明确的目的和议程。许多会议常常没有特定的议程,不能明确需要解决的问题,使得会议毫无意义。事先确定有效的沟通方式,会议发言者,发言的时间分配,快速表达决议的方式等。如果采用电子邮件沟通,应该考虑如何保证每个人都及时收到,还要考虑会议时间安排是否能够让大家预先有时间调整工作日程等。

其次,明智地选择团队成员。有些成员因为政治、个人身份或组织内部权力等原因派到团队中,也有些人是想能够在团队中做些贡献自愿加入。作为医院项目小组的领导者,还要考虑是否需要特殊领域专业人员,如跨学科成员,或者是其他专业的代表。因此,黄助理应该针对如何降低患者的跌倒发生率,在组织能力、专业能力、个人意愿等方面综合考虑选择项目小组成员。

再次,作为领导者,要能够使所有成员积极参与目标的实现。有些成员可能会更加积极或者比别人承担更多的责任,但是,团队领导者应该让所有人都有贡献的机会,并且使他们觉得自己的贡献是平等的。

最后，也是最重要的，即领导者应该确保团队走上轨道，制订并实施行动计划。领导者要让所有成员和周围管理者、同事理解项目方案，在实施过程中持续追踪和评价，防止成员偏离方向导致项目失败。

2. 团队成熟需要经历哪几个阶段？其标志是什么？

黄助理的项目团队建设要经历五个阶段（表 6-1）：第一阶段形成期，最初没有人知道降低住院患者跌倒率项目团队的主要任务、发展方向，大家互不相识，也不知道为团队成功做些什么；第二阶段风暴期，小组会议，通过介绍，团队成员便于语言沟通了，对项目原因分析和计划制订方案各抒己见，往往分歧也产生了，在僵持对抗时，对他人也抱有明显的期待；第三阶段规范期，随着不断沟通，项目负责人反复协调，意见重新达到平衡，解决了基本冲突，并希望朝着目标的达成而努力；第四阶段发挥作用期，可能会有更多人加入团队，当团队取得大跨步前进时，成员会增进友情和成就感。当项目结束、目标达成，进入最后阶段，评价和总结项目成果。

3. 团队领导如何将成员转变成对团队有所帮助的人？

领导者最重要的工作是保证团队成员致力于完成既定任务。初期有些成员尚不清楚自己在团队中的角色，有些人则非常明确自己的任务。这时候判断成员是否适合加入该团队为时过早。例如，张护士长似乎很注重细节，在表达观点之前需要收集所有的信息。如果让她在会议之前做些研究，提出目标，回顾过去的决策，提出不同的建议，对于会议的准备工作是有益的。但是她的缺点是在会议表达观点之前需要思考，因而延误决策的时间。李护士长可能对参加会议不感兴趣，表现得很消极，领导者应该私下询问她是否愿意参加团队，如果愿意，告诉她你很重视她的建议，请她全神贯注参加会议，对待消极性格的人最好直接和她谈话，激励他们的参与感。刘护士长虽然声音听不见，但是努力想集中小组意见，转到正题，作为领导者，应该支持她的发言，并让其他人听清楚她的观点。赵护士长是反对者，是领导者最难对付的人。这种人希望以贬低别人来抬高自己。领导者努力做到不和他争论，特别是在团队成员面前，否则只会火上浇油。有时候给反对者分配一个他能独立完成的相关任务，征求并反馈他的意见，这样可以逐步使反对者改变态度。

4. 团队领导如何召开有效率的会议？评价团队取得进步的关键指标是什么？

领导者召开会议最重要的是“预先安排”，如是否提前告知会议时间，是否需要预订会议室，前一次会议是否事先安排好下一次会议发言，会议是否按时开始和结束。如果事先成员明确会议目的、项目目标和愿景，则会更加积极参与。领导者应该尽可能密切关注团队成员态度，把不协调的行为和言论减至最少。同时，确保所有的成员不同程度作出贡献，虽然贡献不都是一样的，但是所有成员都要参与。同样的，在头脑风暴中，应当多方支持新观点，而不是指责。

评价有效团队的关键指标是：①团队有清晰的目标和愿景，制订了需要完成的任务和期限；②为了分析团队整体的优势和劣势，准确地评价每个成员，根据评价结果增加或删除团队成员；③确保团队成员和其他合作者之间的信息迅速传递、准确沟通，建立明确的沟通方式；④团队领导鼓励积极的参与者，发现对团队有益的长处；⑤领导者能够针对预期目标，把握团队前进的每一步。

【经验分享】

1. 护理团队建设的价值

（1）提高护士工作积极性：护理团队有助于满足护士的社会需求，从而提高护士对工作的参与程度。护理团队可以促进护士参与团队决策的过程，不仅可以提高护理工作决策的科学性和准确性，还可以提高团队成员执行决策方案的积极性。另外，护理团队规范还能对工作不努力的护士产生一定的社会压力，使其迫于压力而增加对工作的投入。

（2）提高护理工作效率：护理管理者可以有效利用团队工作的正向协同作用，在护理人力资源不足的情况下保持或提高护理工作效率，发挥 1+1 大于 2 的作用。另外，管理者还可以利用护理技能多样性的特点，从护士结构方面促进护理工作流程改进和技术不断创新，促进护理团队任务有效完成，从而提升部门的运作效率。

（3）增强护士满意感：在工作氛围良好的护理团队中工作，可提高护士的士气，使团队成员能够较好地应对外来压力。护理团队工作由于成员合作互助、责任共同承担，因此可以降低护士个人面临的工作压力。

（4）增强护士对团队目标的共同承诺：在护理团队中，管理者首先会将组织目标细化为部门和岗位目标，通过团队所有护士的共同努力来实现目标。同时，团队管理者鼓励护士把个人发展目标与团队目标有机地结合起来，形成共同的目标。

（5）改善护理团队沟通：与独立工作相比，护理团队工作更加注重护士之间的沟通和信息交流，以利于护理工作的相互配合，从而形成相得益彰、共同发展的良好局面。另外，多学科交叉团队由于任务需求和技术协作等要求，从功能上增强了工作成员之间的相互依赖性,由此促进了整个组织范围内的沟通和信息分享。

(6) 拓展护士工作技能:在组织中,护士个人要想得到很好的职业发展,就必须依靠团队作用。护理团队可以根据护士个人的不同特点,结合团队护理工作岗位要求,有针对性地设计护士的职业生涯发展规划,并通过不同类型的培训使护士在专业知识、专业技能、专业决策能力、人际关系等方面不断拓展和提高。

(7) 增强组织灵活性:通过护理团队对护士工作技能培训,可以拓展和提高护理团队成员的整体综合技能水平,知识、技能和经验的优势互补,不同程度地提高护士的岗位胜任力和环境适应力。

2. 护理团队建设面临的问题

(1) 执行力不够:首先,领导者重视程度不够。组建团队的意义就是更好地为患者服务,提高护理质量,防范差错事故,提高满意度,以获得经济效益和社会效益的双赢。但这些都不是立竿见影的,组建团队之初在人员和培训等方面的投入不同于物力资本投资,见效缓慢,可能会使上级管理者投入不足,给团队建设带来诸多困难。其次,支持系统不健全。建立高绩效的护理团队而没有高绩效的支持系统是不行的。一般来讲,医院护理团队支持系统主要包括两大方面:一是管理支持系统;二是医院各科室、各工种之间的配合联动系统。例如,在目前护理团队建设中,存在着管理者授权不充分,团队成员主观能动性不能发挥,以及各科室之间配合不默契、联动效应不够等问题。

(2) 成员之间沟通不畅:强调充分有效的沟通是团队区别于一般工作群体的基本特征。之所以强调沟通,是因为团队的活力来源于成员间的相互了解、相互信任、相互尊重,良好的人际关系有助于形成正向的团队工作氛围,如果大家有着共同的兴趣和追求,愿意相互倾听并了解团队其他成员的想法和看法,都乐于从事现在正在干的事情,那么在工作中就会更主动地参与,更乐意与他人合作,在遇到困难时也会更积极地承担责任,想办法解决问题。目前部分护理团队沟通机制不健全,护士上班时间基本忙于自己手头工作,下班后也难有沟通交流机会,使得团队凝聚力和协同工作绩效打折。

(3) 对团队的认识有待提高:首先,将团队等同于一般工作群体。事实上,并不是任何工作群体都可以成为团队的。仅仅把护士安排在一起工作,并不等于把普通组织变成了以团队工作为基础的组织。团队工作模式之所以被各级各类组织所推崇,就在于其能产生比一般工作群体更好的工作绩效。部分护理团队有名无实,混淆了两者界限,仍然用传统管理模式,实质是对团队工作的一种误解。其次，认为彰显个性就是背离团队精神。团队工作需要其成员充分发挥主观能动性，以达到高效率工作。有的护理管理者认为培育团队精神，就是要求团队的每个成员都要牺牲小我，换取大我，放弃个性，追求趋同，否则就有违团队精神的观点是不对的。其实团队精神的实质不是要团队成员牺牲自我去完成一项工作，相反，而是要充分利用和发挥团队所有成员的个体优势去做好每项工作。

3. 护理团队建设的发展趋势

（1）护理文化建设越来越受到重视：护理团队必须塑造出适合自身生存和发展的文化，并用这种文化来促进护理的管理和发展。由于护士在医务人员中所占比例最大、分布最广，与患者、家属及其他医务人员接触最频繁、最密切，护理文化必然影响医院的文化建设，同时也作为护理团队建设的“魂”，起着连上下、拢各方、凝人心、聚力量的作用。

（2）组建学习型护理团队：医院的发展与高质量的医疗水平关键在人才，未来组织的竞争是人才的竞争、是知识的竞争，但归根到底是学习的竞争。因此，未来护理团队建设将朝学习型、知识型方向发展。首先，社会在发展，知识在更新，护理团队成员应通过学习，努力改善心智模式，转变观念，提高认知能力。其次，建立团队需要有共同的愿景、共同的追求目标。最后，实现自我开发、自我超越，唯有个人不断提高，才能实现团队和组织的飞跃。

（3）护理团队管理日趋人性化：人性化管理理念实际上是相对传统管理理念而言的，旨在实现个人发展与组织发展的“双赢”。在现代医院管理中，要打造一流的护理服务水平，医院护理管理者必须建立以人为本的人性化护理管理激励机制，尊重与理解护士，关心护士的生活及各种需求，为护士提供公平的竞争机会，充分认识护士的价值，从而充分调动护士的积极性，激发护士最大的潜能。

（李红）

第七章

护理领导职能

现代管理理论认为，领导就是指导和影响群体或组织成员，为实现所期望目标而作出的努力和贡献的过程或艺术。领导者必须懂得并重视每个团队成员的优势和作用，并将其有效组合起来，集众人之力，达到组织目标。领导职能指领导者运用组织赋予的权力，组织、指挥、协调和监督下属人员，完成领导任务的职责和能力。其包括决策、用人、协调、控制和教育五大基本职能。所谓在其位，则专其能，不在其位，不谋其政。领导职能是实现管理效率和效果的“灵魂”，是管理过程的核心环节。护理领导职能的发挥，受管理幅度、管理效能、医院文化、医院管理机制、医院领导决策等多方面的影响。

案例19　有效领导——新护士长的困惑

小李是普外科的一位年轻护士，最近通过竞聘走上了护士长的岗位。她信心十足，决心“一定要干出个样子来”。小李每天忙碌着，患者液体输完了，她主动去换；病房窗帘坏了，她积极去修；治疗室的垃圾满了，她赶忙去清理；就连病区的小广告，她都仔细地一点点擦掉……几乎每天，年轻的李护士长都是早来晚走，甚至没有时间与科里的护士交流，更没有时间与科主任、护理部领导沟通。然而，几个月过去了，科室的护理管理工作并不理想。例如，晨间护理中尿湿的床单不能及时更换，用过的棉签扔在床头柜上，不用的吸氧装置也没有拆除……简单问题反复发生，护理部对科室的综合质量检查成绩快速滑坡。小李感到非常委屈，自己付出那么多，却得到这样一个结果。令小李感到困惑的是，自己在任护士长之前，与同事相处融洽，配合默契。但担任护士长之后，大家有意无意和自己疏远了。一方面，小李总是不好意思严肃批评同事工作中的疏漏，只是做教育性质的告知，怕他们闹情绪，打击了工作积极性；

另一方面，对高年资护士，小李给他们留情面，使科室出现一些以高年资护士为首的消极小团体，对年轻护士长的管理不以为意。最终使得科室制度总是执行不下去，质量问题始终得不到有效纠正，大家的工作态度消极松散，病区总体护理管理的力度在逐渐减弱。小李不由得萌生退意，于是找到护理部主任说出了自己的想法。

【问题】

1. 本案例中李护士长在管理方面存在怎样的问题？目前需要做哪些工作？

2. 本案例中造成小李困惑的原因是什么？护理部主任该如何帮助这位新护士长处理目前的管理困惑？

【知识链接】

1. 领导力的定义与内涵　领导力（leadership）指在管辖范围内充分地利用人力和客观条件，以最小的成本办成所需的事，提高整个团体的办事效率。简单说，领导力就是影响他人，让他人跟从的能力。领导力来自两个方面，一种是职位本身赋予的能力，另一种是自身的个人魅力对他人的影响力。前一种来自职务本身，属于被动服从；后一种来自领导者自身，是下属对领导的人格深切认同后产生的一种主动跟随行为。

领导力具体包括六种能力：①学习力，帮助管理者迅速成长的能力；②教导力，是管理者带队育人的能力；③凝聚力，表现为管理者的人心所向的能力；④组织力，即管理者选贤任能的能力；⑤决策力，是管理者高瞻远瞩的能力；⑥执行力，表现为管理者超常的绩效。其中学习力、凝聚力、决策力是对管理者个人素质的要求；教导力、组织力、执行力是管理者带团队所做的要求。

2. 领导的有效性　领导就是一个团队的支柱，负责维持与促进组织的日常工作。领导将上级下达的任务向团队传达，并制订任务的实施方案，组织团队共同完成任务。针对工作中出现的问题，领导发挥决策者的角色，指导辅助下属完成。当被领导的群体作出良好绩效时，则认为领导是有效的。

领导有效性包含了三个因素。目标成就：包括经济收入、优质的产品或服务、满足顾客的需求等；内部协调性：包括内部群体的团结、员工满意度、高效运作等；外部适应性：主要指团队适应环境变化的能力。只有目标成就、内部协调、外部适应才能确保领导的有效性。

3. 领导的职能　领导在组织活动中发挥着重要的作用。

（1）指挥作用：领导者需要头脑清醒、胸怀大局、高瞻远瞩，能够领导与帮助下属认清所处环境和形势，指明活动的目标和达到的途径。

（2）协调作用：领导者需要协调组织内各人、各部门的关系，使之能够相互沟通、相互配合，共同为组织目标而奋斗。

（3）激励作用：领导者需要激励下属最大限度地发挥其才能，实现组织既定的目标。

（4）沟通作用：领导者需要通过各种沟通的方式，促进组织与员工之间相互了解。

【案例分析】

1. 本案例中李护士长在管理方面存在怎样的问题？目前需要做哪些工作？

李护士长目前存在的问题是没有完成护士长角色的转变，未认清自己作为领导者应该发挥的职能。在各种不同的文化环境和组织类型中，做一名有效的领导者是一项具有挑战性的任务。护士长作为医院最基层的管理者，在科室护理管理与护理学科发展及科室的护理质量控制中起着至关重要的作用。走上护理管理岗位，意味着工作内容与要求发生了根本性变化，从单一的护士角色要转换为领导者、监督者、联系者、矛盾冲突协调者、学科带头人等多重角色。新护士长小李的思维层面仍然停留在如何做一名优秀的护士上，未能在工作中承担起这样的角色转换，没有注重运用科学管理的方法，更谈不上通过个人魅力对周围人产生影响。相反，角色认知的偏差引起其自身情绪的波动，出现焦虑、压力与挫折感。诚然，护理工作非常琐碎，但事无巨细、事必躬亲很难成为一名好护士长。护士长必须分清职责，清楚自己在科室中发挥的指挥作用、协调作用、激励作用、沟通作用，从而明白哪些事情需要亲力亲为，哪些事情可以授权交给下属去做。此外，小李还应该运用领导有效性原理，与团队成员共同找出病房中护理管理的首优问题和外部环境的影响因素，制订科室目标，讨论实施方案，在工作中找到工作方向与重点，合理安排管理要素项目，通过与上、下级之间及时有效的沟通，赢得大家支持，从而达到领导的效能。

作为新护士长，小李的领导力有待提高。小李目前要做的事情是：第一，将现存管理要素按阶段、按重点统筹排序；第二，全面了解科室基本情况，尽快掌握医护人员、财产、物品、质量管理的薄弱环节、关键时间等要素管理信息；第三，建立健全科室规章制度、岗位职责和工作流程；第四，充分做好现有人力资源的良好调配；第五，积极进行多方协调、沟通、指导、授权，逐步增强自己的影响力；第六，要以提高护理质量和患者满意度为主要抓手。

2. 本案例中造成小李困惑的原因是什么？护理部主任该如何帮助这位新护士长处理目前的管理困惑？

本案例中小李面临着制度化与人性化管理的困惑。如何解决制度化和人性化之间的矛盾，充分发挥团队的执行力是护理部主任要帮助李护士长深入思考、着手解决的问题。

没有规矩，不成方圆。科学管理之父泰勒在"经济人"理论基础上提出规范化、标准化、制度化的管理，极大地提高了生产效率。然而，制度化与人性化是一个辩证关系，人性化管理的基础是制度的完善，它不能脱离制度而独立存在。掌握好"制度下管理，人性化沟通"是领导的艺术。

医院护理部应该建立新任护士长的岗位培训和个体化帮扶制度。首先，应该进行护士长管理岗位的培训，重点加强年轻护士长的沟通交流能力、解决问题能力和学习能力。其次，发挥科护士长的指导作用，密切关注新上岗的年轻护士长的岗位适应情况，通过实际存在的问题，采取个体化帮扶的措施，逐步提高新任护士长的领导力。

护理部主任要帮助小李认识到造成目前这一现状的原因：一是自身角色适应不良；二是自己走进了人性化管理的误区，对制度化管理理解不到位。小李因为怕得罪人，在管理过程中一味地迁就、忍让，本想营造一个良好的工作氛围，便于开展工作，然而实际得到的却是护士们的不理解、疏远和怨言。原来工作积极认真的护士表现也松懈了，原来表现不好的护士更是消极、怠慢。如果一味强调人性，希望以人性化管理来代替制度的约束，反而使得人性化管理脱离了制度的根本，成为惰性的温床、医疗安全的隐患。作为护士长要坚持原则，结合科室情况，细化科室的制度、规范、标准。对护士的工作质量，按照要求，量化考核，加大奖惩力度。在制度面前，人人平等才是真正的人性化。面对一些人的不理解，可以解释但不迁就。考核采取民主、公开的方法，确保考核结果公平、公正，令人信服。依据考核结果执行的奖惩要落实到位。同时在严格执行制度的过程中，也要注意方式方法，如实施教导对谈，既解决问题又不造成负面情绪。

护理部主任指导小李根据自身存在的不足，进行管理知识的学习，明确护士长的工作重心、工作流程、工作目标；鼓励小李把自己的工作经验与护士们分享，工作中的感受、心得、疑惑也及时与科护士长、护理部领导及科主任、医生等进行沟通，同时向医院的一些资深护士长请教；对即将出台的护理改革措施征询护士们的意见。此外，可以尝试采用新型沟通方式，借助日益发达的通信与网络技术,如网络平台发送会议通知、培训资料,创建社群与护士交流工作生活等。在科室管理工作中,护理部主任可以帮助小李在科内分成几个护理小组,将权力下放,发挥护士的潜能和主观能动性,各小组之间分工协作,提高工作效率,同时化解矛盾,形成科室和谐、民主的人际关系。

【经验分享】

1. 护理部主任如何帮助新护士长成长、成熟与角色适应?

随着护士长聘任制度的改革,许多年轻的护士走上了护理管理的工作岗位。从护士到护士长的角色转变,她们常面临着不少的困惑、挫折和压力,如果不能正确处理这些问题,会使新护士长感到焦虑彷徨,从而影响护理管理质量。这时,护理部要做好护士长上岗前的培训,帮助其成长、成熟与角色适应。影响新护士长进入角色的因素主要有人际关系的变化、理想与现实的差距、缺乏必要的管理知识、自身专业知识不足等。

人际关系是影响新护士长进入角色的重要因素。新护士长上岗后人际关系的变化是产生压力的原因。一方面,新护士长成为医生和护士关注的焦点,人们会以审视的目光关注着她的一举一动,会以新的标准来衡量她的一言一行。新护士长本身所处的位置改变了,看问题的角度、说话的方式和做事的态度也会因此而有所不同,招来“升职了就是不一样”的议论。另一方面,新护士长渴望在实际工作中一展自己的才华,希望得到护士们的理解和支持。然而,护士们对新护士长的要求则更高,甚至希望新护士长上任后能一下子改变所有的不合理现象。由于期望与现实的差距,往往造成护士的不满、护士长的难堪。此外,一些新规章制度的制订与落实,必然会触及一些人的利益,遇到一定的阻力,这是新护士长从未有过的体验,因此会感到紧张焦虑。

新护士长尽管有多年的临床护理工作经验,也曾在护士长的领导下承担过部分护理管理工作,但“看”毕竟不等于“做”。许多新护士长缺乏管理方面的学习和准备。面对诸多的管理问题,她们不知从何入手,经常陷入困境。依据新时期护士长应掌握的知识结构,护理部主任在新护士长上岗前必须对其进行相关知识的培训。如条件许可,新护士长上岗时由素质较好的护士长或科护士长带教 2~3 个月,从熟悉护士长的常规管理工作内容入手引导新护士长将管理理论和管理方法在实际工作中得到有效运用。帮助新护士长分析本科室的护理工作形势、存在的问题和首先应解决的主要矛盾,使新护士长在处理问题时做到心中有数,培养新护士长多角度思维观,锻炼她们独立应对复杂事务和局面的工作能力。正所谓“扶上马,再送一程”。

2. 如何处理好制度化管理和人性化管理的关系?

以下几方面的管理手段可以帮助护士长处理制度化管理和人性化管理的关系:

(1) 情感管理:是通过情感的双向交流和沟通实现有效的管理。具体原则如下:一是诚心诚意原则,护士长要诚心诚意地倾听护士的意见,让护士们感受到尊重;二是鼓励原则,情感管理应以鼓励和表扬为主。护士长经常鼓励护士在工作中的新方法和思维,并用语言和行为明确表达对他们的支持。把握批评的时机,共性的问题可以在会上说,个性的问题单独谈,生活上要尽最大的努力关心和照顾护士,如护士工作以外有特别困难,应在排班上主动予以考虑。

(2) 民主管理:要求管理者客观公正地按事物的本来面貌去看问题,并不留余力地集思广益,让大家参与决策。在每月反馈各种质控问题寻求有效解决的方法时,尊重每一位护士的意见并积极采纳护士提出的真诚建议,体现团队的民主化。例如,对科室突出问题通过头脑风暴法集思广益,建立“护士长信箱”实现多渠道护患、护士长与护士的沟通。

(3) 自主管理:这种新型管理方式是民主管理的进一步发展。它主要是鼓励团队成员根据病区护理服务宗旨和质量持续改进的最终目标,自主制订行动改进计划、实施控制、实现目标,把个人意志和团队意志统一起来,从而使护士自觉地为服务创新和质量管理作出贡献。

(4) 文化管理:是人性化管理的最高层次,它通过组织管理文化模式的推进,使个体形成共同的价值观和共同的行为规范。文化管理重视人与文化的相互作用,把以人为本的管理思想全面显示出来。不管是坚持“以人为本、尊重人”的管理原则,还是“胡萝卜加大棒”的管理方式,都体现了团队文化的“柔”和制度化管理的“刚”的有机结合,也体现着人性化管理发展的总体趋势。

案例 20　情境领导——不协调的正副护士长

某医院神经外科原副护士长由于业务能力强而顺位提升为正护士长,按照床位编制,需要增设一名副护士长。消化科的一名护理骨干通过竞聘被调到神经外科担任副护士长。这位副护士长工作积极性很高,想要尽快进入管理角色,但因为神经外科重症患者较多,她的专科护理知识和经验较少,业务能力较弱,引起本科室部分护士的不满。正护士长在对其严格培训的同时,给她安排了具体班次,希望通过顶班来提高她的业务能力。这样一来,副护士长没有了参与病区管理的机会,并对正护士长要求她严格培训的目的认识不足,由此对正护士长产生了意见，在工作中消极抵触，配合不协调，甚至发生了较激烈的言语冲突，影响了病区的正常管理工作。双方均向护理部主任反映了矛盾。

护理部主任先后指派3名护理部副主任参与协调。副主任A坚决支持正护士长工作的解决方式，但效果不理想；副主任B对两位护士长批评，建议副护士长脱离临床具体岗位，但仍未解决问题；副主任C要求正副护士长各自审视自我，做好角色定位，以大局为重，双方均表示愿意采取克制、忍让和宽容的态度对待问题，暂时缓解了矛盾。

【问题】

1. 护理部主任对待正副护士长应采取哪种情境领导方法？

2. 你认为在第三位副主任处理问题的方法中，还应该采取什么样的情境领导方法使问题能够得到根本解决？

3. 正副护士长应该如何处理自身的领导问题？

【知识链接】

1. 赫塞-布兰查德的情境领导理论

（1）情境领导理论：1969年，行为学大师、美国领导力研究中心创始人保罗·赫塞（Paul Hersey）和肯·布兰查德（Blanchard）提出了情境领导理论。情境领导理论认为，领导者的行为要与被领导者的准备程度相适应，才能取得有效的领导效果，也就是说领导风格要根据环境及员工的变化而改变。这一理论的运用分以下三步：

第一步是识别对员工的任务和要求：这是对员工准备程度研究的前提。

第二步是了解并判断员工的准备程度：根据员工能力与意愿的高低程度不同进行组合，可以形成四种不同的员工准备程度水平（表7-1）。

表7-1　员工准备程度水平

高	中		低
R4	R3	R2	R1
有能力	有能力	无能力	无能力
有意愿	无意愿	有意愿	无意愿
有信心	无信心	有信心	无信心

第三步是选择适宜的领导风格：领导者通过不同侧重和不同量级的工作行为和关系行为影响员工，表现出不同的领导风格。

(2) 应用情境领导理论的技巧：情境领导理论认为任何领导都是在一定的环境条件下，领导者通过与被领导者的相互作用，去完成某个特定目标的行为。领导的有效性 =f(领导者 + 被领导者 + 环境)。因此，不仅要重视领导者行为能力的修炼，而且应该做到因人而异、因材施教。

情境领导具有三大技巧。①诊断：评估下属在发展阶段的需求，诊断被领导者的准备程度。②弹性：能轻松自在地使用不同领导形态，领导者通过工作行为和关系行为影响下属，选择合适的领导风格。③约定领导形态：是与下属建立伙伴关系，协议其所需要的领导形态。

2. 行为模式与领导风格的关系

(1) 行为模式：包括工作行为和关系行为。工作行为是指导性的，就是告诉被领导者应该做什么、在哪里做、如何做及在什么时间内完成，这是一种上对下的单向行为。关系行为是一种双向或多向的行为，强调沟通与倾听，让被领导者参与讨论，很少直接命令。工作行为与关系行为的组合，构成一个关于领导风格的二维模型，图 7-1 中，横轴显示的是工作行为，自左向右由低到高；纵轴显示的是关系行为，自下而上也是由低到高。通过高低组合，可以把领导风格简化为四种模式。

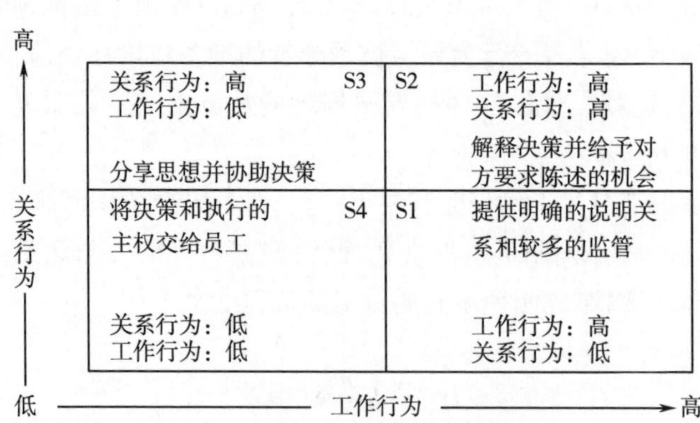

图 7-1 **领导风格的四种行为模式**

(2) 行为模式与领导风格：领导风格通常不可能在任何情境下都最有效，而只能在某种特定的情境下才最有效。如果把四种不同的准备程度水平与四种领导风格联系起来，可以帮助领导者选择高效的行为模式。

1) 第一种行为模式(S1)——告知式领导风格：R1(无能力，无意愿且无信心）水平的下属对工作完全没有准备，因此，领导者需要明确告诉他们做什么、哪里做、什么时候做及怎么做。这一阶段最佳的领导风格就是低关系行为、高工作行为，即S1行为模式的领导。S1行为模式的领导者因为需要作出详细的指示，故又称“告知式领导”，或者接近通常所说的命令式领导。

2）第二种行为模式（S2）——推销式领导风格：R2（无能力，有意愿或有信心）水平的下属，缺乏必要的知识与技能，但具有工作意愿和学习动机，由于能力不足，领导者要进行较多的工作指导。这一阶段要采用高关系行为、高工作行为的领导风格，即S2行为模式的领导。S2行为模式的领导者需要向下属解释决策的原因，试图让被领导者感觉得到重视，从心理上完全接受，所以被称作“推销式领导”。由于领导者要有全面的指令或指导，又称“教练式领导”。

3）第三种行为模式（S3）——参与式领导风格：R3（有能力，无意愿或无信心）水平的下属具备了足够的能力，但缺乏信心。这一阶段的领导风格是低工作行为、高关系行为，即S3行为模式的领导。S3行为模式的领导者对具体任务可以放手，但要强化沟通和激励，通过鼓励员工参与决策激发其工作意愿，建立信心。这种方式强调下属的参与，所以被称为“参与式领导风格”。

4）第四种行为模式（S4）——授权式领导风格：达到了R4（有能力，有意愿且有信心）水平的下属是有足够能力、意愿和信心的。领导者要做的主要是对他们的工作结果进行合适的评价。这种领导风格是低关系行为、低工作行为，即S4行为模式的领导。S4行为模式的领导者对这类下属要给予充分信任，决策权与执行权都会下移，所以被称为“授权式领导”。

3. 领导的权力　领导的权威体现在法定权力（职位权）、报酬权力（奖赏权）、强制权力（惩戒权）、专家权力和参照权力。在以上几种领导的权力中，专家权力和参照权力是最强的，最能体现权威。但是这两种权力来源的基础主要是个人，比如个人的专业知识或个性魅力。

专家权力指来自领导者能够指导下属完成任务的专业知识或技能的权力，是管理者自身所拥有的知识、技能等所展示出来的一种综合能力，是一种“隐性”的权利，是管理者自身所拥有的，与职位无关。当领导者的确是专家的时候，下属就会遵从他的指示。

在高层管理者中，对领导的专家权力要求相对低一些，因为对于技术细节来说，她的下属知道的比她要多，如主管护理的副院长或医院的正院长，他的护理技术知识不一定比一名护士多。专家权力是护理领导者不可或缺的有益工具。下属们是因为尊敬、敬仰及上司对自己的关爱才会服从他的领导。

参照权力来自领导者的个性特征，它可以赢得下属的尊敬、敬仰，甚至让下属去效仿领导者。当职工们对管理者与自己交往的方式十分尊崇时，就显示了参照权力的影响。参照权力来自领导者的人格魅力而不是职位本身，多见于许多有魅力的领导者身上。

【案例分析】

1. 护理部主任对待正副护士长应采取哪种情境领导方法？

评估分析两位护士长对角色任务的准备程度，护理部主任应采用不同的领导风格应对。

（1）护理部主任对正护士长应具备的领导风格：神经外科的正护士长作为下属达到了 R4 水平，即具备足够的业务能力、工作意愿和信心。对于这样的被领导者，护理部主任基本上可以放手并充分授权。在工作实践中，这样的下属具有的知识和技能可以让他们充分发挥个人所长，不需要在业务上给予指导或指令，或进行频繁的监督，就能主动地完成工作任务且信心十足，也无须过多的鼓励与沟通。基于此，上级领导的强力支持在一定程度上反而会助长其自我膨胀，因此，第一位护理部副主任采用单方面支持正护士长的做法不利于解决矛盾。

最佳的处理方法是：需要对正护士长在如何对待副护士长的工作方式上给予一定的指导，主要表现在对配合自己工作的副护士长业务能力不足方面应持宽容和理解态度，只要副护士长具有积极学习业务知识、努力完善自我的热情和行为就应给予鼓励，不可进行严厉指责，甚至嘲讽。

（2）护理部主任对副护士长应具备的领导风格：神经外科的副护士长的角色任务的准备程度对于护理部副主任和正护士长来说，尚处于 R2 水平。虽然缺乏必要的专科知识与技能，但具有良好的工作意愿和学习动机，鉴于能力的不足，领导者需进行较多的工作指导，并且要注意方式、方法。领导者应该清楚处于 R2 水平的下属往往自我状态很好，有积极参与决策的愿望，对工作充满了热情，具有这种信念的下属，一般都对直接命令比较反感，领导者必须给予支持或鼓励，否则会让她们产生挫折感，认为自己不被信任。

此案例中，正护士长和第一位护理部副主任的处理方式，会加剧副护士长的挫折感，增强其反感情绪，不利于矛盾的解决。而第二位护理部副主任的处理方式，同样不利于解决矛盾，原因是增加了副护士长对正护士长严格要求的误解，为自己业务能力不足找到合适借口。

2. 你认为在第三位副主任处理问题的方法中，还应该采取什么样的情境领导方法使问题能够得到根本解决？

本案例中的副护士长由于缺乏神经外科的专业技能和理论知识，如果短期内无法全面提升，不能针对性地解决临床护理实际问题，会处于运用专家权力的劣势。在遇到阻力或下属不支持、不配合时，初来乍到的副护士长也难以短时间内通过参照权力来解决问题。一般来讲，当领导者的个性特征，也就是参照权力尚未完全凸显时，下属都比较“尊敬”专家型领导，这样上司就能通过这一“显性”的权利，让下属“自觉”遵从或尊崇，从而产生良好的管理效果。副护士长由于缺乏这两方面的权威，虽然管理意愿很强，却未能获得护士们的认可，很难在护士中树立威信，也正是出于这方面的担心，正护士长才安排副护士长承担具体班次的工作。

为了根本解决问题，护理部主任应该认识到领导的有效性取决于任务要求、被领导者的状态与领导者行为之间的相互作用。案例中第三位护理部副主任抓住了“任务要求”的核心问题，对双方都具有良好的工作意愿和一致的工作目标给予了充分肯定，倡导双方采取克制、忍让和宽容的态度对待矛盾，因此使矛盾暂时得到了解决。但是，要想使问题根本解决，还需要针对正副护士长的岗位分工，对她们进行业务和管理知识的双重培训，尤其是副护士长需要进行业务能力和领导力的培养；此外，需要进一步耐心细致地做好双方思想工作，引导她们在今后的工作中不断沟通不断磨合，这样才能逐渐配合默契。

3. 正副护士长应该如何处理自身的领导问题?

正、副护士长应采取的正确做法，本案例中副护士长通过岗位竞聘及综合考核，被任命为神经外科的副护士长，相信她已经具备了一名合格管理者应该具备的基本素质，如良好的品质和护理道德，具有多谋善断、灵活应变的思维，健康的心理和身体素质等，但因为对新科室专业能力的掌握不足，不了解新科室的工作状况，暂时无法很好地融入新的集体中。护理管理者专业技术水平的高低与护理管理工作的好坏有密切的关系。医院是专业技术人员比较集中的地方，如果基层护理管理者自身专业技术不过硬，就很难得到护士的信服，从而影响到护理管理职能的有效发挥。因此，副护士长应迅速储备自己的专科理论功底、掌握精湛娴熟的操作技能、积累丰富的专科护理经验，具备解决护理工作中疑难问题的能力，才能在神经外科的护理管理中发挥作用。作为正护士长，不应操之过急，对于指导副护士长的工作方面不能一味地发挥职位权力，要充分展现个人综合素质及魅力，更多发挥出参照权力和临床护理专家的影响力，包容副护士长出现的一些过失，坚决杜绝嘲讽和讥笑的工作方式。

【经验分享】

优秀护理骨干跨专业承担护理管理工作时要注意，跨专业任职后会面临来自工作、社会和自身的各方面压力，要想很好地承担起护理管理工作，建议采取以下措施来应对：

（1）尽快适应新环境，进行角色的转变：运用SWOT分析法正确认识自我，挖掘自己的长处，树立自信心，制订有效的矩阵战略计划，是在新科室开展护理管理工作的前提。没有同事间相互信任和鼎力支持的基础，不牢固的专业知识，上级截然不同的工作作风和管理方式，会使许多新护士长产生挫折感。所以，首先，应树立起在新科室开展工作和承受压力的强大信心；其次，应以最快的速度和最佳的适应能力了解新科室护理工作的现况，分清轻重缓急，充分利用自己的长处来开展护理管理工作。特别应注重，主动与正护士长沟通与协作，尊重与服从尤为重要。

（2）加强自身的培训和学习，提高业务及管理能力：进入新工作岗位后，可以采用跟班作业方法，尽快熟悉各班的工作内容、病区环境、人员状况及工作习惯、专科技能操作等，也可以通过自学、参加培训班、请教年资老的护士长等方法来了解和掌握理论知识和管理知识，积累实践经验。在提升专科业务能力的同时，还应提高自身的管理水平。在此过程中，也可以充分发挥原来专业的另一方面“专家”的长处，用以指导新科室护士的工作，逐步形成“专家权力”。

（3）尽快了解科室文化、建立良好的人际关系：全面了解科室的管理体系、规章制度、岗位职责、工作流程和文化特色，明确正副护士长在科室核心领导组中所处于的管理角色、承担的管理职能。只有认识了上述内容，才能迅速融入新工作环境中，使自己的新工作得心应手。同时，要尽快与新同事建立有益的、愉快的合作关系，与领导建立有效的、支持性关系。在此过程中，切忌太过激，进行大刀阔斧的“变革”，以免造成多数人的抵触情绪。另外，尽可能发挥个人的“非权力影响力”，赢得领导的支持，取得下属的信任与配合。

（4）及时进行总结、妥善做好计划：管理者应将所有的出色工作都记录在案，并不断查阅，一是为总结经验，二是也能为自己寻找自信。进行管理“变革”之前，一定要认真细致做好各方面的准备，并且应该有一种长期的注重未来发展的思维倾向。

（5）及时沟通交流、释放自己的压力：工作中碰到难题时，应及时向领导请教，或与朋友和护士们进行沟通交流，要善于把自己的痛苦和烦恼倾吐出来，把消极情绪释放出来，以缓解压力。

护理部主任作为高层护理管理者，应将跨专业担任科室护理管理者的人员作为重点关注对象，对新护士长每一阶段的工作予以指导，还要与科室的其他领导、高年资护士进行交流，了解她们对新护士长的意见、看法，及时帮助新护士长得到提高，获得大家的认可和支持。

（杨辉）

第八章

护理人力资源管理

现代管理学和传统管理学的一个显著区别在于，是否承认人力资源在经济发展中的关键作用。芝加哥大学教授、诺贝尔经济学奖获得者西奥多·舒尔茨（Schultz）在20世纪50年代末60年代初提出了人力资本理论，他认为人力资本是通过对人力资源投资而体现在劳动者身上的体力、智力和技能，是另一种形态的资本，与物质资本共同构成了国民财富，而这种资本的有形形态就是人力资源。人力资源是企业、地区、国家生产和发展的根本。护理人力资源管理是护理管理的核心内容，旨在创立并维护医院内部环境，运用护士才能，通过分工与授权，奖罚与激励，发挥团队协作功能，使成员在工作中不断成长与发展，最终圆满完成护理目标。

案例21 人力配置——护理部主任的算术题

某三级甲等医院，为了做好护理人力资源规划，护理部的科研小组进行了平均护理工时测量的研究，包括常见护理操作项目的直接护理时间和间接护理时间，并以此为依据，进行了一系列测算。例如，测定的平均直接护理工时：入院评估13.4分钟（不包括TPR测定，即体温、脉搏、呼吸的测量），入院介绍6.5分钟，TPR测定3.9分钟，静脉输液7.3分钟，肌内注射4分钟。间接护理平均工时参见表8-1。

该医院核定床位数为1 000张，床位使用率为100.5%，平均每日患者数为1 000人，护理人力休息系数为1.5，护理部设定人力配置机动百分比为15%。2013年护理总工时数为705 000小时，其中3月全院平均每日直接护理总时数为63 000分钟，间接护理总时数为47 000分钟；测得3月13日消化内科病房共有患者50人，所有患者直接护理时间为2 800分钟，间接护理平均工时如表8-1所示。

表 8-1　3 月 13 日消化内科病房间接护理平均工时

间接护理工作	平均工时（min/ 次数）	间接护理工作	平均工时（min/ 次数）
办理出院	9.9/3	医嘱处理	21.8/20
办理入院	7.0/2	书写交班报告	7.1/6
病区内迁床	12.2/2	绘制体温单	5.4/60
摆口服药	2.2/150	清点毒麻药品	3.9/3
核对医嘱	7.6/20	晨接班	5.3/5
护理记录	16.6/6	床旁交接班	2.7/5
核对口服药	3.1/150	护理查房	4.2/1
帮患者查账	3.1/10	随同医生查房	8.5/6
治疗室清洁消毒	5.1/1	整理护士办公室	3.3/4
准备输液	10.8/20	取药、退药	7.3/50

【问题】

1. 如果消化内科一位新患者从早晨 8 点入院到次日早晨 8 点共接受入院评估 1 次，入院介绍 1 次，测 TPR 4 次，静脉输液 1 次，肌内注射 2 次，该患者 24 小时共花费多少直接护理时间？

2. 消化内科 3 月 13 日病房间接护理总时间是多少？每位患者分摊间接护理时间是多少？按照这一天的工作量共需要护士多少人？

3. 2013 年 3 月平均每位患者每日护理时数（nursing hours per patient day，NHPPD）是多少？

4. 根据 3 月份计算的 NHPPT 和 2013 年工作量，该医院病房需要护士多少人？

【知识链接】

1. 护理人力资源管理主要内容

（1）工作分析与岗位设计：在调查获取相关信息的基础上，对护理各个工作岗位的性质、结构、责任、流程，以及胜任该职位工作人员的素质、知识、技能等方面进行梳理和分析，编写护理岗位说明书和岗位规范等文件。

（2）人力资源规划：根据医院发展战略，评估护理人力资源现状，预测护理人力资源供求发展趋势，从而规划护士在数量和质量上的需求，适应医院的护理服务活动。

（3）人员招聘和组织：以护理岗位工作分析为基本依据，根据医院护理工作动态调整需要，决定招聘的人数和层次，筛选出符合护理岗位需求的人员。

（4）教育和培训：根据组织和人员两方面的共同需要，采取多种方式对人员进行培训，使护士在职业态度、知识水平、业务技能和工作能力等方面得到不断提高和发展。

（5）绩效评价：根据岗位职责，对相应岗位人员的工作作出评价。其目的是调动护士工作积极性，改进人力资源管理工作。

（6）护士激励：基于激励理论和方法，对护士的需要予以不同程度的满足或限制，引起护士态度和行为的变化，以激发护士向所期望的目标努力。

（7）职业发展：护理管理者应关心、鼓励护士的个人发展，帮助其制订个人发展计划，引导护士将个人发展目标与医院的发展目标相结合。

（8）薪酬管理：根据各层级护士的岗位、资历、工作能力、工作表现和绩效等方面因素制订合理的薪酬标准和制度，并为护士提供应有的福利待遇。

（9）劳动关系管理：协调和改善医院管理者与护士之间的劳动关系，进行护理文化建设，营造和谐的工作氛围，保障医疗护理活动的正常开展。

2. 护理人力资源规划　护理人力资源规划指对人力资源需求作出科学计算和预测，制订、指导和调节人力资源发展计划，以期能有效地实现未来护理人力在数量和质量、长期和短期上的供需平衡。护理人力资源规划的作用体现在两个方面。首先是护理人力资源规划对医院的贡献。护理人力资源的保障与配置是医院实现战略目标的分解内容，是根据医院发展目标制订的，与医院其他规划，如学科发展计划、财务计划、资源计划等共同构成医院的目标体系。不仅如此，随着环境变化、医院发展、社会对护理服务需求的改变，人力资源供需平衡也会变化，通过科学合理的规划可以分析预测人力资源的供需变化，采取必要措施平衡供给失调。其次是对护理人力资源开发与管理的贡献。护理人力资源规划的基本任务之一是对现有护士能力和数量进行分析，通过供需计划对人员进行合理配置和按需培训，提高人员的工作效率，满足护理人力的需求。

3. 护理人力资源需求预测　护理人力资源需求预测是人力规划的重要内容，必须建立在调查的基础上。调查内容一般包括护理组织结构设置、职位设置及其必要性、现有护士工作负荷情况、未来医院发展和护理工作变动情况等。在调查的基础上应用主观判断法和定量分析法来预测需要的护理人力。主观判断法是由有经验的专家或管理人员进行直觉判断预测，常用于短期预测问题。定量分析法是利用数学和统计的方法进行分析预测。

（1）临床护理工作量测量的概念和意义：临床护理工作量测量指找出护理患者的主要任务及对护理工作的要求，量化护理工作，得到护理患者所需的工时数。护理工作量的测量是决定护士配置的重要依据。目前等级医院评审标准中规定病房床位与病房护士数量比为 1∶0.4。但是，研究表明，床位数并不能反映实际工作量，因而不能准确衡量护士的实际需求。科学合理配置护士是人力资源规划的重要内容。人员过剩会导致资源浪费，人浮于事；人员不足则会影响患者安全和护士的身心健康。因此，工作量的测量有助于提高护理质量，合理使用资源，提高医院的效率。

（2）护理工作量测量的历史及发展：护理工作量的测量起源于现代护理开始时期。现代护理的创始人南丁格尔使用描述性的方法来安排大病房中的患者。自 19 世纪 60 年代后，护理工作量研究的方法开始增多。

1）原型分类测量法：①按患者对护理的需求将患者分为三类，完全照顾（total care）、部分照顾（partial care）、自我照顾（self-care）；②测量每类患者所需的平均护理时数；③通过每类患者所需的平均护理时数 × 每类患者数来预测第二天所需护理时数。

原型分类测量法简单、客观、可信度高，但只测量了为患者提供服务的直接护理工时，没有包括为直接护理做准备的间接护理工时，如交接班、药品准备等，也没有反映出各班次所需护理工时的区别。

2）因素型分类测量法：确定频次高或耗时长的护理项目，测出每一个护理项目所需平均时间，得出每一项目的点数，每一点代表一定的时间。根据每一个患者所需的护理项目计算出此患者本班次或当天所需的护理点数，将每个患者所需的护理点数相加，即可得到全病房所需护理总时数。开始只测五个项目：饮食、生命体征、辅助呼吸、吸引和清洁，随后增加了如厕、协助活动两个项目。

3）直接护理项目分类：1978 年 Grace-Reynolds Application and Study of PETO（GRASP）提出 13 类直接护理项目分类，包括饮食、排泄、生命体征、辅助呼吸、吸引、清洁、翻身、协助活动、诊疗、给药、输液、收集样本、转运患者及其他。

所需护理总时数 = 直接护理时间 + 间接护理时间 + 宣教时间 + 疲劳和延迟时间。

这种分类更加明确了护理任务，结合患者的需要，并包括了心理社会护理方面的内容。缺点是测量费时，难以避免人为因素。

4）原型与因素型结合测量法：此法使用原型分类，但每一类患者是按计算机因素评价方法划分的，含有 37 个因素。主管护士根据患者对护理的需求选择适当的因素，计算机根据患者的具体情况对每一因素进行加权处理后决定此患者属于哪一类。计算公式中包括不同患者所需的直接护理、间接护理、非直接用于护理的时间、患者特点和工作量因素。其优点是各医院、病房可根据自己的工作特点决定工作量因素；计算机可将工作量因素转换成工作时数，提供了一个人员排班模式。缺点是不灵活，因为模式中的护士结构是固定的。表 8-2 是香港医院管理局在护理工作量测定基础上设定了不同护理性质病房的护理人员编设。

表 8-2　不同护理性质病房的护理人员编设

专科病房	急症护理 / 人	康复护理 / 人
内科	16~21	10~13
外科	15~20	10~13
儿科	15~19	13~14
产科	14~18	—
妇科	14~17	10~13
老年科	13~17	10~13

注：上表是设有 34 张病床的标准病房在 85% 住用率时的护士人数（不包括护士长）。

5）患者分类系统：患者的分类指在特定一段时间内，将患者所需要的护理进行分类，其主要功能是预测评价患者的护理需要、建立护理等级标准、计算护理工作时数，从而了解实际护理工作量与所需护士数量。

国内外主要有两种患者分类系统。①标准分类形式：根据疾病严重度、恢复程度及所需护理的程度主观分类。例如，目前我国普遍采用的一、二、三级护理分类。②因素分类形式：将患者的活动分成几大范围，每个范围列出具体的项目，并将每一护理活动的时间加以量化，根据患者实际所需护理时间来划分护理等级。1968 年，罗斯长老会圣路加医学中心（Rush Presbyterian St. Luke's Medical Center）设计了罗斯麦迪可斯量表（RMT-PCS），目前成为世界上多家医院患者分类系统的参考。RMT-PCS 将护理活动分为患者情况、基本护理及治疗需求三大范围。患者情况包括入院、出院、特护、年龄、意识不清、大小便失禁或盗汗、精神错乱、失明、保护隔离、活动受限、呼吸机监测、伤口及皮肤护理、气管切开等；基本护理包括卧床休息、协助沐浴、协助进食等；治疗需求包括记录 24 小时出入量、观察生命体征、静脉注射部位护理、健康教育、准备检查与医疗等，每一项护理活动都有相应的定义指标，并且每一护理活动都

做了工时测定,经量化后将患者分为四大类:

Ⅰ类:患者在 24 小时内平均所需护理时数为 0~2 小时。

Ⅱ类:患者在 24 小时内平均所需护理时数为 2~4 小时。

Ⅲ类;患者在 24 小时内平均所需护理时数为 4~10 小时。

Ⅳ类:患者在 24 小时内平均所需护理时数超过 10 小时。

通过 RMT-PCS 可了解患者种类及护理工作量,预测每班需分配的工作人力及总护理人力,合理排班,合理收费。表 8-3 是香港医院管理局对部分护理工作工时测定的转化分数值。

表 8-3　香港医院管理局对部分护理工作工时测定的转化分数值

项目	分值
1. 沐浴(病床 / 手推车)	14
2. 喂食(经鼻胃管)	38
3. 喂食(经口腔)	18
4. 更换尿布(成人 / 儿童)	17
5. 便盆(递送和 / 或清理)	18
6. 转换患者位置	30
7. 出入量记录	9
8. 持续每小时观察	78
9. 观察(排泄物)	15
10. 观察(血液循环)	30
11. 药物(口腔 / 舌下)	14
12. 药物(肌内注射)	14
13. 药物(吸入)	11
14. 吸痰(气管内)	56
15. 护送患者(医院内)	33
16. 辅导患者	10
17. 静脉内注入(药物)	12
18. 静脉内注入(置管)	20
19. 特别程序(小于 6 分钟)	17

根据各项操作的分值,将患者对护理的需要程度分为 4 类。

一类:30 分或以下。

二类:31 分至 68 分。

三类:69 分至 107 分。

四类:大于 107 分。

(3) 护理工作量测量方法的局限性:有些人认为护理工作是专业人员思考和决策的过程,不仅仅是体力劳动,因而护理工作是不可测量的。护理工作量测量仍存在一些局限性:①对患者所患的疾病及病情的轻重考虑较少;②大多方法只是测量了护士在做什么而不是患者需要什么;③目前还没有一个受到广泛认可和使用的测量方法;④现存测量工具的信度和效度不够高;⑤缺乏与护理费用相联系。

(4) 护理人力测算实施方法:国内外护理管理者和专家学者们虽然对资源配置数量尚存在广泛争议,但是无论如何,质量、成本 - 效益和安全应该是通用的决定因素。护士人力测算的两个基本方式为每患者每日护理工时和护患比。常采用护理工时测算方法计算理想床护比。

1) 直接护理时间:是护士直接为患者提供护理所需要的时间。直接护理时间单位为 min/ 人,即由一名护士操作,每项操作每位患者平均所花费的时间。如果多名护士同时操作同一项目,直接护理时间为测得值乘以护士人数。采用观察法测定每项护理操作的平均时间。随机选择在病房工作的护士进行直接护理项目操作,每项操作至少测定 30 次。

2) 间接护理时间:是护士为直接护理做准备的时间。间接护理时间单位为 min/(人·d)(即每项操作 24 小时所需的总时数 / 每项操作涉及的患者数)。间接护理时间如果是一周或一个月才进行一次或二次的操作,则用操作总时间除以 7 或 30 天。每个病房连续测一周(周一至周日)。

3) 参考指标及公式

护士人数 =(定编床位数 × 床位使用率 × 每位患者平均护理工时数 / 每名护士每日工作时间)× 休息系数 × 机动系数。

每位患者平均护理工时数 = 每位患者直接护理工时 + 每位患者间接护理工时 + 每位患者其他工时。

每位患者直接护理工时 = ∑(每项操作平均工时 × 该项操作 24 小时内发生的频数)。

每位患者间接护理工时 = ∑(每项操作 24 小时所需的总时数 / 每项操作涉及的患者数)。

每位患者其他工时:除了直接护理工时、间接护理工时以外的时间,如巡视病房需要的时间等。

机动系数：护理工作随机性强，一些护理工作难以统计投入时间，根据不同医院、护理单元护理工作性质确定机动值。

休息系数：如某院护士每周休息 2 天，平均年假 8.9 天（依据各医院具体情况不同而不同），法定节日 10 天，休息天数为 122.9，休息系数为 1.5。

2002 年 9 月至 2004 年 9 月，卫生部组织 126 所医院参与护理人力资源配置研究，测得直接护理平均工时和间接护理平均工时，见表 8-4 和表 8-5。

表 8-4　**直接护理平均工时**

项目	时间 /min	项目	时间 /min
TPR 测定	3.9	尸体料理	28.4
体重	1.5	雾化吸入	9.2
测血压	3.3	给氧	4.9
入院介绍	6.5	气管切开护理（有内套管）	15.5
入院评估	13.4	气管切开护理（无内套管）	10.4
倾倒一种引流液及更换引流袋	5.1	吸痰	6.0
接术后患者	12.7	翻身拍背	7.1
24 小时出入量记录	15.3	出院指导	9.0
口服给药	2.9	检查、手术前后指导	8.1
静脉输液	7.3	抽血	5.4
静脉输血	8.6	大小便标本采集	4.4
更换液体	2.3	抽血气标本	6.2
肌内注射	4.0	留取尿培养标本	8.7
（小壶）静脉加药（静脉推注）	5.2	痰标本	4.0
皮内注射	5.4	咽拭子	4.6
皮下注射	3.9	血糖测定	3.7
留置针封管	3.6	插胃管	12.7
静脉营养液的配制	19.3	鼻饲	12.4
整理床单位（不包括换单）	3.7	导尿	13.6
整理床单位（包括换单）	8.1	清洁灌肠	35.7
口腔护理（完全由护士完成）	9.6	大量不保留灌肠	16.1
压力性损伤换药	17.6	小量不保留灌肠	13.2

续表

项目	时间 /min	项目	时间 /min
压力性损伤烤灯	10.6	膀胱冲洗	10.5
床上擦浴	23.7	喂饭（水、水果）	17
洗脸梳头	6.5	协助患者如厕	7.0
床上洗头	21.4	协助患者床上大小便	8.4
泡脚	10.1	配合医生床旁操作（胸腔穿刺、腹腔穿刺、骨髓穿刺、深静脉穿刺、腰椎穿刺等）	3.7
饭前洗手	3.5	更换腹膜透析液（肾内科）	20.0
物理降温（温水、乙醇擦浴）	15.7	造瘘口护理	7.0
物理降温（冰袋降温）	7.1	阴道冲洗（妇科）	6.5
会阴冲洗	6.1	术前床单位准备	9.2
备皮	10.1		

表 8-5　**间接护理平均工时**

项目	时间 /min	项目	时间 /min
办理出院	9.9	检查维修补充医疗护理用品	3.8
办理入院	7.0	核对口服药	3.1
病房内转床	12.2	取药、退药	7.3
终末处理	12.5	摆口服药	2.2
陪患者检查	22.1	空气培养	2.2
护理记录	16.6	工休会	2.2
医嘱处理	21.8	医疗护理用物的消毒	4.0
书写交班报告	7.1	一次性物品的用后处理	4.4
绘制体温单	5.4	帮患者查账	3.1
清洗消毒体温计	2.9	整理护士办公室	3.3
晨接班	5.3	换药室、治疗室的清洁消毒	5.1
床旁交接班	2.7	送取化验标本报告	4.5
护理查房	4.2	清点被服	2.7
随同医生查房	8.5	血库取血	4.4

续表

项目	时间 /min	项目	时间 /min
核对医嘱	7.6	与供应室更换消毒物品	3.2
准备输液	10.8	请领物品	36
清点急、麻、毒、贵重物品	3.9		

【案例分析】

1. 如果消化内科一位新患者从早晨 8 点入院到次日早晨 8 点共接受入院评估 1 次，入院介绍 1 次，测 TPR 4 次，静脉输液 1 次，肌内注射 2 次，该患者 24 小时共花费多少直接护理时间？

该患者 24 小时共花费直接护理时间 50.8 分钟。

计算如下：

$13.4\times1+6.5\times1+3.9\times4+7.3\times1+4\times2=50.8$（分钟）

2. 消化内科 3 月 13 日病房间接护理总时间是多少？每位患者分摊间接护理时间是多少？按照这一天的工作量共需要护士多少人？

问题 2 包含 3 个小问题，答案如下：

1）该日该病房间接护理时间为 2 654.5 分钟，具体计算公式如下：

$9.9\times3+7\times2+12.2\times2+7.6\times20+16.6\times6+\cdots\cdots+3.3\times4+7.3\times50$

$=2\,654.5$（分钟）

2）平均每位患者分摊间接护理时间计算如下：

$2\,654.5\div50\approx53.1$（分钟）

为了便于医院日常护理人力测算，往往把平均每日每患者间接护理分摊时间作为一个相对固定值。这需要测量一段时间的间接护理工作量和患者数量，得到这个均值。

3）该病房 3 月 13 日约需要护士 20 人。

$(2\,800+53.5\times50)\div60\div8\times1.5\times(1+15\%)\approx20$（人）

3. 2013 年 3 月平均每位患者每日护理总时数（NHPPT）是多少？

按照 3 月份每日平均工作量，平均每位患者每日护理总时数（NHPPT）为 1 小时 50 分钟：

$(63\,000+47\,500)\div1\,000=110.5$（分钟）$\approx$1 小时 50 分钟

4. 根据 3 月份计算的 NHPPT 和 2013 年工作量，该医院病房需要护士多少人？

根据2013年工作量测算，该医院病房需要护士416人，具体计算如下：

[705 000/(365×8)]×1.5×(1+15%)≈416(人)

也可以根据床位数、床位使用率及平均每位患者每日护理时数计算：

[(1 000×100.5%×110.5/60)/8]×1.5×(1+15%)≈399(人)

这两个计算方法结果不同是因为第二种方法采用的是该院3月份的平均每位患者每日护理时数。

【经验分享】

近30多年来，护理专业的内涵、职责、范围等都发生了很大变化，该标准不仅已经落后于时代的要求，且没有根据护理岗位制订分类标准。2012年卫生部组织护理行业专家在全国护理人力资源配置研究的基础上开展广泛调研和征求意见，制定国家卫生部行业标准《医院护士人力配置》。标准规定了三级综合医院护士配置基本原则、岗位设置、岗位职责和任职条件、护士数量配置。

护士数量配置要求护理管理岗位和临床护理岗位护士应占全院护士总数的95%以上。护理管理岗位人数占全院护理岗位的百分比不应超过8%。为了缩短循证护理与临床实践的差距，围绕以“患者为中心”的护理理念，参照国内外相关研究，将病房护士数量配置比例规定为“患者与病房护士的比例”，指某一时间段病房实际护士人数和该时间段平均患者数的比例。“护患比例”与“床护比例”相比，更能体现以患者为中心的理念，较真实地反映护理工作实际工作量。

根据目前我国护理发展的现状，结合三级综合医院评审标准及《卫生部关于实施医院护士岗位管理的指导意见》，考虑到政策的延续性和可操作性，规定病房护士与患者配置比例(表8-6)，推荐性制订了门诊、急诊、手术室、产房等部门护士配置数量(表8-7)。目前我国各家医院门诊护士工作范围尚不统一，根据多数医院门诊护士的岗位职责内容，推荐性制订普通门诊平均每天每100人次就诊患者至少配置1名护士；参照普通病房的标准，推荐性制订急诊观察室护士与患者比≥0.4∶1；目前急诊抢救室护士配置比例尚无统一标准，参照重症监护室配置标准，推荐性制订急诊抢救护士与抢救床比≥2∶1；根据《医院注册护士管理办法(试行)》(征求意见稿)，制订手术室护士与手术间比≥2.5∶1。由于我国各家医院分娩护理模式不同，目前尚未出台相应的标准，参照香港医院管理局护士人力配置标准，推荐性制订产房平均每月每15人次分娩产妇至少配置1名护士(不含剖宫产手术)。依据《医疗机构血液透析室管理规范》第十二条，血液透析室应当根据透析机和患者的数量以及透析环境布局，合理安排护士，每名护士每班负责治疗和护理的患者应相对集中，且数量不超过5名透析患者。

表8-6　病房护士与患者配置比例

病房种类	护士与患者配置比例
普通病房	≥0.4∶1
特级、一级护理患者平均比例[a]≥60%病房	≥0.6∶1
新生儿和母婴同室病房	≥0.5∶1
CCU、新生儿监护室	≥1.5∶1
重症监护病房	≥2.5∶1

备注：[a]计算方法指某病房特级、一级护理患者日平均人数与该病房患者日平均总人数的比例。

表8-7　门诊、急诊、手术室、产房等部门护士配置数量

护理单元	配置数量
普通门诊	平均每天每100人次就诊患者至少配置1名护士
急诊观察室	护士与患者比≥0.4∶1
急诊抢救室	护士与抢救床比≥2∶1
手术室	护士与手术间比≥2.5∶1
产房	平均每月每15人次分娩产妇至少配置1名护士（不含剖宫产手术）
血液透析室	护士与透析患者比≥1∶5

案例22　排班模式——令人头痛的春节排班

某民营专科医院今年护士流动率很高，原因是该医院附近有家新建的医院高薪招聘，导致很多护士离职。因此，该民营专科医院护理部招了一些新护士作为补充。为了提高人力管理效率，护理部李主任鼓励护士长们尝试各种排班模式的创新。

春节临近，排班是令很多护士长头痛的一件事，神经外科新任护士长刘护士长也毫不例外。神经外科是一个有48张床位的病区，共有主管护师6人，护师8人，护士12人，护理员10人。注册护士和实际床位比为1∶0.54。病

区年轻护士占50%左右。病区每天一级护理患者数量都在30人以上，排班按照护理部规定采用三班制（8点~16点，16点~22点，22点~8点）。病区设责任护士岗、总务护士岗、办公护士岗及夜班岗。白班共分6个责任小组，每个责任护士分管8位患者，护理员6人；大小夜班各3个护士，护理员1人。神经外科病房即使节假日床位使用率也达到100%，而且不能自理的重症患者多，每日护士岗位满编才能运转。去年春节，急诊重症患者多，安排的是高年资护士春节上班，今年高年资护士则纷纷要求休假。科室新护士刚刚来院，害怕面对春节的繁忙期，也要求春节休假，否则就要辞职。春节到底该让谁休假，刘护士长觉得很头痛，于是到护理部向李主任求救。

【问题】

1. 该病房平均每位患者每日护理时数（NHPPD）是多少？相当于全职人数（full-time employees，FEs）多少人？

2. 护理部是否应该制订春节期间的排班规定？应该照顾高年资护士还是新护士？

3. 护理部如何评价护士长排班是否合理？

【知识链接】

护士排班是护理管理者最富挑战的职能之一。患者安全和护理质量是管理者在护士排班时首要考虑的问题，通常排班是依据患者的严重程度、护士经验、数量等。护士长在进行排班前需要了解护理单元的情况，如开放床位数、床位使用率、病房布局等。国外很多国家采用平均每位患者每日护理时数（NHPPD）作为排班岗位数量设置的依据。为了满足患者和护士的需求，医院常采用不同护理模式，如个案护理、小组护理、责任制护理、功能制护理、综合护理等完成护理任务。

1. 常见护理工作模式

（1）特别护理：此方式用于需要特殊护理的患者，如急危重症、大手术后、监护室患者等，通常由一位护士负责自己当班时该患者的全部护理工作。

（2）功能制护理：仿效工业上劳动分工的方法，按照工作内容分配护士。每组1~2人，承担特定的工作任务，如医嘱处理班、治疗班、护理班等，对患者的护理是由护士相互协作共同完成的。

（3）小组制护理：指由一组护士负责护理一组患者。小组一般由3~4人组成，负责10~20位患者的护理。小组设有一名小组长，要求由具有一定管理经验、决策水平和技能的护师(主管护师)担任。小组由护师、护士、护理员、实习护士等不同层级人员组成。

(4) 责任制护理:强调以患者为中心,由责任护士按护理程序,计划、执行符合患者健康需要的整体护理方案,为患者提供整体、连续、协调、个别性的护理。

(5) 综合护理:是将责任制和小组制护理结合,由一组护士负责 12~18 名患者的整体护理,组长为责任护士,组员间有不同的分工和职责。

2. 排班的原则

(1) 以患者需要为中心,确保 24 小时连续护理。合理安排各班次,保证相互衔接,尽量使护理人员的工作互不干扰重叠,提高工作效率。

(2) 人员结构合理,应根据患者情况,护士的数量、水平等进行有效组合,做到新老搭配、优势互补,保证患者安全。

(3) 保持公平原则,适当照顾人员的特殊需求时,应以一视同仁的态度爱护、体谅所有护士,使护士产生公平感和满意感。

(4) 有效运用人力资源,充分发挥个人专长。通过合理设岗,人岗匹配,将护士的专长、优势与患者的护理需要相结合,提高工作成就感,提高满意度。

3. 影响排班的因素

(1) 直接和间接护理时间:病房直接护理时间和间接护理时间,工作时数和非工作时数(如喝茶时间),全职人力工时、平均每位患者每日护理时数(NHPPD)等概念对于理解和评价护理人力安排很重要。

全职人力工时(full-time equivalents,FTEs),相当全时工作量,以代表一个人在一定时期内全部时间工作的计算单位为基础,用于把非全时工作人员数折算为全时工作人员的相等数量。例如,某项工作的完成由全职人员 5 人和只有半天工作的人员 3 人完成,那么全职人力工时是 6.5。

(2) 患者分类系统:患者疾病严重程度决定了患者的需求和护理的工作量。当管理者应用患者分类系统进行人力配置时,每个患者根据 24 小时所需的护理时数进行分类,包括床上擦浴、监护、移动、评估、治疗、给药等。患者分类信息可以帮助护理管理者随时掌握患者严重度,分层使用护士,以及动态配置人力资源。目前国内患者分类系统大多仍采用医生根据病情严重程度确定的分级护理。

(3) 护理技术力量:反映了一个单元不同技术水平护士的组合,包括注册护士,见习护士,护理员及其他人员。护士的素质、教育层次、工作能力、临床经验等均是排班时需考虑的因素。

（4）辅助支持系统：对于直接护理工作很重要，需要医院统一配置专门人员来完成。

（5）医院政策：医院排班政策与人员编设数量、群体结构组成情况有密切关系。

（6）护理分工方式：不同的护理分工方式，人力需求和排班方法也不同。

（7）特殊需求：如监护病房、手术室、急诊等护理单元各有其工作的特殊性，人员需求量和排班方法也与普通病区不同。

（8）工作时段的特点：每天 24 小时的护理工作量不同，白班工作负荷最重，小夜班、大夜班依次减轻，人员安排也由多到少。

4. 护士排班的周期

（1）周排班法：根据护理单元患者数量和危重程度的变化每周进行一次排班。优点：安排周期短，利于人员动态调整；护士轮班，有利于减轻护士长排班压力。局限性：费时费力；频繁的班次轮转，易给护士造成压力。

（2）周期性排班法（循环排班法）：排班的时间较长，一般以四周为一个周期，以此循环。优点：排班模式固定，可为护士提供方便；节约护士长排班时间。缺点是没有弹性。

5. 不同日小时工作制　适用于在工作负荷最重的时段增加人力，以及每周工作日数少于 5 天者，排班时可实行弹性排班，综合使用 4 小时、8 小时、10 小时、12 小时班制。

（1）8 小时上班制：每周工作 5 天，每天工作 8 小时。每天三班制。

（2）10 小时上班制：每周工作 4 天，每天工作 10 小时。或每天工作 10 小时，工作 7 天，休 7 天。优点：给护士的其他活动更多机会；缺点是值班的后几天护士较疲倦。

（3）12 小时上班制：每天工作 12 小时，每周工作 3 天。优点：较长时间延续护理，减少病情的交接次数，节省交通往返的时间，个人可获得更多自由支配的时间。但是每天工作 12 小时，护士压力增加、体力消耗大。

6. 排班的类型

（1）集权式（centralized scheduling）：排班者为护理管理的一、二级行政管理人员，如护理部主任或科护士长，根据其个人主观决定人力，进行排班。掌握各部门全部人力，可根据工作需要灵活调配各部门人力。但是不能发挥部门内人员的能力，影响员工对工作的满意度。此种排班方法仅适用于床位很少的基层医院或私立医院。

（2）分权式（decentralized scheduling）：排班者为基层护理管理者，如护士长,其先采纳部门护士的意见,再进行排班。护士长充分了解自己所在部门的人力需求状况,有效排班。但是当本部门人力缺乏时,无法及时调配其他部门人力。此种类型目前较为常用。

(3) 自我排班式(self scheduling):由部门护士自己排班,以促进护士工作的自主性和对工作的满意度,促进人际关系,提高凝聚力。护士先由护士长确定排班规则,再由护士自行排班,最后由护士长协调确定。它是由护士共同参与的一种排班方法,体现了以人为本的思想,是"控制理论"与"需要层次论"在护士排班中的灵活运用。在临床排班时,也可通过设立护士排班需求本,实现既满足护士的需求,又不影响护理质量的人性化排班。在采用自我排班前需要做好的工作:①拟订自我排班规则;②根据患者、工作人员、管理的需要讨论制订各时间段的班次人力;③定期组织讨论修改排班方案。

【案例分析】

1. 该病房平均每位患者每日护理时数(NHPPD)是多少? 相当于全职人数(FEs)多少人?

该病房每天每位患者需要的护理时数和全职人力工时数计算如下:

(1) 护士每人每天工作 8 小时,三班共安排 14 位护士和 8 位护理员(表 8-8),因此,每天共需要护理时数:(14+8) × 8=176h,病区共有 48 位患者,平均每位患者每日护理时数(NHPPD):176 ÷ 48=3.67h/ 人。

(2) 全职人力工时人数:176 ÷ 8=22 人。

表 8-8　该医院神经外科病房各班次护士安排人数

护士	白班 / 人	小夜 / 人	大夜 / 人	总计 / 人
注册护士	8	3	3	14
护理员	6	1	1	8

2. 护理部是否应该制订春节期间的排班规定? 应该照顾高年资护士还是新护士?

护理部对于全院的护理排班须强调患者安全、护士人性化等总的原则,但是对于不同护理单元,应该鼓励护士长根据具体情况选择排班模式。对于刘护士长所在的病区,如果解决不好春节排班问题,将会造成节假日护理安全隐患。刘护士长有三种方案可以尝试:

方案 A:根据年资顺序排列,先照顾高年资护士的选择,一半高年资护士春节上班,一半高年资护士春节休息。

方案 B:抽签决定,其中一半护士春节上班。

方案 C:自我排班,护士长和每个护士协商自我排班的规则,让一半的护士春节上班。

方案 A,可照顾高年资护士的利益,但是护士长应该考虑到如果这样排班,春节期间的护士能力配备比较薄弱,无法应对突发事件。方案 B,虽然机会均等,但是不能顾及去年春节顶班的高年资护士的要求。方案 C,让护士自我排班有时可获得意想不到的结果,当护士拥有了排班的自主性,有些护士会愿意在春节期间上班。但是实施自我排班需要护士长的引导,在实施前需要对排班规则进行学习辅导,并给予最终的审核与协调。

3. 护理部如何评价护士长排班是否合理?

护理部评估病区排班的有效性要兼顾患者和护士两个方面,如患者是否得到及时、有效、高质量的护理,护士是否能够保证高水准的护理质量。此外,护士工作满意度和护士流动率也是衡量排班有效性的参考指标。

【经验分享】

1. 不同排班模式的应用 国外对护士排班的研究起步较早,研究方向主要集中在护士排班的模型建立和应用两个方面。在早期研究中,通常使用数学规划的方法解决护士排班问题,但是当护士人数、排班时间和约束条件增加时,则求解相当困难甚至无法求解。随后,越来越多的学者尝试使用启发式方法求解护士排班问题。近年来,国外已研制出多种基于软件计算的方法,并应用于临床的实际排班中。目前,国内外病房普遍实行以患者为中心的责任制护理,排班方式以三班制或二班制为主,也有部分科室实行自我排班。

(1) 每日三班制排班法:传统的每日三班制排班法应用广泛,即将一日的 24 小时分为三个基本班次,按照早班、小夜班、大夜班等进行安排,每班工作 8 小时,一般由 7~8 名护士进行轮班。一些医院对传统排班模式的改革,充分考虑了患者的需求,将以往的多班次改为 8 点 ~15 点、15 点 ~22 点、22 点 ~8 点三班轮值,中、夜班最少 2~3 名护士值班。该排班方式加强中午、夜班力量,确保护理查对和双签名制度的落实,增加患者的直接护理时数,提高了患者的满意度;护士上班时间集中,避开上下班交通高峰期。

(2) 每日二班制排班法:将一日的 24 小时分为二个基本班次,按白班、夜班排班,每班安排 1 个或多个护士,工作 12 小时,同时上下班,由 6~8 名护士进行轮换,必要时增加白班人数,白班与夜班之间进行患者、病情及物品交接。

主要适用于重症监护病房、急诊室等，以减少交班次数，保障患者安全。

(3) 固定排班法：每个班次人员固定，有 1 周制、1 个月制、3 个月制等类型。例如，小夜班 1 个月、大夜班 1 个月及机动 1 个月，3 个月为 1 个周期；固定大夜班，各护理单元根据每天大夜班需要护士人数固定护士承包大夜班，每 3 个月为 1 个周期，每班护士 2~3 名；固定全夜制，公开招聘夜班护士，护士报名选择上夜班的时间段，由护士长统筹安排 1 年或一段时期内的夜班人员，每名夜班护士值 1 个大夜班、1 个小夜班，然后休息 1 天，以此循环进行。

固定排班方式适用于夜班及连班，有利于护士在固定时期内对患者实施护理，可提高患者的满意度及调整护士的生物钟。固定夜班制实施时应注意取得医院管理层的支持，为固定夜班护士提供较高的经济补偿，并运用激励理论给予心理支持。

(4) 弹性排班：是在原有周期性排班的基础上，根据临床实际，为解决人力资源紧缺，在 8 小时工作时间内按护理需要采取的具体排班方法。该排班方式具有班次弹性和休息弹性，能较好地体现以人为本的原则，尤其适用于手术室、急诊室、重症监护室，包括双班式及二三线排班式、弹性排班和量化分配方案结合式。弹性排班可使患者对护理工作满意度提高，但是要考虑患者需要及疾病特点、工作时数、护士及其年资特点。弹性排班与量化分配方案相结合，体现了“以患者为中心”的护理理念，遵循了“以人为本”的原则，使护士的积极性和护理质量明显提高。

2. 护士排班决策支持系统　该系统是以管理学、运筹学、控制论和行为科学为基础，以计算机技术、模拟技术和信息技术为手段，面对结构不良的决策问题，支持决策活动的具有智能作用的人机系统。利用信息技术建立排班系统可以大大提高护士长的工作效率。一般可分为 5 个步骤：

第 1 步，护理管理者明确护士排班相关因素及约束条件，根据实际需要确立目标。

第 2 步，计算机工作人员根据管理者提供的排班约束条件和目标，运用计算机技术建立数学模型。

第 3 步，求解模型和修改方案。

第 4 步，检验模型和评价解答。

第 5 步，方案实施和不断修改，最终确立模型。

排班前护士根据需要在相关网页中输入想要参与的班次（一般 4 周为一个周期），提交后计算机自动生成本周期每个护士的班次。

案例 23　激励机制——医院护士的动力源泉

某医院是一家坚持“以人为本”管理理念的医院。其护理部周主任提倡营造团结友爱的工作氛围、创造良好的沟通环境。例如，周主任每周都会发一封信给护士长，把她一周的经历告诉他们，包括她周末带孩子去海边度假这样的小事，信中希望护士长去关心家庭和孩子。她也常把自己的经验分享给员工，不以高高在上的领导语气与护士对话，而是像一个普通朋友。护理部还会定期询问护士的需求，听取大家对护理质量项目和服务流程改进的意见。

护理部制订了以岗位为核心的量化绩效考核系统。护士薪酬结构由两部分构成：一块是保障性薪酬，与护士的业绩关系不大，只与其岗位和工作天数有关；另一块薪酬与工作成绩紧密挂钩，如患者满意度、护理患者的数量和难度等。奖金的涨幅也有严格的标准，护士获得表扬、撰写论文、参与持续质量改进项目等通过荣誉积分来体现。护理部设立人才荣誉奖和合理化建议奖等。护理部对不良事件管理奉行“查找系统问题，无惩罚”的理念。

说到人才优势，不得不提该医院护理管理队伍的建设。护理部很重视退休护理专家，聘请他们担任护理质量管理督导，建立院内专科护士岗位和绩效考核标准，培养临床一线业务能力娴熟的高年资护士开展高级专科护理实践活动。同时，医院大胆起用年轻护士长，她们在学习能力、服务意识和沟通能力等方面表现很突出，给护理团队带来崭新面貌。医院将所有的护理管理者和高级专科护士都送到国内外进修学习，很多护理管理者一边工作一边读书深造，有些还取得了硕士文凭。

5 年来，该医院的护士技术操作及专业知识考核合格率由 78% 上升到 98%；患者对护士工作的满意度由 85% 上升到 95%；护士对护理工作的满意度由 70% 上升到 92%。护理部周主任说：“当激励不再纠缠于物质激励与精神激励的理论探讨时，当我们基于现代人本管理的理论与实践提出了个性化管理的思想后，每一个护士将摒弃附加在他们身上的诸多限制，喷涌出无穷的创意，进而充分地体现个人价值。”了解员工的需求并真正满足他们的自我发展欲望，激扬所有员工的士气，这才是激励的最高境界。

【问题】

1. 护理部主任是如何根据护士的需求采取相应的激励措施的？
2. 护理部在薪酬设计中采用了什么激励理论？

3. 公平理论是如何应用到绩效管理系统中的？

4. 针对不良事件处理，护理部采用了什么观点？

5. 护理部是如何灵活运用期望理论使激励效果最大化的？

【知识链接】

1. 激励的理论　早期的激励理论研究是对于“需要”的研究，回答了以什么为基础或根据什么才能激发调动工作积极性的问题，称为“内容型激励理论”，包括马斯洛的需要层次理论、赫茨伯格的双因素理论和麦克利兰的成就需要理论等。最具代表性的马斯洛需要层次理论提出人类的需要是有等级层次的，从最低级的需要逐级向最高级的需要发展。麦克利兰的成就需要理论强调了个体权力的需要、情感的需要和成就的需要。双因素理论认为引发人们工作动机的因素主要有两个：一是保健因素，二是激励因素，只有激励因素才能够给人们带来满意感，而保健因素只能消除人们的不满，但不会带来满意感。内容型激励理论认为，当某一种需要获得满足以后，这种需要便中止了它的激励作用。

另一类“过程型激励理论”认为，满足人的需要、实现组织的目标有一个过程，即通过制订目标影响人们需要，从而激发人的行动。这类理论包括弗鲁姆的期望理论、洛克和休斯的目标设置理论、波特和劳勒的综合激励模式、亚当斯的公平理论、斯金纳的强化理论等。其中，期望理论又称“效价 - 手段 - 期望理论”，激励取决于行动结果的价值评价和其对应的期望值；公平理论又称社会比较理论，认为员工的激励程度来源于对自己和参照对象的报酬和投入的比例的主观比较感觉；目标设置理论认为目标本身就具有激励作用，目标能把人的需要转变为动机，使人们的行为朝着一定方向努力，并将自己的行为结果与既定的目标相对照，及时进行调整和修正，从而能实现目标；综合激励模式认为即使设置了激励目标、采取激励手段，也不一定能获得所需的行动和努力，并使员工满意，要形成激励→努力→绩效→奖励→满足并从满足回馈努力这样的良性循环，激励效果取决于奖励内容、奖惩制度、组织分工、目标导向行动的设置、管理水平、考核的公正性、领导作风及个人心理期望值多种综合性因素。斯金纳提出了一种“操作条件反射”理论，认为人或动物为了达到某种目的，会采取一定的行为作用于环境。当这种行为的后果对他有利时，这种行为就会在以后重复出现；不利时，这种行为就减弱或消失，管理者可以通过这种正强化或负强化的过程来影响行为的后果，从而修正其行为。

2. 激励的功能　激励是当代人力资源管理的一个重要内容，在整个人力资源管理中发挥着独特的功能。

（1）能够激发人的潜能：行为学家通过大量的调查发现，绝大多数组织在激发员工动机方面都具有很大的潜力。一般部门的员工仅需要发挥出20%~30%的能力，就足以保住岗位不被解雇，如果受到充分的激励，员工的工作能力就能发挥出80%~90%，其中50%~60%的差距是激励作用所致。

（2）能够增进组织的凝聚力：组织实施和采用激励手段对个人行为进行激励，在激励个人的同时也会导致或消除另一种群体行为的产生。

3. 激励的过程 根据行为的形成过程，美国管理学家希拉季（Szilagyi）和华尔斯（Wallace）把激励的过程分为7个阶段。

（1）需要的产生：由于内在和外在的条件，人们内心产生不平衡，引起心理上的紧张。

（2）个人寻找和选择满足需要的对象和方法：在选择满足需求的途径时，要充分考虑自身的能力，在能力可能的情况下选择途径。

（3）个人按照既定的目标去行动：人的行为一般不是盲目的，而是有目的的。未达到目标之前，行为一般不会终止，要为实现目标而努力。所谓目标，就是期望达到的成就和结果，也是行为的导向。在组织环境中，目标表现为一种刺激或“诱因”，它可以是物质性的，如奖金、奖品及各种物质报酬，也可以是精神性的，如职务、成就、认可、赏识等。这些外在的诱因也是产生动机的重要因素，它和内在的需要相辅相成，共同贯穿人的行为的全过程。

（4）组织对个人在实现目标方面的绩效进行评价，使个人朝着目标前进。为此，要经常分析员工行为和动机的内在关系。动机与行为之间的关系十分复杂，同一动机可引起种种不同的行为，同一行为也可由种种不同的动机所引起。

（5）根据绩效考评的结果进行奖励和惩罚。

（6）根据奖励和惩罚重新衡量和评估需要。

（7）激励过程满足了需要，个人就会产生满足感，如又产生新的需要，激励过程就会重复。

4. 激励的原则

（1）组织目标与个人需要一致性原则：目标本身就是一种刺激。在激励机制中，组织要想激发人的动机，首先要了解员工的需要。

（2）物质激励和精神激励相结合：物质激励是以满足人们物质需要，对物质利益进行调节，激发工作热情，多以加薪、奖金和福利的形式出现。精神激励以授予称号、开会表彰等形式体现，它作为满足人们精神需要的一种手段，有激发作用大、持续时间长、影响范围广、成本低等特点。

(3) 激励方式的可变性：激励最重要的是激励方式的连续性和可变性，组织不能因某一激励手段在某一时期产生了有利的反应而把此激励方式固定下来。

(4) 正激励和负激励相结合：正激励是对员工正确的行为给予奖励，使这种行为出现；负激励是对员工不利于工作的行为给予一定的惩罚，使这种行为不再发生。

(5) 内激励和外激励相结合：内激励是通过启发诱导的方式，激发人的主动性和积极性，使其工作热情建立在高度自觉的基础上，充分发挥出内在的潜力。外激励是运用环境条件制约人们的动机，以此来强化或削弱某种行为，提高工作意愿。外激励多以行为规范的形式出现，如建立岗位责任制，对失职的行为予以限制，设立合理的奖项，以此激发人们在工作中的创造性和革新精神。

(6) 民主公正：公正是激励的一个基本原则。所谓公正就是奖罚严明，一视同仁，不偏不倚。在激励过程中充分发挥民主作风，重视员工的民主参与和民主权利，确保奖惩公正。

(7) 把握激励的时间和力度：激励要把握好时机，在不同时间，其作用和效果是不一样的。超前的激励会使目标的达成受到影响，迟到的激励会削弱强化的效果。

【案例分析】

1. 护理部主任是如何根据护士的需求采取相应的激励措施的?

根据马斯洛的需要层次理论、麦克利兰的成就需要理论，护理部主任需要满足护士生理、安全、爱与归属、尊重与被尊重、自我实现五个层次的需要，以及权力需要、情感需要、成就需要。例如，聘用退休护理专家，建立院内专科护士岗位，设立人才荣誉奖和合理化建议奖，为护士搭建成就的平台；提供良好的工作环境，发挥不同层次护士的优势，为护理事业发展注入活力。护理部注重发现护士不同层次的需要，了解每一个护士的需要结构，具体分析，有针对性地采取相应的管理措施，设法满足护士各层次的需要，以引导和控制她们的行为，调动起更大的工作积极性。

2. 护理部在薪酬设计中采用了什么激励理论?

护理部在薪酬设计中，应用了赫兹伯格的双因素理论，一方面，考虑了薪酬的保健因素，和护士岗位及工作时间有关。作为护理管理者要重视保健因素，时刻考虑护士的合法物质利益，积极预防和消除护士在工作中可能引起的不满和消极情绪，以确保护理工作质量。另一方面，重视激励因素对护士内在动机的激发作用，激发护士的工作热情；激励因素和工作绩效相关。

3. 公平理论是如何应用到绩效管理系统中的？

由于个人对护理工作所做的贡献大小不同，医院对个人的奖励报酬也有区别。在护理岗位管理和绩效管理中，护理部应用了公平理论。护理工作中凡是涉及奖酬和利益分配，就会有公平问题出现。因此，护理管理者应该把公平视为最起码的要求。就护理管理而言，各部门的奖金发放、提职升级、工作安排、培训机会，以及对待护士结婚、生子、家庭困难等，均应体现公平原则。然而，公平不是平均主义，该医院护理部鼓励创新和贡献，对那些在护理工作中作出突出贡献的护士给予重奖。

4. 针对不良事件处理，护理部采用了什么观点？

在不良事件处理和日常工作管理中，护理部采用了正强化的行为改造激励理论。激励的过程就是行为塑造的过程，通过鼓励和纠正系统问题，培养护士自信和慎独精神。尤其是对待缺陷，鼓励护士从错误中学习，运用正强化的正面作用引导护士的组织行为，即强化优点削弱缺点。在护理管理中，如果不断奖励护士好的行为，这些好的行为就会增强，不断强化护士的优点和长处，就会得到出人意料的激励效果。同理，充分利用负强化手段，可使护士的行为得到定向修正，使其保持在护理组织所期望的状态。从长远观点及护士的接受程度来看，有效运用强化理论的方法是尽可能多地运用正强化；护理工作中运用负强化和惩罚时，应注意惩罚的程度与错误的程度相对应。掌握惩罚的时机，一经调查核实，及时处理。

5. 护理部是如何灵活运用期望理论使激励效果最大化的？

根据期望理论，激励的效果取决于期望值、目标实现与激励措施的关系及目标实现的价值。该医院护理部通过培训和学习，提高了护士进取的期望值和达到目标的可能性。期望理论强调提高效价和期望值，护理管理中要最大限度地调动护士的积极性。此外，护理部做到了护理绩效与奖励严格挂钩，护理管理者应让护士懂得哪种工作结果能得到奖励，让护士认识到奖金与他们所取得的工作成绩是紧密挂钩的，只有这样，护士才能自觉评价自己努力的程度和结果，真正调动护士的积极性。

【经验分享】

护理管理者奖励的技巧有哪些？

1. 对不同护士采用不同的激励手段

（1）激励先进者：先进者对护理团队的贡献大，受到人们的尊重和赞扬，同时也应在物质和精神上得到较大程度的激励。

（2）激励落后者：在工作中落后可能只是暂时的现象，落后者身上也有很多优点和长处，发现和挖掘他们身上的闪光点，帮助他们以积极的心态面对暂时的落后局面，激励他们重新找回信心。

（3）激励中间层：在组织中，中间层人员占大多数。中间层的人员一般有几个特点：看重物质利益，讲求实惠；不求有功，但求无过；甘居中游；精通业务，有一技之长。要做好中间层的激励工作，必须针对这些特点，采取与之相应的方法。

2. 重视奖励的综合效价　物质奖励是以货币和实物的形式对人们良好行为的一种奖励方式。在对护士进行物质奖励时，同时增加一些精神鼓励因素，以激起护士的荣誉感、成就感和自豪感，从而使激励效果倍增。

3. 合理控制奖励的效价　奖励的效价过小，搞平均主义，会失去激励的作用；但效价过大，超过贡献的差距，则会引发护士心理失衡，使护士感到待遇不公。因此应尽量使效价与贡献差相匹配，使护士感到公平、公正，才会真正使先进者有动力、后进者有压力。

4. 适当控制期望概率　在工作、学习竞赛中的动员阶段，应该提高广大护士的期望概率，使大家都以积极的态度响应竞赛活动；当工作和学习中遇到困难和挫折，灰心失望、信心不足时，应该及时加以鼓励，使下降的期望值重新升高。当进入评比、发奖阶段时，一般来讲，大家的期望概率往往普遍偏高，这时的工作是使大家保持冷静、客观，使其期望降到比较接近实际的水平。

5. 注意心理疏导　在评优评奖的阶段，护士的心理状态是很不稳定的，如果期望不能实现会使护士出现挫折感和失落感，诱发一系列的挫折心理和挫折行为，解决问题的方法是及时对护士的期望心理进行疏导。疏导的主要方法是目标转移法，将其目标引导到“下一次”“下一轮”竞赛，淡化过去，着眼将来。

6. 恰当树立奖励目标　在设立奖励目标时，目标不能定得过高，也不能定得过低，过高会使期望概率降低，过低会使目标效价降低。对于长期目标，要分阶段日标，一达到阶段目标，就给予及时的奖励，把大目标与小目标有机结合，始终让员工保持较高的士气，从而收到满意的激励效果。

7. 把握好奖励时机和奖励频率　奖励的时机直接影响激励的效果，时机与频率是密切相关的。奖励时机和奖励频率的选择要从实际出发，一般来讲，对于复杂难度大的任务，奖励频率宜低；对比较简单、容易完成的任务，奖励频率宜高；对于目标任务不明确、需长期工作的，奖励频率宜低；对于目标任务明确、短期见成果的工作，奖励频率宜高；对于需要层次较高、事业心很强的人，奖励频率宜低；劳动条件和工作环境差、工作满意度不高的护理单元，奖励频率宜高。当然，奖励频率与奖励强度应恰当配合，一般而言，两者成负相关的关系。

案例 24 职业生涯规划——小刘的路应该怎样走?

小刘出生在海岛渔村，父母常年外出打工，他和奶奶一起生活，家境贫寒。但是他非常热爱学习，乐于助人。初中毕业后父母让他先读中专，毕业后尽早工作。小刘选择了县城的一所三年制护士学校，学习期间他对护理专业产生了浓厚的兴趣，有自己独特的理解，善于和他人沟通；担任班长职务，年年获得校奖学金，实习、毕业后入职一家综合性三甲医院。该医院是一所具有百年历史的医学院附属医院，全省急救中心也挂靠在该医院。医院共有护士 1 200 人，大专及以上学历护士占 80%，其中研究生学历护士 8 人，男护士 12 名，男护士主要在急诊科、重症监护室工作。过去十年以来，该医院招聘护士的学历条件提高到大专及以上水平。小刘因为在校成绩优秀，实习表现特别突出，医院破格录用他为急诊科编外助理护士。作为一名中专生，能留在这样的大医院工作，小刘非常兴奋，父母和乡亲也很自豪。面试时，护理部王主任特别鼓励道：“小伙子好好干，继续学习，争取自考大专，我们医院男护士不多，我看好你！”小刘觉得急诊科的护理工作很有挑战性，他暗自下决心，一定要吃苦耐劳，努力积累临床经验，业余时间完成大专、本科和硕士的学习，希望将来能够成为一名急诊专业领域的护理专家。他迫切需要护理部王主任做他的引路人，教他如何走好职业生涯的每一步。

【问题】

1. 王主任如何运用 SWOT 分析法帮助小刘进行职业发展分析?
2. 小刘的职业发展目标具体应该是怎样的?
3. 为了实现目标，如何进行职业规划?

【知识链接】

1. 护理职业生涯发展的基本概念 职业生涯即一个人的职业经历，指一个人所有与职业相联系的行为与活动，以及相关的态度、价值观、愿望等连续性经历的过程。护士职业生涯指护士在从事的护理专业领域内的行为历程。

职业生涯规划指组织或个人把个人发展与组织发展相结合，对自己的兴趣、爱好、能力、特长、经历及不足等各方面进行综合分析与权衡，结合时代特点，根据自己的职业倾向，确定其最佳的职业奋斗目标，并为实现目标作出行之有效的安排。职业生涯规划有利于正确认识自己，客观、准确地分析社会环境，调整心态，确立目标并逐步实现目标。职业生涯管理是专门化的管理，是组织帮助员工制订职业生涯规划和帮助其职业生涯发展的一系列活动，以实现组织目标和个人发展的有效结合。护士职业生涯规划很重要，医院应协助护士树立正确的专业态度，增强对临床工作的适应，增强解决问题的能力，建立和谐有效的支持系统，增强专业认同感。

齐默（Zimmer）把护士的生涯发展分为三阶段，即导入期（entry level）、调适期（intermediate）、实践期（advanced practice）。索维（Sovie）认为生涯发展架构内容包括三大要素：

（1）专业认同（professional identification）：包括职前训练（orientation）及在职教育，使护理能力达到标准。

（2）专业成熟（professional maturation）：使护理能力更进一层，负责指导患者及家属解决问题，参与护理质量改进活动及推广新的护理业务。

（3）专业精通（professional mastery）：能力进阶至教学、行政或研究，参与医院有关专业委员会等。

数学家斯图亚特·德雷福斯（Stuart Dreyfus）与哲学家于伯特·德雷福斯（Hubert Dreyfus）研究航线飞行员和西洋棋的选手，发现技巧或技能的成熟需要经过五个过程，并提出技能发展模式：学习者要从新手（novice）、进阶学习者（advanced beginner）、胜任（competent）、熟练（proficient）到专家（expert），每一个阶段过程都具有特定的行为、思想及成效。帕特里夏·本纳（Patricia Benner）将技能发展模式运用在护理上，根据经验学习理论（experiential learning）提出护士的学习过程分为以下五个阶段：

（1）新手期：新上岗护士没有工作经验，按照常规原则工作，需要理论指导，易忽略情境因素，无法对真实情况作出正确判断。

（2）进阶学习期：由依常规例行性分析到可以依经验直觉去思考分析，因为已经有一些实际经验，通常能掌握环境中经常可能出现的某些状况，解决一些实际问题。

（3）胜任期：对所处的工作情境有整体的概念，能把握整体的情况变化，面对紧急情况，能及时采取应对措施，并能根据工作的重要性、急迫性来优先处理工作。

（4）熟练期：拥有知觉能力，从较多的经验中发展出对情境的立即反应，具有作出决定的能力与判断的能力。

（5）专家期：拥有丰富的经验及背景，应对每一种情况已成为一种本能，可立即掌控情况，确认问题症结，能处理非预期状况，有良好的协商能力，能深度了解整体情况；不会墨守成规。

护士在职培训的期望目标是使护士的能力由新手逐渐增强以至成为专家。

2. 护士职业生涯规划的步骤

（1）自我评估和内外环境分析：自我评估内容包括个人的职业价值观、个人的兴趣特长、个人的性格特点、个人的思维方式、已掌握的专业知识与技能等相关因素。目的是认识自己、了解自己职业发展的优势和局限，在此基础上形成自己的职业发展定位，对自己所适合的职业生涯目标作出合理的抉择。此外，只有对外界环境因素充分了解和把握，才能做到在复杂的环境中趋利避害，确认适合自己职业发展的机遇，把握自己的奋斗目标和方向。通常采用 SWOT 分析法。SWOT 分析法是企业战略的有效分析工具，逐步推广应用于教育和管理等其他领域。通过对企业或个人内部优势（strengths）、劣势（weaknesses），外部机会（opportunities）与威胁（threats）四个方面做详细深入分析，了解企业或个人内部情况与所处的外部环境，准确寻找企业或个人发展的机会点，作为准确制订目标和对策的依据，并避免高估或低估目标值。

（2）确定职业发展路径：设计职业发展的路线和方向，必须与医院岗位需要相结合。

（3）确定职业生涯目标：目标设置应该适合个人自身特点、符合组织和社会需求。对应自己的行动计划可将职业目标进行分解，即分解为短期目标、中期目标和长期目标。同一时期不要设定过多的目标。不能好高骛远，也不能过于保守。

（4）制订职业生涯行动计划与措施：针对具体计划目标采取有效措施，包括院内相关的护理规范化培训、岗位培训及各种专业培训，还要进行与目标相关的其他教育和实践活动。在实施过程中还应该兼顾工作、生活和家庭的平衡，以保证职业生涯的可持续发展。

（5）评估与调整：针对面临的问题和困难进行分析和总结，及时调整自我认识和对职业目标的重新界定。

3. 职业生涯规划的原则和注意事项 职业生涯规划应该符合清晰性原则、变动性原则、一致性原则、激励性原则、可行性原则、可测量原则。时间最好不要定得太长，短期<3 年，中期 3~5 年，长期 5~10 年为一个阶段；规划最好具体详细，有总目标和阶段目标，以及具体措施；计划要定时评估更新，根据自己的实际完成情况补充改进。

【案例分析】

1. 王主任如何运用 SWOT 分析法帮助小刘进行职业发展分析？

王主任运用 SWOT 分析法帮助小刘进行职业发展分析：

优势——S（strengths）：热爱所从事的工作和专业，具有较强的人际沟通能力；思维敏捷，做事认真、投入，有毅力；在学校期间培养了较强的组织协调能力；有很强的学习意愿和能力。作为医院为数不多的男护士，容易受到关注，有可能获得更多的机会；在工作的医院已经经过一年的实习锻炼，能够基本熟悉医院的流程和环境。

劣势——W（weaknesses）：中专学历，助理护士；英语水平较差，需要提高听说读写的能力；刚刚参加工作，需要尽快适应工作岗位和社会，交际圈子比较狭窄，社会实践能力还不够。

机会——O（opportunities）：随着医疗卫生体制改革的深化，国家推出一系列护理改革指导意见。护理专业的发展需要具有丰富理论知识、扎实娴熟技术的临床专科护士。男护士在中国也逐步受到重视。护士在职学历教育，如自学考试、网络学习、函授学习等逐步完善。

威胁——T（threats）：医院大专学历人员占多数，小刘在学历等方面竞争力弱；由于是男护士，在与患者沟通方面可能会受到传统观念的影响，难以获得患者及其家属的信任感；男护士团体在医院占少数，既有的政策和制度方面多倾斜女性同事。

2. 小刘的职业发展目标具体应该是怎样的？

根据医院的发展和小刘目前自身条件，王主任帮助小刘制订了职业发展目标：2023 年成为急诊高级专科护士。

（1）2013—2015 年：通过临床规范化培训，掌握临床护理基本知识和技能。学历目标：大专自学考试毕业。职业目标：由助理护士晋升护士。

（2）2015—2018 年：掌握急诊专科理论、专科技能。取得护师资格证、通过本科自学考试和英语四级考试。

（3）2018—2023 年：精通急诊各项护理技能的操作，具备精湛的业务能力、教学能力和应对突发事件的心理素质和能力。参加急诊高级专科护士培训;在国内外权威刊物发表 2 篇以上论文;晋升主管护师职称。英语达到六级水平,完成护理研究生课程。

3. 为了实现目标,如何进行职业规划?

为了实现目标,可借助以下方法进行职业规划:

(1) 完成医院的各项培训计划:根据护理部统一计划,完成两年护理规范化培训,从助理护士到各级护士的岗位培训和专科培训。积极争取国内外急救护理的进修学习机会和高级专科护士培训的机会。

(2) 完成在职学历教育:充分利用业余时间,为自己补充所需的知识和技能。参加自学考试,取得大专和本科护理文凭。参加医学院护理研究生课程班学习,争取获得硕士学位。同时,通过自学、补习班、英语口语沙龙、网络学习,提高英语水平。

(3) 广泛阅读相关书籍,选修、旁听相关课程。

(4) 充分利用临床学习时间多做,多看,多问,多听,多学。积极参加各种有意义的社会实践活动。

(5) 在工作中积极与同事和护士长沟通交流;参加男护士联谊活动。

(6) 根据上班时间,合理安排睡眠和饮食。培养良好的生活习惯和健康行为,协调好家庭和工作的关系。

【经验分享】

1. 护士与医院组织在职业生涯发展方面的关系

(1) 护理职业生涯发展是个人与组织相互选择的过程:不能否认一个人的职业发展过程中含有客观的随机性成分,即对机遇的偶然性选择,如是否碰上晋升的机会、有没有前辈指导、同等条件下护士竞争的强度等。但是,护理职业生涯发展并非完全随机,是个人与医院的选择与培养过程,是双方作出努力使个人的职业与组织的需要相符的过程。

(2) 护理职业生涯发展的自我管理:职业生涯发展责任重点在个人身上,强调对护理职业生涯发展的自我管理。人对其命运有一定的控制力,可以利用所遇到的机会从自己的职业生涯中最大限度地获得成功与满足。个人护理职业生涯发展道路之所以需要进行规划,就是因为职业生涯发展的成败,密切关系到个人的自我概念(self concept),即一个人对自己的认识和评价。

护理职业生涯发展的自我管理应当考虑几条主要的原则:首先从一开始自己就应定有一个长远的奋斗目标,发现自己的优势与条件,在选择近期就业机会或岗位机会时，权衡是否有利于自己终极目标的实现。其次，随时审视自己当前的境遇，评估自己真实的能力与绩效，寻觅晋升与培训机会。最后，面对机遇，主动争取。

2. 影响护理职业生涯发展道路的个人特点　护理职业生涯发展就是一系列个人的需要与组织的需要不断实现恰当的相互配合的过程。组织中的个人护理职业生涯发展道路或攀升台阶有两人类型，即技术专业型途径与行政管理型途径。无论是个人对其护理职业生涯发展的自我管理，还是组织对其员工的护理职业生涯发展的管理，都需以对个人特点的评测与认识为出发点。

（1）感情的倾向性：著名的心理分析学者荣格，将人在感情倾向性特征方面分为两种极端典型的类型。

1）内倾型：这类人的特点是较多考虑个人内在的感受和思想却不太注意外在环境和别人的影响；他们喜欢个人独处，勤奋工作，善思考，有主见，不盲从，谨慎认真。但可能有沉默寡言，不喜也不善交往，在社交场合退缩回避，孤僻离群，对外界与他人不关心，不敏感，易造成误解的弱点。这类人较适合从事专业技术性和操作实干性工作。

2）外倾型：这类人的特点是开朗坦率，喜与人交往和倾谈，兴趣广泛，重视与环境及别人的协调与和谐，对周围事物的变化敏感和关心，重行动和实效。其弱点则是工作欠深入踏实，易冲动，对重复性、常规性的工作不够耐心和执着。这类人适合从事开拓性、多样性的工作。

（2）解决问题风格

1）收集信息的风格：分感觉型与直觉型两种。①感觉型：这类人喜欢用自己的感知判断发生的事实，对常规性的细节很耐心，对事实很少出错，爱用已经学会的技能而不爱学习新技能；工作踏实，态度现实，被人们认为有耐心、精确、实际，系统性强，但较沉闷，缺乏想象力，而且较短视。②直觉型：这类人感兴趣的是事实的意义及其相互关系，喜欢用想象和灵感去研究新问题而讨厌老的、重复性的问题；对复杂情况有耐心；爱学习新技能，却不太在乎运用这些技能；重视整体情况和第一印象，往往跳过细节研究，直接得出结论；被人们认为是有创造性和想象力，但不稳定，较易搞错事实。

2）处理（或评价）信息的风格：也分两种极端，即感情型与思维型。①感情型：这类人喜欢凭个人感情做判断，富有同情心，充分意识并关心别人的感情，自己需要表扬，也爱取悦别人，哪怕是件小事；不得罪人，讨厌争论和冲突，认为会降低效率；重协调和谐；被人认为是重视和理解人的，但不持批判态度，爱迁就，原则性不强。②思维型：这类人通常是凭逻辑和道理来做判断，冷静而理性，客观公正；但易忽视别人的感情，得罪了人而不自知；更注重事物或想法而不大关心人际关系，不需和谐，铁面无私，照章办事，必要时会处分乃至开除下属；被人认为是客观的，批判性的，理性的，不讲情面的，心狠手辣的。

既然解决问题包含收集和处理信息两个维度，而每一维度又有两种典型，人们的解决问题风格便存在着两两搭配的四种典型组合，即感觉 - 感情型，感觉 - 思维型，直觉 - 感情型与直觉 - 思维型。

（3）职业风格特征：美国心理学家麦柯比（Maccoby）将管理人员职业风格划分为四种典型的类型。①“工匠”型：他们是技术专家，热爱自己专业，渴望发明创造，制造新成果，有坚忍刻苦和努力钻研的精神，是“工作狂”；但对行政性事务和职务并无兴趣，对人际关系不敏感，不善于处理人际交往与矛盾；他们凡事总想求得最优化方案，不够现实；而且知识与思维都专而窄，广博不足。②“斗士”型：这类人领袖欲很强，渴望权力，想建立自己势力的“王国”；干劲足，闯劲大，敢冒险，有魄力，但不能容忍别人分享他的权力，“一山不容二虎”，只能他说了算。③“企业人”型：管理者中其实这类人最多，他们忠实可靠，循规蹈矩，兢兢业业，只求稳妥，但保守怕变，革新性与进取心不高。④“赛手”型：他们视人生为竞赛，渴望成为其中的优胜者；但他们不同于“斗士”们的是，并不醉心于个人主宰，而只想当一个胜利集体中的明星；他们善于团结和鼓舞别人，乐于提携部下；但却并非“老好人”，因为他们是有强烈进取心和成就欲的。

多数人兼具数型特点，以不同强度组合。

3. 组织对护理职业生涯发展的管理　虽然护理职业生涯发展的管理主要依靠个人自我策划与掌握，但组织的作用仍不可忽视。

（1）护理职业生涯发展规划的制订：医院护理管理者应该鼓励、支持并帮助护士实现其职业上的抱负。护理职业生涯发展规划必须与医院总体战略目标相一致。护理职业生涯发展综合规划，是为了给护士提供必要的信息和提示，帮助他们做好自己的发展计划，确定个人的发展机会和途径。或者通过护理岗位说明书，将各职位的性质与工作内容，按工作的繁简难易、责任轻重及各职位间的工作关系，加以规范性的描述，为护士提供专业发展的参考。

护士多数为女性，承担着家庭和工作的双重责任，往往心理压力大，容易顾此失彼。如果管理者不考虑护士的家庭负担，对其护理职业生涯发展作出的规划则失去意义。只有帮助她们解除后顾之忧，才能为他们安心工作创造条件。具体做法：①实行弹性工作制，使双职工有协调工作与家务冲突的余地；②为他们提供特别心理指导与咨询；③对管理者实行专门训练，以提高他们为自己下属提供有效咨询服务的能力；④帮助和支持护士进行合理的岗位调换；⑤安排好员工托儿福利等。

（2）护理职业生涯发展管理的实施

1）使护士能正确地进行自我评估，准确了解自己的长处与不足，扬长避短或取长补短，设置合理而可行的目标与达成途径。

2）建立护理人力资源档案，通过日常绩效考评及人才评估活动，了解员工现有的才能、特长、绩效、经历和志趣，评估他们在专业技术、管理和创业开拓方面的潜力，确定他们目前所处的护理职业生涯发展阶段。

3）鼓励和帮助护士，尤其是护理骨干和潜力较大者，妥善制订个人的发展计划，并提供咨询。从日常实践与考绩中评估青年护理骨干的管理潜质，发现苗子，对他们进行传、帮、带的专门培养，使之能较快地成长起来，以胜任选定的主管职位。

总之，不能把医院的利益与护士个人的成长与发展对立起来。个人发展的成功在于组织的扶持。护理职业生涯发展道路的开发对医院和护理专业本身意义重大，既能满足护士个人的荣誉、自尊与自我发展需要，引导其个人目标与组织目标一致，同时也保证了护士工作的积极性、创造性与对医院和护理专业的忠诚度与归属感。

（李红）

第九章

护理控制职能

护理管理职能指在护理管理过程中，根据既定的护理目标及标准，对医院内所有的护理活动进行衡量、监督、检查和评价，发现偏差及时采取相应纠正措施，使护理工作按原定的计划执行，或根据环境和条件变化适当地调整计划，使预期的护理目标得以实现的活动过程。它是护理管理的重要职能之一。护理管理者通过控制工作能有效地应对复杂多变的环境对护理管理活动的影响，使复杂、烦琐的护理管理活动协调一致，确保护理管理系统按预定的目标和计划运转，从而减少管理失误并提高管理效能。

案例 25　控制的类型——化疗药物外渗导致的投诉

患者，女，48 岁，诊断：右侧乳腺癌术后伴肝转移。入住某医院肿瘤科化疗。鉴于患者需长期治疗，外周静脉条件较差，医护人员建议其使用经外周静脉穿刺的中心静脉导管（PICC），但患者拒绝，为此护士小张在患者左前臂静脉进行了留置针穿刺输液。当晚 18 点，根据医嘱应输注化疗药物（生理盐水 100ml+ 表柔比星 80mg），护理实习生小李看见张护士正在交班，于是自行前往患者床旁操作，回抽静脉见有回血，即经留置针遵医嘱静脉推注了呋塞米 20mg，在推注过程中，患者诉穿刺局部疼痛，小李查看局部未见明显肿胀，便将化疗组液体连接至留置针上，观察到液体输注滴速正常便离开。接班护士小王查房时，患者再次叙述输液处疼痛，查看后发现患者的留置针穿刺处局部皮肤红肿，护士小王立刻重新穿刺，对局部进行抽吸残余液、冷敷处理。本次化疗结束后，患者办理了出院手续，回家休养。2 个月后，医院接到患者的投诉，称因输注化疗药物时渗漏导致局部皮肤溃烂，要求医院赔偿。最终，局部伤口经耗时近半年的换药处理才愈合。

护理质量与安全管理委员会对案例进行分析讨论，指出此案例中护士对患者静脉输注化疗药物的相关宣教、告知不到位，科室对护理实习生的管理不规范，护理记录中对外渗后的处理记录不全。委员会认为医院现行的静脉化疗护理流程，预防及处理化疗药物外渗的护理技术操作规范、管理制度需依据行业最新标准及指南进行修订、更新，并进一步细化、规范化疗患者的健康教育、护士专科知识培训及考核、实习学生带教管理等关键环节的质控标准，确保管理文件体系的适宜性和可操作性。

【问题】

1. 本案例揭示了该院护理管理控制环节存在哪些薄弱点？
2. 应如何加强管理，防止类似事件的再次发生？

【知识链接】

1. 控制的作用　一个有效的控制系统是落实组织各项工作计划，达成预期组织目标的重要保障。控制通过将纠正偏差的行动与管理的计划、组织、领导、协调四项职能密切结合，使管理过程形成一个相对封闭的系统。在这个系统中，控制是中心，计划是控制的目标，组织是控制的保障，领导是控制的要素，协调是控制的活化剂。控制既是一个管理周期的结束，同时又是新的管理周期的开始。管理的四项职能，最终都集中到控制中。没有控制，计划再完美，组织协调再有效，员工的积极性再高，领导的能力再强，也不能保证所有的行动都按计划执行、目标按预期实现。所以说，控制存在于管理活动的全过程，不仅可以维持其他职能的正常活动，而且在必要时纠正偏差的行动，改变其他管理职能的活动。有效的控制能够使整个管理过程顺利运转。在护理管理过程中，风险管理、安全管理、成本 - 效益分析等过程均需要使用控制相关的理论，找出偏差、纠正偏差。

2. 控制的类型　按照不同的标准，控制可以划分为不同类型。①根据控制点位置不同分类，分为事先控制、过程控制和事后控制；②根据控制活动的性质分类，可以分为预防性控制和更正性控制；③根据控制手段分类，可以分为直接控制和间接控制；④按照控制方式分类，可以分为正式组织控制、群体控制和自我控制；⑤按照实施的来源分类，可以分为内部控制和外部控制；⑥按照控制信息的性质分类，可以分为前馈控制和反馈控制。

控制的分类方法不是孤立的，有时一个控制活动可能同属多种类型。例如，护士长对照标准检查护士工作，既属于直接控制，也属于过程控制；护士遵循临床各种护理技术操作规范及管理制度工作，既是预防性控制，也是自我控制；等等。最广为使用的分类是按照控制点位置进行的分类。

（1）事先控制：又称前馈控制、预防控制。事先控制面向未来，是在计划开始实施之前，对各种管理要素实施控制以防止偏差发生的预防性控制，它主要针对可能产生偏差的条件进行控制，不针对具体的人员，一般不会造成对立面冲突。因此，尽管实施事先控制的难度较大，但其不失为一种较理想和有效的控制。

（2）过程控制：又称现场控制、同步控制或环节控制，是对计划执行的过程实施的控制，具有指导及监督两项职能。指导指针对工作中出现的问题，管理者及时对下属进行技术性指导，或与下属共同商讨纠偏措施，帮助下属正确完成任务；监督指对照标准检查正在进行的工作，以确保工作任务保质保量完成。

过程控制因管理者的指导而兼有对护士的培训作用，能帮助护士提高自己的工作能力和自我控制能力。但由于受到时间、精力、业务水平等因素限制，管理者很难事事亲临，故主要由基层管理者执行；又因其是针对具体人员的行为控制，容易形成控制者与被控制者之间的心理对立。管理者的自身素质、言传身教与管理艺术就显得更为重要。

（3）事后控制：又称反馈控制、后馈控制或终末控制，是在行动结束后，对行动结果进行测量、分析、比较和评价，对已发生的偏差采取相应的措施，防止偏差继续或再次发生，以期通过把好控制的最后一关，结合对实际工作绩效的评价，为未来的事先控制和过程控制打下基础。例如，对各种护理管理指标的达标率、不良事件的发生率等进行系统分析，有助于为将来改进工作计划提供科学依据。

以上三种类型的控制虽然各具特点，但在实际工作中往往要配合使用。事先控制虽可以先预防做好准备，防患于未然，但有些问题可能防不胜防，这时必须辅以过程控制，否则将前功尽弃。同样，不论是事先控制、过程控制，都需要事后控制来检验其结果。

【案例分析】

1. 本案例揭示了该院护理管理控制环节存在哪些薄弱点？

（1）事先控制：案例中静脉化疗药物外渗事件反映出该院护理的事先控制方面存在安全漏洞。由于护理部管理文件的质量控制目标、程序不清，相关护理文件未能做到及时修订、更新，关键环节的管理制度、流程及标准不够具体，使其可操作性及适宜性大打折扣，因而出现护士对化疗药物静脉输注风险告知流程、要求不清晰，对化疗药物外渗的潜在危害认识不足，对化疗药物外渗的预防、处理及记录不规范，护士在具体执行过程中易受个人的经验及水平的影响，护士长对交接班、化疗给药的重点环节和实习护生重点人群监管不到位，不能有效进行预防控制。

（2）过程控制：当患者拒绝通过 PICC 输注化疗药物时，护士由于自身知识不足或工作忙碌而忽视风险，未能全面评估患者及其家庭社会支持情况，未能针对患者实际问题宣教及沟通，也未能积极寻求上一级护士 / 护士长的帮助及采取恰当的风险防范措施，并规范记录。而护士长应结合科室人员实际工作情况，准确把握重点人员、关键环节、重要流程的现场指导与监督，定期评价及反馈护理过程质量控制效果。

（3）事后控制：发生化疗药物外渗后，值班护士虽然做了局部回抽药液、冷敷处理，但忽视了评价处理效果及告知患者出院休养时的注意事项，未叮嘱患者定期随访，以持续追踪外渗局部情况。从中也反映出事先控制、过程控制与事后控制之间相互影响、制约，三者密不可分。

2. 应如何加强管理，防止类似事件的再次发生？

（1）事先控制：①建章立制、规范管理。护理部应建立院、科两级的静脉治疗护理专业组，明确工作目标、职责、计划及流程等；全面评估医院化疗药物静脉治疗现状及相关护理风险，依据行业规范、标准、指南等修订完善医院化疗药物静脉输注的患者知情告知制度、护理质量评价标准，以及化疗药物外渗护理应急预案、技术操作关键流程等。②培训考核、合格上岗。严格落实化疗药物静脉治疗知识及操作技能的专项培训及考核，护士考核合格方可从事化疗相关工作；实施应急预案演练、专项工作质量督导等。③把控重点、质控督导。加强薄弱环节、重要流程及重点人群的监管，如尽量避免在中午、夜间等高风险时段进行化疗药物静脉治疗，规范交接班内容及流程、严格学生带教管理等。

（2）过程控制：包括自控和他控。自控：①落实主动静脉治疗，建设科室主动静脉治疗的安全文化，临床医生应参与静脉治疗安全性和最佳实践的质量提升活动，护理人员要主动与医生沟通，治疗前做好规划，医护共同评估，选择合理的输液装置，并引导患者参与自身安全决策与管理，风险共担，充分沟通及履行告知义务。确保患者已知晓可能的风险，并签署知情同意书。②学习规范，践行标准。紧跟行业技术发展及科学研究，不断学习静脉治疗护理技术最新操作规范、标准、指南等，基于循证及临床实践规范静脉化疗护理技术的质量管理，有效实施自控。他控：落实三级护理质量控制管理，护理部、医院静脉治疗管理小组、科室静脉治疗小组依据各项指南、规范，制订安全输液的持续改进方案,并定期检查,评价护士实际工作质量,如护理操作的规范性、健康教育的有效性、输注过程中的巡回观察、外渗处理的及时性等。及时预警、识别、处理护理过程中各种现实、潜在的异常情况。对质控数据进行整理分析,使用质量管理工具,持续改进。并对典型案例进行分享交流,全面提升静脉治疗质量。

(3)事后控制:跟踪随访,持续改进。患者办理出院时,一方面认真做好患者出院健康指导,告知注意事项及复诊安排,另一方面结合患者情况及依据制度定期随访,指定专人做好重点患者、重点事项等的随访工作,定期分析反馈,发现问题及时改进。护理部、护士长要强化化疗用药过程的质量监控与指导,持续提升护理质量。须特别注意:各级护理质控组织应针对发生事件认真分析原因、总结经验教训并完善制度和流程,及时进行院内反馈与培训等,避免类似问题再次发生。

【经验分享】

护理部主任应把握有效控制的基本原则,有的放矢地全面控制护理工作。

1. 控制应反映计划要求　控制的目标是为了实现计划。控制是否按既定的计划和方向运行,要用与之相适应的护理控制标准衡量和评价,及时采取措施纠偏,做到每项护理工作事先控制、过程控制及事后控制相结合,通过实施全方位的综合控制,确保计划的实现。要注意控制系统与控制方法要能反映所拟定计划的要求,由于不同的计划其特点不同,控制所需的信息也不同。如对于“落实专科护理培训要求,培养专科护理人才”的目标,护理部应结合护理行业的专业发展及自身医院的功能和需要,参照《专科护理领域护士培训大纲》(卫办医发〔2007〕90号)及中华护理学会等其他专业学会的系列专科护士培训大纲,制订本院的专科护士培训方案和培养计划,并做好培训师资、设备及设施等资源保障的预算,设计追踪和评价培训效果的具体方案,以确保该目标达成。对于护理安全管理控制方面的标准,护理部应有计划地组织梳理临床重点环节的要求与规范,制订适宜的应急管理制度,落实相关岗位人员的培训及演练等,确定评价其效果的具体方法,要能够反映临床重点环节的特点。因此,控制与计划必须步调一致。

2. 组织适应性原则　健全强有力的组织结构是控制的保证。管理要落到实处,控制能够强力有效,必须依托健全完善的组织体系。在实施护理管理的过程中,根据医院的实际情况,三级医院采用在院长(或副院长)领导下的三级(护理部主任—总/科护士长—病区护士长)护理管理组织控制体系;二级医院一般采用在院长(或副院长)领导下的二级(护理部主任或总护士长—病区护士长)护理管理组织控制体系;形成以护理部主任(总护士长)为龙头,以护理管理组织架构为主线,自上而下、层层把关的控制体系。

3. 控制关键问题原则　运用“二八”原理,即找出造成多数问题(80%)的主要因素(20%),分析影响计划实施及目标实现的关键制度、重要环节、重点科室、高危人群、高危物品及药品、高危时间等,从而通过控制这些20%的关键因素有效控制全局,而不必面面俱到,事必躬亲。另外,可通过树“强”和/或扶“弱”护士长及护理单元,打造“强”可供学习、复制经验的管理典范及扶持“弱”缺陷明显的短板护士长及护理单元,提高控制的效能。

4. 例外情况灵活控制原则　在实际护理管理中,护理控制工作既要把握控制关键问题原则,还要把握计划实施中的例外情况原则,二者结合,做到既控制好常态环境中的影响目标达成和计划实施的关键要素,又不能忽略环境中的巨大变化、突发性事件或计划执行过程中的重大偏差。护理部不仅要做好日常各种意外事件的应急预案(如成批伤员救治,地震、火灾、停水、断电,人员紧急调配,重大公共卫生事件应对等)并开展培训与演练,还要对一些难以预料的偏差快速作出反应,灵活控制。

举例:医院手术室标本管理是护理控制的重点内容之一。某院突发重要标本丢失,手术延时等待近40分钟。追踪流程发现,病理科人员使用专用升降机接取标本的环节缺乏执行标准,致使其中一个小标本袋滑落到机井底部。本事件的意外发生引起护理部、手术室及病理科的高度重视,通过多部门联动改进,更新了流程及控制手段,将开放式标本盒改为密封式运送,病理科在升降机出口安装了监控录像装置、张贴了接取标本的操作流程图。通过对不良事件的事后控制,设立了预防此类事件的事先控制流程,确保了手术标本的安全传递。

5. 适度控制原则　适度控制指控制的范围、程度、频度恰到好处。可以参照以下要点:

(1) 适度的控制范围:控制过多易造成控制双方的不快与冲突,但缺乏控制又可能导致护理活动失控而混乱。全面控制的同时应关注重点控制、关注重点人群,如高风险患者(疑难、急危重症、手术、接受特殊治疗和检查、有自杀倾向等的患者)和容易出现差错的护士(实习生、进修生、新护士、自我控制能力差、近期遭遇生活事件的护士等)。监控重点时段(夜间、中午、节假日、周末、工作繁忙等人力相对不足时段)和重点环节(交接班、治疗查对、身份识别、急救仪器设备检查、高危药品管理等),使控制工作发挥事半功倍之效。

(2) 适度的控制程度:针对不同的控制对象,适当选择合理的控制程度。

例如,对工作经验不足的护士、新聘任的护士长等,要借检查之机及时耐心给予辅导,帮助他们尽快渡过难关;对于工作中表现突出的护士、护士长,及时表扬及鼓励,给予机会在会上交流,或外派学习交流等。

(3) 适度的控制频度:管理者应有计划地科学设计控制周期,如将日常的重点或专项控制、节假日随机控制与周期性全面控制有效结合,使其既能满足护理服务的监督和检查需要,又不至于引起下属不满。

案例 26　控制的过程——这是护士的错吗?

某三级医院护理部张老师在心内科病房进行三级质量检查,现场抽检到2号床患者李奶奶,其诊断为“心律失常”,医嘱“一级护理”。工作两年的责任护士小王正接受检查时,李奶奶的家属慌张跑向小王,急诉患者感到心慌、难受。小王立即通知值班医生到床旁,见患者面色苍白,表情痛苦,心电监护显示室性心动过速,医生准备除颤。小王打开除颤仪电源开关,但屏幕不亮,准备插电源,发现无电源线,医生急提醒用监护仪电源线代替。小王重新插上电源、开机,进行同步电复律,经过10分钟紧急抢救,患者转危为安。

张老师全程参与该患者抢救过程,随后查阅该科室相关急救仪器及设备管理制度、护士分级管理制度等资料,发现护士长每周对急救仪器设备检查的记录显示合格率均为100%。进一步了解到,护士长记录中的急救仪器设备合格率源于每周检查护士对急救仪器的日交接记录,无法体现护士长对急救物品的切实抽检监控过程,下发的标准中也未明确说明护士长应当采取的监控措施及频次。此外,因2名有经验的责任护士休假,年轻护士小王被临时安排管理该组患者。

【问题】

1. 本案例说明该院的护理管理在哪方面存在薄弱环节?
2. 对于该问题,您认为该如何处理?
3. 应如何加强管理,防止类似问题的再次发生?

【知识链接】

控制过程的主要步骤包括确立控制标准、衡量工作绩效及找出偏差、采取措施纠正偏差。它们相互关联,缺一不可。

(1) 确立控制标准:是控制过程的前提。标准是检查和衡量实际工作绩效或预期工作成果的规范或具体尺度。没有标准,控制就没有依据。确立标准是控制过程的第一步,包括:明确控制对象;选择控制关键点;将计划中的目标分解为一系列具体可操作的控制标准。

（2）衡量工作绩效及找出偏差:是控制过程的测量阶段。对照控制标准衡量实际工作绩效并找出偏差是控制过程的第二步,其目的是获得控制对象的相关信息,找出其脱离标准状态的偏差。包括:①管理者在对实际工作衡量之前,应根据控制对象的重要性和复杂性确定适宜的衡量项目、衡量方法、衡量频度、衡量人。②建立有效的信息反馈系统,使有关实际工作的信息及纠偏措施信息能迅速上传下达,为纠正偏差建立基础平台。信息的有效性可直接影响管理的决策及成本。有效信息包含三个方面:一是信息的收集、检索、传递要及时,二是信息要可靠,三是信息要实用。③将实际绩效与标准比较,验证标准的客观性和有效性。比较的结果有两种:一种是不存在偏差,及时反馈信息,给予肯定并适时奖励;另一种是存在偏差。出现偏差有两种可能:一是执行中发生问题,需采取措施纠偏;二是标准本身存在问题,需要修订或更新标准。

（3）采取措施纠正偏差:是控制过程的终极目的。纠正偏差是控制过程的第三步,其包括:①分析偏差发生的严重程度及主要原因;②明确纠偏措施的实施对象(可能是实际的工作,也可能是衡量的标准或计划本身);③选择适当的纠偏措施。

护理管理的控制过程见图 9-1。

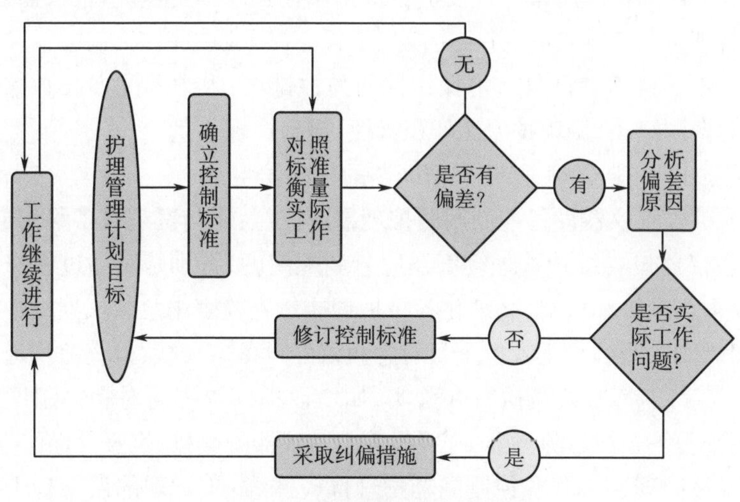

图 9-1　**护理管理的控制过程**

【案例分析】

1. 本案例说明该院的护理管理在哪方面存在薄弱环节?

(1) 该院有控制急救仪器设备完好率的制度和目标,但实际执行中控制不力,导致患者抢救需要使用急救仪器时,出现除颤器使用故障,急救仪器设备完好率的检查结果与实际偏离。同时,存在对急救仪器设备的使用培训不足、未开展专科疾病应急预案培训及演练、护士对急救仪器设备的使用熟练度欠佳等问题。

(2) 护士长对急救仪器设备的管理及控制方法存在问题。护理部虽然制订并下发了护士长对急救仪器设备定期检查的要求及查验表,但未对护士长的检查方法明确标准。

(3) 在护士人力资源相对不足的情况下,护士长未依据能级对应原则实施护士人力调配,导致低级别护士护理高风险的患者,存在护理安全隐患。

2. 对于该问题,您认为该如何处理?

(1) 护理部组织召开护理质量分析会议,梳理在急救仪器设备、人力资源管理中发现的问题及潜在风险,细化护理质量查检表中有关急救护理管理、护士长人力资源管理的内容和标准,并将专科疾病应急演练纳入质控标准。

(2) 针对修订后的质量管理标准,组织护士长和护士培训考核,确保掌握。

(3) 各科室制订急救仪器设备管理及使用的培训与考核计划,并组织实施。

(4) 护理部护理质量管理委员会依据质控程序,对全院急救仪器设备、人力资源管理进行专项检查,并在全院护士长会议上通报检查结果。

(5) 要求科室制订具有可操作性的弹性排班、人力调配方案。挖掘内部护理人力资源潜力,调动护士工作积极性,提高护理质量。

3. 应如何加强管理,防止类似问题的再次发生?

(1) 对急救仪器设备控制问题护理部应注意:①与医院设备科沟通,完善全院急救仪器设备维护管理制度及应急调配制度,特别是对超过保修期的设备,需要重点维护和检修;②细化各级护理质量查检表中急救仪器设备检查项的内容和标准,明确护士及护士长对急救仪器设备的交接、检查流程与质量控制标准,以利于各层人员执行和落实,如增设提问以提高对相关制度的知晓度,现场查看护士演示除颤器、呼吸机等急救仪器的交接、检查与操作等。

(2) 对护理人力资源控制问题护理部应注意:①护理部设立护士人力资源库,储备一定数量的机动护士;②制订紧急状态下院内护士应急调配方案。一般依照层级原则实施护士人力调配,建立三级调配架构。例如,当病区出现护士人力资源相对短缺时，一级为护士长在病区内协调解决，不能满足需求时启动二级（总/科护士长在辖区内调配），依然无法解决时三级响应（即护理部在全院范围内调配人力）；③确立弹性排班、合理分工的原则，并将此作为护士长绩效考评的内容之一进行监管；④实施护理岗位管理，明确护士分层级管理制度及要求，健全护士分层级管理标准，如确定低职高聘、高职低聘的相关流程与考核标准等，有效控制护士岗位层级与职责、风险、培训、能级相匹配；⑤开展院内年轻护士轮岗规范化培训；⑥通过优绩优酬、多劳多得的激励政策调动护士工作积极性，挖掘人力资源潜力。例如，以小时计酬解决某些岗位（门诊采血、静脉药物配制、手术配合等）高峰时段的护士人力相对不足的问题。

【经验分享】

护理部主任应该如何确保护理控制系统有效运行？

1. 清晰明确的控制目标是前提　目标不明，头绪不清，工作就会杂乱无章。因而明确护理管理的控制目标，是护理部主任高效履职的前提条件。这就要求护理部主任必须结合上级卫生行政管理部门的护理工作规划及要求、医院发展规划及学科建设需求，密切联系医院护理工作实际、患者的需求及管理的重点环节等，设立护理工作的中长期规划、年计划及控制目标，科室、病区也要有年度计划、月计划及控制目标。按照这些计划目标分阶段实施，以实现护理控制要求。护理控制目标包括：护理管理目标、护理质量目标（包括患者安全目标）、护士培训及考核目标、护理成本目标等。

2. 准确适宜的控制内容是基础　护理控制涉及内容繁多、范围广泛，操作时务必结合临床实际系统性梳理。按照现代整体护理模式，护理控制范围应包含患者生理、心理、社会、文化、精神等方面，不仅包含患者，还包括健康人群，不仅包含个体，还包含群体。护理部应在“以患者为中心、提升患者就医体验感”理念指导下，以提供安全、有效的医疗照护质量为重点，依据国家、地方卫生行政管理部门相关的法律、法规、政策、护理规范、技术标准与指南，结合医院管理实际、临床护理工作特点与自身学科发展需求等，归纳整理护理工作的主要控制内容，并定期组织审核、修订护理管理体系文件，保持其适宜性、充分性及有效性，使各项护理工作落实有章可循、有据可依。

3. 多重联合的控制指标与标准是关键　护理质量指标不仅涵盖以护士工作为关注点的指标（如急救物品及药品完好率、分级护理达标率等），还应关注以患者健康结局为核心的指标（如患者跌倒/坠床发生率、患者压力性损伤发生率等),以及提升护士执业满意度及安全等多方面的指标(如护士满意度、护士针刺伤发生率等)。多维度、多层面指标联合应用,以指标为指引,建立规范、专业、具有可操作性的护理工作质控评价标准,有利于引导护理管理者及护士建立全面质量控制意识,依据标准实施专业、安全的高品质护理,同时也便于依据标准系统而全面地监测及评价护理工作实际情况,落实持续改进。护理工作质控评价标准一般包括:

(1) 通用标准:如病区管理、分级护理、急救物品、设备及药品管理、消毒隔离管理、护士行为规范、护士分层级管理及继续教育、护理教学管理等护理工作质控评价标准。

(2) 特殊护理单元标准:如手术室、ICU、血液净化科、新生儿科、产房、消毒供应科、层流病房、感染科、发热门诊等护理工作质控评价标准等。

(3) 重点环节的专项标准:如临床输血护理、安全给药护理、围手术期护理、压力性损伤预防护理等专项护理工作质控评价标准。

4. 循势而变以确保控制的适宜性　一个好的护理控制系统一定是具备足够的灵活性和适用性,以适应医院的内外环境变化,适时对护理工作目标、标准、控制方式进行调整。例如,我国新一轮的等级医院评审标准《三级医院评审标准(2022 年版)》,增加了医疗服务能力与质量安全监测数据的比重,将过往以"现场检查、集中检查为主"的评审模式转变为关注"日常监测、客观指标的定量评价为主"的新模式,提示护理管理者要与时俱进,顺势而为,推进护理专业质量指标的研究与监测,使护理质量评价由主观定性向客观定量转变,减少突击迎检的行为,尽最大努力减少管理者主观评价偏倚,增强质量管理的客观性与科学性。

5. 借鉴"蚁群效应"提升控制水平　护理部主任的控制能力决定着医院的护理管理水平。如何提高控制水平,"蚁群效应"值得借鉴。蚂蚁有严格的组织分工和框架,并且自我组织能力特别强,不需要任何监督就能形成一个良好的团队,有条不紊地完成工作任务。如当蚂蚁发现食物时,如果是两个蚂蚁同时发现的,他们会分别走两条路线回到巢穴,边走边释放出特有的气味,先回到巢穴的蚂蚁会释放出更重的味道。这样他们的同伴就能选择最近的路线去搬运食物。蚁群效应的这种弹性调整、高效运作、自我组织优势也是护理管理者管理的最高境界。要提高护理工作效率,护理管理者必须脚踏实地组织一线护理人员认真挖掘工作流程中每个可能多余或不切实际的环节,解决工作流程中脱节、重复和滞后点,加强不同岗位之间的替补、支持与合作,优化护理团队及工作流程。

6. 适当授权培养下属的控制能力　护理部主任常常会有这样的焦虑：我给下属分配了一项工作，最终发现是自己从头至尾干了一遍所有工作；因下属责任心缺乏，所以没有我参与工作就干不好；我要有了能力强的副主任和科护士长，工作就可以放心交给他们干了……假如你也面对这样的困扰，不妨运用“倒金字塔法则”来着力提高下属的控制能力。

“倒金字塔法则”是北欧航空公司（SAS）总裁杨·卡尔松提出来的，一般的公司管理是“正金字塔”，最上面是决策者，中间是中层管理者，最下面一层是一线人员。而卡尔松的“倒金字塔”的最下面是政策的监督者，中间层不变，最上层是一线工作人员，称为现场决策者。“倒金字塔”管理法则改变了传统的上令下行的管理方式，其核心就是人人都要承担责任，对分内的事情作出决定，不必事事上报。而管理者只负责对政策的执行进行观察、监督、推进。让每个员工可以在这个“V型”空间里，自由发挥，释放自己的工作热情。员工一旦受到信任与重视，就会为组织发展提出好建议，使自己甚至是整个组织的工作效率大大提高。在护理管理的控制过程中，护理部主任同样可运用“倒金字塔法则”适当授权给不同层级的管理者及护理人员，通过检查与督导及时发现和解决运行中存在的问题，这既利于培养和提高下属的控制能力，又有助于激发下属的工作能动性，从而提高护理工作的质量及效率。

案例 27　护理质量控制——为什么问题总是解决不了？

在今年的年终护士长绩效考核中，肿瘤外科的张护士长排在末位。按照护理部的规定，年终考核处于末位的护士长要被约谈。过去一年肿瘤外科护理存在的主要问题：患者服务性投诉 2 次，配血标本错误 3 次，发生坠床 / 跌倒 5 例，发生非预期压力性损伤 6 例；护理部三级质量检查的汇总资料也反映出该护理单元的“药品管理”“护士对患者病情的掌握”“护理相关制度知晓度”项目出现问题的频次及年轻护士“三基”考核成绩与前一年相比无明显改观，患者对护理工作的满意度及护士对工作的满意度也远远低于全院护理单元的基线水平。特别是科室曾发生一次护士因对排班、绩效分配、人文关怀等不满而集体与护士长“对抗”的事件，在科护士长及护理部帮助下事件方才平息。张护士长分享自己的困惑：“作为护士自己非常出色，当护士长感觉压力很大，想做好工作，但所负责的护理单元工作繁忙，任务量大，自身管理经验不足；辖区的总护士长也很忙，一些资料上交科护士长后，只说让我注意细化，我一忙起来并没太在意……”通过查阅护士长手册上的护理质量检查及分析记录、护理质量问题整改报告，可以发现张护士长对管理工具掌握不够，问题的根源分析不清，缺乏可量化性、可操作性的具体要求和措施。

【问题】

1. 本案例揭示了该院的护理质量控制存在哪些问题？
2. 您认为该如何解决？

【知识链接】

1. 护理质量　质量又称为“品质”。在管理学中指产品、过程或服务满足规定要求的优劣程度。国际标准化组织（International Organization for Standardization, ISO）对质量的定义为：反映实体满足明确或隐含需要的能力的特性总和。护理质量指护理服务活动符合护理的标准、规范或要求的规定，满足服务对象明确的或隐含的需要的效果。明确的需要指服务对象明确提出的需要护士解决的问题，隐含的需要指服务对象现实存在、但未明确提出需要护士解决的问题。

2. 护理质量指标　是用于评估、改进质量的基本条件。目前，在护理管理领域经常使用“护理敏感性质量指标”一词，该词最早产生于 1996 年，用以表述受护士影响的患者相关结局。1998 年，美国护士协会将其定义为：用于评价和监测会对患者结局造成影响的护理管理、服务、组织发展等各项程序质量的定量标准。护理敏感性质量指标按照结构 - 过程 - 结果模式分为三类，即提供资源的属性（结构）、护士的干预（过程）和患者结局（结果）之间的关系。

结构指标指护理人员、患者所处的环境对于护理的作用，主要包括物质资源和人力资源。物质资源包括基础设施、医疗设备、财政支持等；人力资源包括护理人员的数量、不同类别护理人员配置、护理人员人数与患者的比值等。过程指标指护理工作中，患者实际接受到的护理，包括患者和医护人员共同寻求诊断疾病、实施治疗方案的所有活动，是患者与医护人员交互作用的过程，如住院患者身体约束率等。结果指标指患者接受医疗护理服务后，呈现出的健康结果，包括患者健康知识的提高、对健康有益行为的变化、患者满意度、医疗相关的患者安全事件（不良事件）的发生率等。

3. 护理质量标准　质量标准是对产品、过程或服务特性的规定要求或衡量的客观准则，是检查和衡量质量的依据。护理质量标准是根据护理工作内容、特点、流程、规范，护士和服务对象特点、需求而制订的护士应遵守的准则、规定、方法和程序。例如，各种条例、规章制度、护理技术操作规范及质量检查标准等。它既是衡量护理工作优劣的准则,也是指导护士工作的指南。

护理质量标准有定量标准、定性标准两类。一般情况下,标准尽量数字化及定量,便于考核及操作;对服务、组织形象等难以量化的质量采用定性标准。护理管理常用的质量标准分类方法较多,如以管理过程结构来确定护理质量的控制标准被广为使用。

4. 护理质量控制　护理质量控制是为了保障各项护理工作与服务达到所规定的各项质量标准,满足护理服务对象的健康需求而采取的控制活动。其目的,一是保证护理质量按预定计划、标准、规范实施和评价,及时发现偏差并予以纠正,防止偏差继续发展和再发;二是在控制执行过程中,根据护理发展及实际情况的变化,随时修订原计划或制订新的计划和标准,灵活调整控制方案和护理管理程序,从而推进护理质量的持续改进。护理质量控制的原则,主要包括以下方面:

(1) 预防为主:安全为先,防患于未然。

(2) 全面控制:基础质量、终末质量与环节质量齐抓共管。

(3) 全员参与:激励“自控”,人人当家。

(4) 全程控制:事先控制、过程控制、事后控制有机结合。

(5) 综合控制:服务质量控制与工作质量控制同举并重,不留死角。

护理质量保证(quality assurance,QA)指按照已建立的标准对护理服务行为的监测、评价和控制活动。

5. 护理质量持续改进和PDCA管理循环全面质量管理(total quality management,TQM)　就是组织以质量为中心,以全员参与为基础,通过让顾客满意同时让本组织所有成员及社会受益而达到质量持续改进的管理途径。其原则是患者第一、以人为本、全员参与、预防为主、依据事实和数据。PDCA管理循环是持续护理质量改进的重要方法之一,是为了能够高效、快捷、合理地解决工作岗位中存在的问题,遵循plan(计划)、do(实施)、check(评价)、action(处理及改善)顺序,步步落实以实现目标的过程。

6. 品管基本工具　品管(quality control,QC)基本工具是一组用于收集、分析日常工作活动的客观数据,从中发现问题并协助解决问题的工具,包括:查检表、散点图、直方图、柏拉图、特性要因图、控制图。

【案例分析】

1. 本案例揭示了该院的护理质量控制存在哪些问题?

(1) 护理质量三级管理组织职能不清:未能有效发挥各自应有的控制职

能，表现为护理质量控制各自为政，总护士长及护士长都存在过程控制不足、事先控制及事后控制松散的问题。

（2）缺乏具有可操作性的质量控制方案。

（3）缺乏对新任护士长的规范培训及管理：多数情况下，医院往往喜欢从专业尖子中选拔管理干部，如果忽略对其管理能力提升的系统培训及定期督导评价，易导致新手护士长对自身角色胜任不良，因缺乏科学管理方法而疲于应付。

2. 您认为该如何解决？

护理部应理清护理质量管理组织架构及职能，明确各级控制组织的职责，完善护理质量控制程序，建立便于量化评价的工作质量标准等，重视新任护士长的核心能力培养与管理，引导年轻护士长与时俱进、加强学习，应用科学管理工具提升自身管理效能，从既往成就“自我”的优秀护士成长模式转为以成就“团队”为重要目标的优秀管理者，抓住“人”这一关键的要素管理，充分激发团队活力，建立多渠道沟通方式，及时解决日常细节问题，避免“蝴蝶效应”，营造良好文化氛围，发挥团队的力量。

【经验分享】

护理部主任应如何建立科学的护理质量控制体系，实施有效护理质量控制？

1. 高楼万丈平地起——建立完善的护理质量管理组织　建立完善的护理质量管理组织是保证护理质量控制的重要基础，也是实现护理质量管理层层职能明、事事条理清，环环相连接、步步向上行的重要途径。建立护理质量管理组织应根据医院等级和现实体制实行三级或二级管理，护理质量三级控制组织架构见图 9-2。

（1）三级组织：由护理副院长、护理部主任、总护士长、质量管理专职人员、部分护士长，以及医务、医院感染控制、药学、检验、人事、总务、信息等职能部门管理者组成，护理部主任 / 护理质量与安全管理委员会负责全院护理质量控制，是护理质量控制体系中的指挥员，需关注护理质量与安全的资源配置、护理质量决策、标准制订与审核、督导、检查评价、跨部门沟通协调及解决问题等。主要工作内容：建标准、树规范、优化流程、推动改进。例如，建立护理质量方针、目标，审核质量评价方案、制度、流程、技术规范、工作计划等；组织计划与随机的质量督导检查；组织护理质量管理专题会议，计划、分析、总结及提出护理质量与安全管理中的问题、风险与改进方案；审核护士的考核培训计划等。

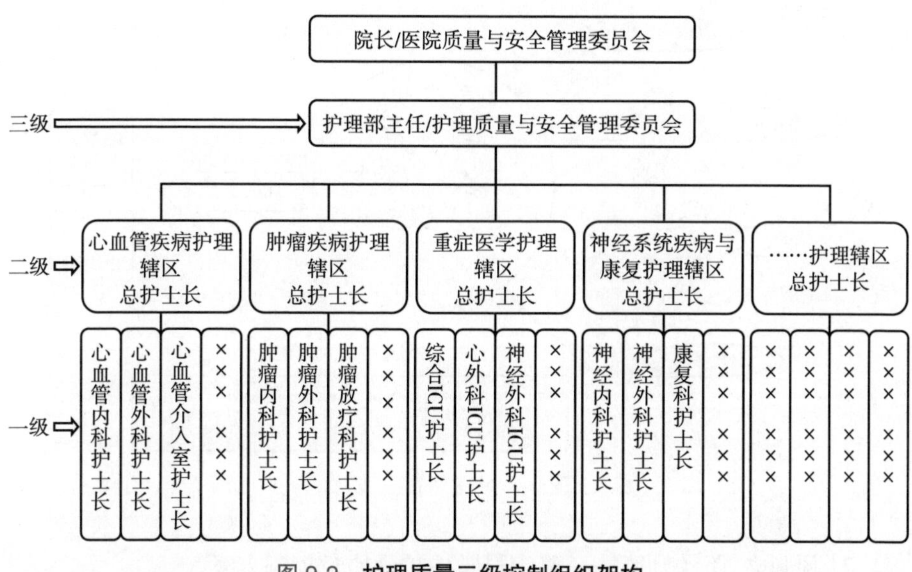

图 9-2　**护理质量三级控制组织架构**

（2）二级组织：由总护士长和护士长组成，总护士长负责辖区护理质量控制。护理辖区的设置宜结合自身医院的规模、学科建设、组织管理目标等确定，同时兼顾总护士长与护士长的工作任务、工作能力、工作环境和条件等影响因素考量管理幅度，总护士长所辖护理单元数量合适，专科划分合理，有利于提升管理效能。例如，规模较大的医院可打破常规以内科、外科、妇产儿等专业性质设置辖区，而以医学专业学科划分或相近专业学科整合设置辖区，如心血管疾病护理辖区、肿瘤疾病护理辖区、重症医学护理辖区、神经系统疾病与康复护理辖区等，以利于从专业化角度规范和提升质量管理。科护士长是护理质量控制体系中的“炮台射手”，直取目标而制胜的关键人物，应具备准确贯彻护理部思想及规划辖区组织管理、解决辖区疑难复杂问题等能力；也是上传下达的重要枢纽，通过重点监控、现场督导、业务查房、质量分析等，点面结合、带动“自上向下”和“自下而上”的质量持续改进。

（3）一级组织：由护士长、骨干护士组成，护士长负责病区护理质量控制，是护理质量过程控制的“主力军与前沿哨兵”。树立“主角在一线”（图 9-3），取各人之所长，融各人之智慧，以“人人是质控的主人”的理念，采取“三现主义（迅速投身于事发现场、亲眼确认问题发生源、观察现状以探究事实）”，把握问题的本质，如床旁检查与督导、床旁培训与考核、床旁护理查房与预案演练等，培养及构建“一线”的自主、自控能力，充分发挥“一线”的质控作用，是实现全面质量控制与持续改进的秘诀。

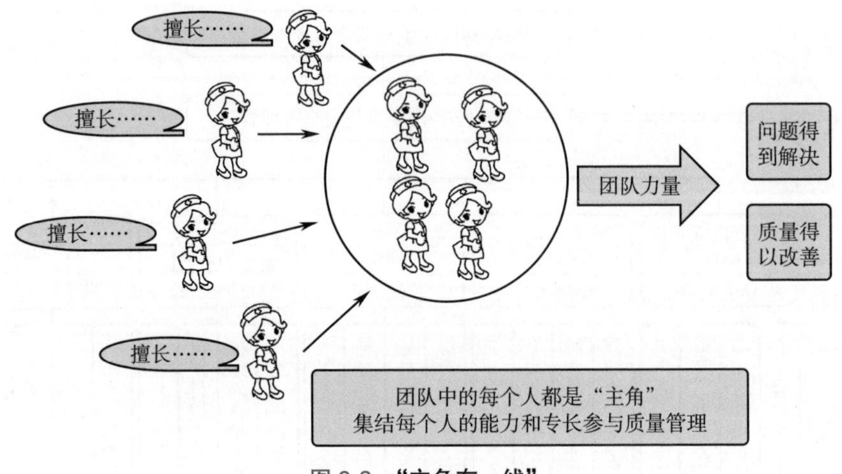

图 9-3　**“主角在一线”**

2. 预则立，不预则废——确定科学的护理质量控制方案

（1）指标是护理质量控制的风向标：以“指标”为指引，有助于管理者从“结构 - 过程 - 结果”三个维度构建质量控制体系，以指标监控数据为线索、证据，直面问题，分析、改进关键问题、关键要素和关键流程，确定系统解决问题方案。以“指标”为核心，客观、动态地评价、监测护理质量对患者结局的影响；以“指标”为杠杆，撬动护理质量持续改进，降低护理不良事件发生，降低护理风险。

（2）控制方式与频度，合理安排，张弛有度：如计划性全覆盖检查（各级质量检查）、随机性检查（节假日、日常的抽查）、夜间质量检查（按序排列，循环式检查）、专项特殊检查（输血管理、急救操作、高危药品管理）等，检查频度（日、周、月、季度、年等）合适有度。

（3）信息反馈便捷通畅：及时收集、归类、分析质量控制的各类信息，确保信息反馈“自上而下”“自下而上”“平级之间”“自身反馈”有效。

（4）应用质量管理工具：助力护理质量管理从传统经验式管理转向现代科学化管理，模糊化管理转向数据化精准管理，持续提升护理质量控制水平。

（5）奖惩制度分明：巧用激励。

3. 客观公平——必须坚持的护理质量评价准则　护理质量评价指在护理质量控制实施过程结束之后，根据预先计划和标准，对控制过程的各项目标全面检查、分析，比较结果，它既是本次管理活动的结束，又是下一轮管理活动的起点。客观公正地评价护理质量，既可以肯定成绩查找不足，也能够有效地表扬先进、激励后进，为下一轮管理活动打好基础。护理质量评价的内容包括：组织体系评价、护士评价及临床护理质量评价等。评价可以采用以下方法：

（1）排队法：将各部门管理绩效按大小进行排名。此法简便易行，结果一目了然，但笼统、简单，具有一定的片面性。

（2）成果考核法：将各管理岗位规定的工作任务和实际情况进行对照，按一定的等级标准打分，根据分值确定其管理绩效。

（3）品质量表考核法：将管理实绩与管理者的品质有机结合、综合分析。这种方法内容明确、容易理解，但由于绩效与个人品质间的关系复杂而难以确定，且难以全面反映人员的所有品质，所以具有不确定性和不完全性。

为患者提供优质的责任制整体护理，需要把结构护理质量管理、环节护理质量管理和终末护理质量管理三个方面结合起来。①结构护理质量管理：着眼于执行护理服务的基本条件，包括组织机构、基础设施、仪器设备、环境及护士素质；②环节护理质量管理：管理护理服务过程中各环节操作程序、管理环节；③终末护理质量管理：是对医院护理质量形成的最终评价，指整个医院的总体护理质量或单一病例质量。

4. 探测“冰山”——全员参与发现根本原因　护理质量控制中，可能每位护理部主任都会碰到这样的情况：①护士长发现问题容易，但有些问题迟迟不能改进；②质控组根据发现的问题，运用了 PDCA 等分析方法，但还是找不到真正的原因；③护理管理中影响因素太多，有时耗时还分析不出具体原因。

根据“冰山理论”，把护理质量控制出现的全部问题看作一座冰山，那么呈现在护理管理者视野中的部分往往也只有 1/8，而看不见的部分则占 7/8。也就是说，护理管理往往隐藏着各种各样的危险。所以，发现问题的最好办法是依靠全体护士，因为他们在临床一线专科经验丰富。例如，开展头脑风暴法，让下层管理者激发一线护士 7/8 的潜能，从而发现 7/8 的潜在风险，及时预防积极应对。

5. 质量是医院的生命线——让先进的理念融入全体护理人员的血液　1961 年美国的阿曼德·费根堡姆（Armand Feigenbaum）提出的“全面质量管理”将质量控制扩展到产品生产的全过程，强调员工全体参与质量控制。20 世纪 70 年代，日本质量大师田口玄一博士提出的质量理论为：产品质量首先是设计出来的，其次才是制造出来的，将质量控制提前到设计阶段。护理质量也是一样，护理管理者要用先进的理念在护理质量目标设计阶段、执行过程、质量评价等全过程进行控制，使“质量是医院的生命线”的质量理念，融入全体护理人员的血液，只有大家自觉行动，才能从根本上保证护理质量得到持续提升。

6. 工欲善其事，必先利其器——巧用管理工具推动质量改善循环是关

键 质量改善一般遵循 PDCA 循环。简言之,从发现问题,到分析问题、找原因、明确要因、制订改善方案,到实施改善措施,评价监测改善效果,总结及确定新的改善目标,再启动新一轮质量改善循环,这一切离不开正确使用管理工具。管理者应注意把控工具应用的基本原则:首先,注意以目标为导向。依据组织质量管理目标或护理质量指标,选择合适的工具,驾驭工具而非受工具所累,不能为了使用工具而使用。此外,使用工具时要注重其内涵而非形式。因为每个质量管理工具都有其内涵及形式。当然,在管理实践中多加应用方可"熟能生巧"。管理者可以从学习使用之初刻板模仿的"形似",通过实践训练达到能探测数据背后奥秘内涵的"神似",最终达到因地制宜、灵活应用各种质量管理工具,为管理增效提速。

案例 28 护理不良事件控制——不良事件的烦恼

护理部两周内连续接到 5 起护理不良事件"上报"。除 1 例是护士长上报的不良事件外,患者家属直接到护理部投诉的 1 起,主管院长打来电话询问的 2 起,输血科主任打来电话询问的 1 起。查询不良事件上报记录,除护士长上报的 1 例不良事件外,其余 4 例均无上报。具体情况如下:

患者 1,女,78 岁,诊断:帕金森病合并多发性腔隙性脑梗死。患者在午间输液结束欲起身去卫生间,下床时不慎跌倒,造成左侧股骨颈骨折。患者跌倒风险评估为高危,床头无标识,护士拔除静脉点滴后未使用床护栏。护士长上报护理部。

患者 2,男,诊断:糖尿病。次日行 B 超检查及采空腹血化验。护士小张忘记通知患者做空腹准备,结果检查延后一日,患者抱怨护士责任心差,延长了住院时间,增加了花费,向护理部投诉。

患者 3,女,诊断:血气胸。急诊入院后 13 点立即手术,18 点回到病房,带有静脉输液。家属发现输液卡上的姓名并非患者本人,愤怒欲冲入手术室,被胸外科护士长拦下,经护士长及主管医生协调、解释、道歉后平息,事件很快被主管院长知晓。

患者 4,男,诊断:肝硬化失代偿期、上消化道出血。遵医嘱输血,护士小张和小高两人核对血液无误后执行。当输血即将结束时,家属突然发现冲管用的生理盐水已过期 1 个月,因而投诉到医院。

患者 5,女,诊断:胃癌。定于明日手术,医嘱术前备血 2 个单位。主班护士小杜处理了术前医嘱,并将该患者和其他 2 名明日手术的患者的配血单及配血试管条形码标签一并打印并核对后告诉了责任护士。责任护士 A:核对了医嘱,将该患者的条形码标签贴在试管上,带配血单到床边反问式核对了姓名并查看了腕带,完成采血。责任护士 B:按同样流程,分别给另 2 名患者(刘 ××,男;王 ××,女)完成采血。外勤工人将标本一起送到血库。次日术中,该患者需输血,血库人员配血发现,该患者血标本试管条形码的血型是“O型”,与患者之前的血型鉴定单结果一致,但试管内标本血是“A 型”,即在手术室重新采血验证为“O 型”。立即将同日送的另 2 个血标本复查,发现另一患者(王 ××,女)的血标本与条形码血型不符(条形码显示“A 型”,但标本血“O 型”)。输血科主任与护士长沟通后都认为对方有责任,输血科主任电话上告护理部。

当调查事件瞒报或不及时上报的原因时,几位护士长的最大困扰是担心影响病区评优和自己年终绩效考评,而且当班护士自行处理而未上报。几位护士长委屈地说,病区的处罚制度已经非常严厉,一旦发现护士工作出错,就会要求当事人在全科检讨以告诫全体引起重视,并扣罚奖金。护士长认为:如果护士足够认真,就不会出错;只有因错受罚,护士才会引以为戒。遇上能力不行的护士、闹心的患者也是运气不好。护理部主任不禁出了一身冷汗……

【问题】

1. 本案例说明该院的护理不良事件管理存在什么问题?
2. 应如何加强护理不良事件的管理,改变护理部的被动局面?

【知识链接】

1. 护理安全　护理安全指在实施护理服务全过程中,不发生法律和规章制度允许范围以外的不幸或损失的风险,涉及护理活动的各个环节及每个参与人员。

2. 护理不良事件　护理不良事件指在临床诊疗护理活动及医院运行过程中,不在计划中的、未预计到的或通常不希望发生的事件。或者说,任何可能影响患者诊疗结果、增加患者痛苦和负担并可能引发医疗护理纠纷或事故,以及影响医疗护理工作的正常运行和医护人员安全的因素和事件。

不良事件类型可分为可预防性与不可预防性不良事件两类。可预防性不良事件指因护士的不安全行为(也称显性失误)造成的不良事件。也就是说,如果遵照现有的护理工作标准及专业知识要求,正确执行相应的规章制度和流程就可以避免发生,却因个人失误而造成的不良事件。但是,往往在个人失误的背后可以追溯到医疗机构的系统性失误（也称为隐性失误）。不可预防性不良事件指并非故意为之、护士过失、行为不当或不作为而发生的不可预防性异常事件。

不良事件可能会在护理活动中的任何环节发生。常见种类较多，如用药错误事件、高危风险事件（跌倒／坠床、压力性损伤、管路滑脱／自拔、误吸等）、意外伤害事件（如自杀、自伤、走失、烧伤、烫伤、职业损伤）、其他事件（患者身份识别错误、药物外渗、转抄／录入医嘱错误、异物滞留体内、标本事件、输血事件、治疗操作并发症、沟通事件等）。各医院可根据自身实际，确定报告种类划分。

3. 不良事件与“奶酪原理”　每一例护理不良事件都有一个发生和发展的过程，是临床护理风险从可能演变到现实，各风险相关因素之间相互作用及产生损害的过程。正如著名的安全管理“奶酪原理”所示：将系统看成是一个多层的瑞士乳酪，每一层乳酪代表一个环节，即一道防线，用其上面散布的大小不一的空洞来表示该环节的漏洞。如果仅有一层或几层空洞重合，光线是无法穿过整块奶酪的，而当每层奶酪上的空洞恰好连成串时，光线就会完全穿过，这意味着经一系列潜在漏洞的共同作用，最终导致差错事件发生。

奶酪原理在实际工作中无处不在，护理工作中的每个流程都是由若干个环节串联组成的，上一个环节的输出就是下一个环节的输入，每个环节上下对接正确无误，这个流程的质量和安全就有了保证。但如果每个环节都存在一个潜在失误，即上一个环节的输出存在问题，而下一个环节的输入把关不严，护理过程的质量得不到控制，就会出现质量下降，甚至差错事故。潜在失误的存在是不良事件的重要条件，而且潜在失误容易诱发失误，修复潜在失误对有效维持系统的安全与稳定极为重要。

4. 护理不良事件的分级　《国家卫生健康委办公厅关于印发患者安全专项行动方案（2023—2025 年）的通知》（国卫办医政发〔2023〕13 号）按照不良事件严重程度，将护理不良事件分为四类事件 9 个级别：

Ⅳ类事件（隐患事件）：未发生护理不良事件。

A 级：环境或条件可能引发护理不良事件。

Ⅲ类事件（无后果事件）：发生护理不良事件，但未造成患者伤害。

B 级：不良事件发生但未累及患者。

C 级：不良事件累及患者但没有造成伤害。

D 级：不良事件累及患者，需进行监测以确保患者不被伤害，或需通过干预阻止伤害发生。

Ⅱ类事件（有后果事件）：发生护理不良事件，且造成患者伤害。

E 级:不良事件造成患者暂时性伤害并需进行治疗或干预。

F 级:不良事件造成患者暂时性伤害并需住院或延长住院时间。

G 级:不良事件造成患者永久性伤害。

H 级:不良事件发生并导致患者需要治疗挽救生命。

I 类事件(警告事件):发生不良事件,造成患者死亡。

I 级:不良事件发生导致患者死亡。

【案例分析】

1. 本案例说明该院的护理不良事件管理存在什么问题?

(1) 重点环节未把握:不良事件管理应把握重点环节,包括重点对象(如疑难危重患者、手术患者、老年患者、特殊检查患者及年轻护士等)、重要操作(如输血、给药、标本采集等)、重点时段(如中午、夜间等)、重要制度(如查对制度等)、重点流程(如患者交接流程等)、重要指标(如预防患者跌倒措施落实率)等。

(2) 细节管理未重视:作为质控一线的护士长习惯于固有思维方式,未从细节上加以管理与控制,忽略了过程控制,没有认识到护理不良事件管理的重要性,存在侥幸心理,在重要环节上疏于管理,导致问题频发。

(3) 事前预防未强调:在护理安全管理中,事后补救不如事中控制,事中控制不如事前预防,"亡羊补牢"不如"曲突徙薪",及时发现隐患、控制及纠正偏差。

2. 应如何加强护理不良事件的管理,改变护理部的被动局面?

(1) 建立完善的不良事件报告与管理系统:打通护理不良事件报告渠道,利用电话、信息系统等多途径收集不良事件数据,制订非惩罚性上报制度、上报激励机制,调动全体护士的积极性,不能只靠惩罚来杜绝不良事件的发生。

(2) 加强各级人员的培训与督导检查:基于护理不良事件管理系统,提高护士对不良事件的认识。更重要的是,要通过对不良事件的监控管理,及时把握现况、趋势及特点等,从系统根源上查找原因,针对成因实施有效的控制,以增进护理安全,实现护理安全管理持续改进。

【经验分享】

建立有效、通畅、无障碍的护理安全不良事件报告系统(简称"报告系统")是护理安全管理控制的重要基础。

1. 改变理念,找准问题焦点　传统观点认为"过错在人""人是不应该出错的”。因而，人们往往把处罚的目光聚焦于个人，而掩盖了系统上的不足与缺陷。建立报告系统的目的是动态监控护理安全管理系统运行状态（过程控制），而非追究个人责任，通过系统获得与事件相关的全面信息（人力、财力、信息管理、环境及设备管理、培训与考核、组织领导及沟通等），查找问题根因，进行系统改进，最终达到降低护理不良事件发生率的目的。

2. 正向激励，筑安全文化之墙　医院的安全文化对影响和培养护士对待护理安全的信念和态度有非常重要的作用，可以促进护士养成良好的安全护理行为和习惯，实现自我管理。这是一种控制成本最低，而效果最佳的事先控制。

（1）变罚为奖，主动自控：采用反向思维方式，将“能发现隐患、及时上报不良事件并提出改进意见”列入护士评优条件的加分项目，将“及时上报不良事件，整改及优化护理工作流程有效”等列入护士长绩效考评标准及参评优秀管理者条件的加分项等，这种正向激励措施有利于使“让我做”变为“我要做”，有助于唤醒护士“护理安全，我之责任”的意识和行动。

（2）团队协作，安全共赢：①团队、成员间坦诚沟通，安全第一；②重新改进系统，淡化处罚个人，公正对待“人的失误”；③学习“失误”、汲取经验，建立学习型组织；④奖励上报，落实安全。

3. 抓住重点，控制关键要素

（1）理清事件，规范报告：一般遵循“24 小时规则”报告，便于事件回溯，在事件发生或发现的 24 小时内，由当事人、见证人、发现人或管理者完成报告，采取管理措施控制瞒报、漏报、谎报、缓报。报告方式应至少包括两种，如面对面报告、电话报告、表单报告、信息网络报告等，并详细记录。对于Ⅰ、Ⅱ类事件，实行强制性上报管理，遵循国家法律法规、地方卫生行政管理部门及医院有关规定按时限并逐级上报。对于Ⅲ、Ⅳ类事件，实行鼓励性上报管理，其原则包括：①自愿性，各科室、部门和个人自愿报告；②保密性，对报告人及报告所涉及人和部门保密，可通过网络、信件等多种途径具名或匿名报告；③非处罚性，不将报告内容作为报告人、被报告人或相关科室的违规处罚依据；④公开性，对医疗安全信息及结果公开分析，分享经验教训。

（2）报告详尽，信息完整：报告应包含“4W1E”，即出现何种问题（what）、在何处发生（where）、在何时发生（when）、如何发生（how）及达到何种程度（extent），并按事件的时间顺序记述。问题描述应简单明确，要说明“做错了什么”“造成了什么后果”，而不是直接到“为什么会发生”，以避免在事实完全调查清楚之前主观臆断。如果发生的事件与操作流程相关，应评估事件发生时的执行是否与规定流程一致。书写报告的基本内容及要求通常包括：①患者身份信息；②事件发生的时间、地点；③相关的事实或患者损伤情况；④事件发生前患者的状况及有无特殊用药等；⑤采取的处理措施；⑥重要的责任人、见证人、知情人身份信息与联系方式。

（3）分析评价，持续改进：科室层面应在要求时限内组织讨论，进行原因分析，提出改进措施，按要求时限完成持续改进报告并提交护理部，同时跟进整改措施落实及效果，完善记录及归档。护理部 / 护理质量与安全管理委员会定期（月、季、年）组织工作会议，审核护理不良事件管理报告，应用管理工具进行问题分析，查找根因，探究不良事件发生、发展情况及变化趋势，制订改进方案，定期向临床护理单元反馈不良事件监测、分析报告及改进方案，并持续监控、评价方案落实情况和效果，同时按要求时限报送医院质量与安全管理委员会，以利于医院统筹资源，从医院管理体系、运行机制与规章制度上有针对性地推进医疗质量与安全持续改进。

图 9-4 清楚展示了护理不良事件报告及管理的重要环节及流程。

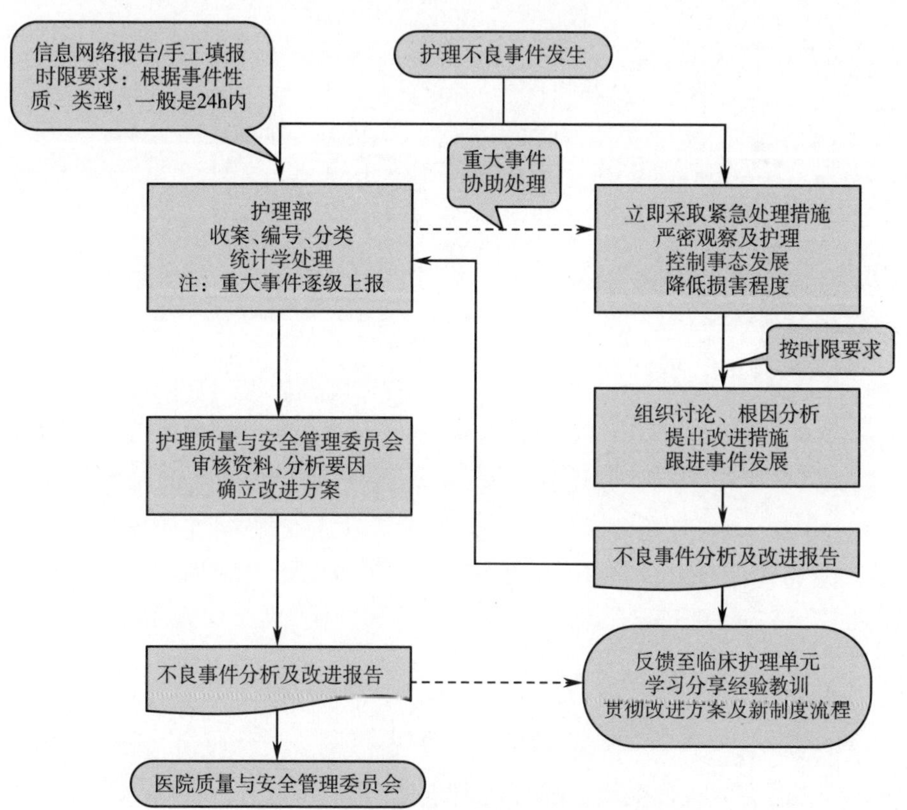

图 9-4　**护理不良事件报告及管理的重要环节及流程**

（4）打通渠道，便捷上报：护理部应当协同医院其他部门如信息部、网络技术部等，通畅不良事件上报途径，利用信息系统后台抓取、手机端自助填报等方式减少不良事件上报的复杂程序，从技术层面解决数据的统计、分析及计算，减少人力的同时，避免因方式复杂、程序冗长而导致的不良事件瞒报、漏报现象。同时，通过信息化手段，及时将不良事件的发生情况及分析处理结果进行反馈，确保不良事件的闭环管理。

总之，不良事件的管理是及时发现及防范医疗护理过程中安全隐患及事故、提高医疗护理质量、保障患者安全的重要措施，体现了控制职能在护理管理中的深刻内涵与重要地位。

（辛霞）

第十章

护理绩效管理

绩效管理指各级管理者为了达到组织目标共同参与的绩效计划制订、绩效辅导沟通、绩效考核评价、绩效结果应用、绩效目标提升的持续改进过程。绩效管理的目的是持续提升个人、部门和组织的绩效。医院绩效管理要兼顾经济性和公益性，科学评价、激励职工和医院的发展业绩，保证医院运营实现经济效益和社会效益的统一。护理绩效管理指与护理工作相关的行为表现及结果，护理工作在数量、质量和效率方面的具体落实。护理绩效管理作为一种现代化的高效管理手段，已广泛应用于医院的护理管理中，护理管理者通过实施绩效考评，建立科学且具有激励作用的内部绩效考评体系，结合医院各个科室实际情况，对绩效考核指标进行明确。好的绩效机制不仅可以激发护理人员的工作积极性，最大限度调动其潜能，提高工作效率，形成良性运转机制，而且可以提升护理人员工作质量，促使护理人员能够将更多精力专注于临床，从而促进医疗卫生事业的健康发展。

案例 29　绩效考评——没有“激励作用”的绩效考评

又到了一年一度的护士年度考评，护理部要求各科室组织年度考评、推选年度优秀护士。护理部设计了一个绩效考评表，以总结各科室护士全年的工作量、工作质量、技术含量、夜班、工作态度等，表中每一项特征分为五等：优秀、良好、一般、合格、不合格。

对于某外科来说，所有的护士都完成了本职工作，大部分护士还配合完成了护理部交办的其他工作。马护士长考虑到小吴和小王是新护士，要接受入职培训，科室工作量一栏虽然没有完成全年工作量，但月工作量完成了。马护士长给所有护士的工作量一栏均评价为“优秀”。小赵在护理工作中曾因工作出发点不同表达过不同意见，在“工作态度”一栏，马护士长给小赵评为“合格”，但没有在评价表上详细注明具体原因。小王的工作质量让人不满意，每班工作都有遗漏，达不到护理质量要求的标准，为了给她面子，马护士长给她的工作质量评价为“一般”。小孙明年要晋升，和自己关系又好，马护士长有意想帮助她，因此提高了对她的评价，以便她能达到“优秀”的分数。

考评结果出来后，护士小钱认为自己分管患者最多，危重患者自己负责最多，全年算下来护理工作量最多，科室新技术及护理技术难度较大的工作都是自己分管的，考评结果却和新护士一样，因此，小钱对马护士长提出疑问：考核依据来自哪里？护士小杨认为自己患者满意度最高，晚夜班最多，考评结果反而不如患者满意度低的护士，也质疑马护士长。马护士长觉得自己辛苦做好科室的绩效考评工作，反而受到这么多质疑，心中委屈，向护理部主任寻求帮助。

【问题】

1. 本案例中绩效考评方案存在哪些问题？
2. 作为护理部主任，您认为该如何处理？
3. 作为护理部主任，您认为应如何进行系统规范的护理绩效考核管理？

【知识链接】

1. 绩效考评　绩效考评是企业绩效管理中的一个环节。完整的绩效考评系统由四个部分组成：绩效计划、绩效管理、绩效评价、绩效反馈。

（1）绩效计划：整个绩效考评系统的起点，指在新的绩效周期开始时，护理管理者和护士经过一起讨论，就护士要做什么、达到什么质量、为什么做、何时做完、护士的决策权限等问题进行识别、理解并达成协议。

（2）绩效管理：指在整个绩效周期内，护理管理者和护士之间进行持续的绩效沟通预防或解决绩效周期可能发生的各种问题的过程。绩效考评的目的是要提高护士的工作绩效，绝不是在护士工作出现差错时惩罚他们，因此整个绩效考评系统强调对护士绩效进行管理，通过在整个绩效周期中不断给予指导和反馈来帮助他们更好地改进工作。

（3）绩效评价：这一部分是大多数人心目中所谓的“绩效考评”，指通过一定考评方法和考评量表，对护士的工作绩效作出评价，分出等级，将考评结果与护士的晋升、评优相结合。该部分是整个绩效考评系统中技术含量最高、操作难度最大的一个部分。

（4）绩效反馈：指绩效周期结束时在护理管理者和护士之间进行绩效评

价面谈，由护理管理者将考评结果告知护士，指出护士在工作中存在的不足，和护士一起制订绩效改进的计划。

2. 绩效考评的目的　绩效考评的目的在于考核护理人员工作绩效，建立有效的部门绩效考核制度、程序和方法，达成部门护理人员，特别是管理人员对绩效考评的认同，通过绩效考评制度促进部门整体工作绩效改进和提升。护理绩效考评的最终目的是提升护士整体绩效水平，提高护士的积极性，促进护士的职业发展，同时持续改进和提升护理绩效。

3. 绩效考评在护理管理中的作用

（1）促进目标达成：绩效考评本质上是对护理工作的过程管理，而不是对结果考核。医院护理管理部门应该将中长期目标分解成年度、季度、月度指标，不断督促护理人员实现、完成目标，有效的绩效考评能帮助管理者达成管理目标。

（2）不断挖掘问题：绩效考评是一个不断制订计划、执行、改正的 PDCA 循环过程，体现在整个护理绩效管理的各个环节，包括绩效目标设定、绩效要求达成、绩效实施修正、绩效面谈、绩效改进、再制订目标的循环，这也是一个不断发现问题、改进问题的过程。护理管理部门在实施绩效考评的过程中要不断挖掘管理中存在的问题并进行改进。

（3）公平分配效益：不与效益挂钩的考评毫无意义，护理人员的工资一般都会分为两个部分：固定工资和绩效工资。绩效工资的分配与员工的绩效考评得分息息相关。

（4）促进双方成长：绩效考核的最终目的并不是单纯地进行效益分配，而是促进医院与员工的共同成长。通过考核发现问题、改进问题，找到差距进行提升，最后达到双赢。绩效考核的应用重点在薪酬和绩效的结合上。

（5）规划职业发展：无论是对医院或是员工个人，绩效考评都可以对现实工作作出适时和全面的评价，便于查找工作中的薄弱环节，便于发现工作要求与实践的差距，便于把握护理人员职业发展的方向和趋势。

（6）有效的激励手段：通过绩效考评，把护理人员聘用、职务聘任、培训发展、评先评优相结合，使激励机制得到充分运用，促进护理人员不断自我激励和医院的健康发展。

4. 绩效考评指标设定的 SMART 原则

S（specific）：具体的。指标要清晰、明确，让考核者与被考核者能够准确地理解目标。

M（measurable）：可量化的。护理管理者要量化科室、量化护士长、量化护理工作本身。目标、考核指标更要量化，好、优秀这种将导致标准模糊，要数字化，如5分、4分等分值界定，没有数字化指标的考核容易导致主观臆断。

A（attainable）：可实现的。目标、考核指标必须是根据实际情况制订的。比如，对护理工作量和技术难度的考核，低年资护士要求护理危重患者多少个，是一个完全不具备可实现性的指标，低年资护士必须在高年资护士的指导下才可以护理危重患者，不具备单独护理患者的资质。指标的目标值设定应是结合护士的工作年限、岗位职责等情况来设定的。

R（relevant）：现实性的。比如护理工作量，每班分管的患者多少个是实实在在的，论文发表、科研课题申报都是实际的。

T（time bound）：有时限性的。目标、指标都要有时限性，如每月的工作量、晚夜班数，季度考核指标和年度考核指标都有时间的区别。

【案例分析】

1. 本案例中绩效考评方案存在哪些问题？

（1）求同心理、官本位、人情、关系网等反映在该考评体系中：马护士长的求同心理反映到该考评中，就是你好、我好、大家好，而拉不开差距，如在工作量一栏都评上优秀；官本位反映到考评中表现为马护士长对提出不同观点的护士小赵评价为合格；人情和关系网反映到考评中表现为对没有保证工作质量的护士小王给面子，考评为合格，关系较好的护士小孙考评达到优秀。

（2）没有进行有效的岗位分析：该考评体系中岗位分析没有体现，护士岗位职责模糊。所以，考评体系失去了判断一个岗位工作完成与否的依据，岗位目标未确定，导致难以进行科学考评；二是各岗位忙闲不均，存在着同一职级的不同岗位之间工作量的大小、难易程度差别较大，结果，护士小钱认为自己分管患者最多，危重患者自己负责最多，全年算下来护理工作量最多，科室新技术及护理技术难度较大的工作都是自己分管的，考评结果却和新护士一样，说明岗位职责模糊，不同岗位之间工作量和护理工作难易程度不一致。所以，在其他表现差不多、工作任务也都完成的情况下，该考评中工作量大、工作难度高的岗位上的护士小钱没有被评为优秀。

（3）没有科学的考核体系，考评结果全部由护士长审定：绩效考核体系应包含考核方案、管理制度及考核指标等，这样才能将绩效考核的激励优势发挥出来，为医院创造更多效益。科室要构建绩效领导小组，根据日常绩效管理目标，制订科学合理绩效考核方案，并对绩效考核体系进行构建与完善。这样可以及时发现其中存在的问题，将问题及时上报给绩效小组，小组针对问题给出有效解决措施，促使问题能够得到更好解决，在此基础上，对绩效考核方案进行调整。在考核指标的构建中，要对护理质量问题、技术难度、工作量、科研教学问题及晚夜班等问题进行全面考虑与分析。根据不同的内容，制订科学合理考核指标。每月根据实际情况，按时开展考核工作，编制考核报告，将考核内容输入考核系统当中，确保考核系统能够对各工作人员的实际考核情况有全面记录。通过绩效考核体系的构建，无论是护士长还是科室护士都能够对自身及其他护理人员存在的不足有明确认识，并针对不足给出相应整改方案，提升护理人员工作积极性，促使护理水平得到提升，为患者带来更高质量的医疗服务。

（4）缺乏公开透明，缺乏沟通和效果反馈：该绩效考评中，马护士长的主观色彩极浓，没有将考评资料公开透明，没有与护理人员面对面地讨论，将考评表格填完之后，就直接公布优秀、合格等。这样，全科护理人员不知道自己绩效好坏的具体依据，让护士小钱滋生了“干多干少一个样”的思想，而马护士长也将无从改进科室的绩效，实现通过绩效考评提高护士积极性的初衷，护士小王依然不会认识到自己的缺点从而加以改进，绩效考评也就没有起到应有的激励和改进作用。全体护士在绩效考评中扮演着重要角色，绩效考评者要与被评估者进行充分的沟通，马护士长要加强和护士小钱、小王的沟通，指出护士小王需要改进的方面，表扬护士小钱的成绩，并通过建立护士绩效考评的档案系统进行持续改进。

（5）没有明确激励的目标：奖励要以绩效为前提，不是先有奖励后有绩效，而是先完成组织任务才能获得精神的、物质的奖励。工作的实际绩效取决于能力的大小、努力程度及对所需完成任务理解的深度，具体地讲，“角色概念”就是一个人对自己扮演的角色认识是否明确，是否将自己的努力指向正确的方向，是否抓住了自己的主要职责或任务。当护士看到他们的奖励与工作实际关联性很差时，被激励者认为获得的报酬不符合公平原则，当然会感到不满意。本次考评在岗位目标责任制、奖惩制度方面不完善，导致护士小钱和小杨均心存不满，马护士长也心存困惑与委屈。

管理者应将努力→业绩→报酬→满足这个连锁过程贯穿员工的激励过程，形成促进他们积极行为的良性循环。该考评体系由护士长说了算，护士长对下属带有喜好和偏见，没有体现报酬激励、精神激励，导致工作激励达不到效果。

2. 作为护理部主任，您认为该如何处理？

作为护理部主任，对于马护士长的求助，应认真分析该病房的考评方案，核实科室护士所反映的情况再对马护士长进行以下指导：①对于护士长认真做考评工作的态度提出鼓励，帮助护士长分析考评方案中的缺陷，让马护士长明白护士不满的主要问题；②培训马护士长作风严谨、坚持原则、精通业务并且科学管理的方法，帮助她建立科学的绩效考评体系，让马护士长明确有效的考评组织应该兼具权威性与科学性；③组织全院护士长进行绩效考评标准和方法的学习，保证全院绩效考评体系的一致性和公平性。

3. 作为护理部主任，您认为应如何进行系统规范的护理绩效考核管理？

作为护理部主任，可以从以下几个方面进行系统规范的护理绩效考核管理：

（1）建立医院护理绩效考评体系和考评制度：以制度为保障，在公开性与开放性的基础上建立绩效管理，实施绩效考评。

（2）制订合理考核指标：在对绩效考核优化的过程中，要制订科学合理的考核指标。一般将护理人员实际岗位工作完成情况作为绩效考核重点，多劳多得理念融入其中，从而使绩效考核的公正性与公平性得到保障。在实际考核指标的制订中，要考虑：①不同岗位的护理人员结合实际工作内容及工作情况，制订相应工作任务与工作目标；②要做好护理人员的监督管理工作，促使护理人员能够对自身工作重要性有一定认识与了解，更好、更快地完成自身工作；③强化三位一体考核约束机制，形成护士长与护士之间直接对话。让科室护士全程参与整个绩效管理过程，确保护理人员能够对自身存在的不足与问题有全面认识与了解，从而对自身作出调整，明确自身未来工作方向与发展方向，提升工作效率与工作质量。

（3）在岗位职责范围内引入护士自我评价机制：设置每月护士对自己工作的自评指标，对客观的工作绩效考评作出必要补充。

（4）在绩效管理体系中，进行定期考评，如月考评、季考评、年度考评，在每个不同阶段引入绩效管理评价标准和规则，对护理人员作出评价，让每一位护理人员有逐步认识和理解的过程，以便让护理人员把握现在和以后努力的方向。

（5）在制订绩效管理方案时要根据现有的护理人员、护理工作量、技术、期望、科室管理目标进行综合分析，认真听取科室护士的意见，鼓励科室护士表达自己的意见。

（6）在实施绩效管理前进行必要的考评方案的讨论，公开考评的评分细则、考评流程，科室护士积极参与，接受科室的监督，避免护士长带有个人感情的考评。

(7) 指导护士长把握好绩效考评的八个要点:

要点之一:完整理解绩效考评体系。

要点之二:科学设计绩效考评指标。

要点之三:合理确定绩效考评周期。

要点之四:分层设定绩效考评维度。

要点之五:清晰界定绩效考评重点。

要点之六:认真组织绩效考评面谈。

要点之七:修正完善绩效考评方法。

要点之八:不断营造绩效考评氛围。

【经验分享】

1. 护理部主任应该如何组织实施绩效考评?

(1) 以绩效改进为中心:绩效管理以 PDCA 为循环,自开始制订绩效计划起,经过绩效考核标准培训、考核方法培训、绩效考核、绩效反馈到考核结果的应用,形成一个完整的封闭的环。经过不断总结和提高后,开始新一轮绩效循环,在这一过程中,绩效效果应该呈螺旋上升的趋势。绩效考评的目的是促进被考核者达成目标,并实现管理质量的持续改进。

(2) 绩效考评程序公平:绩效考核体系要科学公平,程序应规范公正,结果需透明公开。由于医院的性质决定了考核指标的量化程度无法很精确、标准化程度较为模糊,需要保证程序公平,提高绩效考核的公信力,同时,绩效考核体系的完善需要在实践中不断摸索和积累经验。因此,要先从规范程序着手,通过固化程序,引导全院护理人员转变观念,由传统的年终考评转变为为实现目标而进行的绩效管理。

(3) 绩效考评标准公平:标准公平对于绩效管理的要求更高,它要求绩效管理的目标能够转化为一套具有领先性、体系性、可操作性的指标和标准并有效分解到被考核科室,同时,通过配套的数据收集与管理体系,对每个被考核单元给出客观、公平的评价。护士为医院努力工作、表现突出,不论是医院的骨干,还是一般的护士,也不论以前曾有过什么过错,都应标准公平地给予考评。

所谓标准公平,体现在四个关键点:首先,绩效考核真正的目的和方向是医院护理部门全年年度目标、科室的年度目标,即每年的工作计划是否达成是考核的基础条件。其次,由不同部门或岗位负责分解上述目标,形成针对护士长和科室的考核指标,也可以称为“战略解码”,每季度、每月要跟踪指标的完成情况，并根据医院的任务变化进行调整，这项工作是一项长期性的工作。再次，建立分层分类的岗位考核指标库，以及针对科室负责人的绩效考核培训体系。只有分层分类，才能体现不同岗位的工作责任和工作特点。科室负责人是绩效考核的关键人，只有科室负责人熟练、规范地使用绩效考核的方法，才能够有效完成护理部的考核指标和科室考核指标，并根据工作表现给予每一位护理人员科学、客观的考核结果。最后，还要建立一套数据的收集和评估程序，需要科室骨干提供数据，如每月工作量的统计、新技术的开展，要明确责任人、数据提交时间、数据报送途径；需要建立尽可能详细的评价标准或“目标锚”；需要外部评价的，如住院患者满意度，则要做好外部评价机构的选择、管理和审核。

2. 为了保证考评的公平性，护理部主任应该注意以下几点：

（1）医院的绩效考评制度要有明确一致的原则作为指导，并有统一的、可以说明的规范作依据。

（2）绩效考评制度要有民主性与透明性。当护士能够了解和监督制度的制订和管理，并有一定的参与和发言权时，猜疑和误解便易于消除，不公平感也会显著降低。

（3）医院管理者要为护士创造机会均等、公平竞争的条件，引导护士把注意力从结果均等转到机会均等上来。

（4）公开绩效考评细则及结果：对于绩效考评的细则和结果，一些护士长总把它看作是“重要机密”，从来不让护士知道考评细则。其实，每个护士都很想知道自己到底做得怎么样，这是自我价值实现的需要。如果护士不能得知自己的工作表现，他们就会觉得自己没有受到重视，自身的价值没有得到体现。把考评的结果反馈给护士，有着深层次的激励意义。把考评的结果反馈给护士是非常重要的，不仅能为护士指明努力的方向，还可以激发护士的上进心和工作积极性，从而提高医院的整体绩效。

（5）进行正确的绩效沟通，应注意以下几点：①营造一种和谐的气氛；②说明讨论的目的、步骤和时间；③根据预先设定的绩效指标讨论护理人员的工作完成情况；④分析成功与失败的原因；⑤讨论护理人员行为表现与组织价值观相符合的情况；⑥讨论护理人员在工作能力上的强项和有待改进的方面；⑦讨论护理人员的发展计划；⑧为护理人员下一阶段的工作设定目标和绩效指标。

在人力资源管理中，工作分析是基础，绩效管理是核心，薪酬管理则是关键。薪酬管理之所以如此重要，是因为薪酬管理不仅关系到每个护理人员的切身利益，还与部门的发展紧密相关，也是医院招揽人才和留住人才的关键要素。薪酬管理与医院内部各职能及外部环境有着千丝万缕的联系，做好薪酬管理工作是一个复杂的系统工程。所以，用系统观的思想来指导薪酬管理，用系统论的观点来完善薪酬管理体系的设计是现代医院薪酬管理的必要手段。

案例 30　薪酬管理——打造高效的护理团队

某医院近几年来发展迅速，护理品牌的影响力也越来越大，在这个发展势头较好的阶段，该院护理部主任清醒地意识到，该院能否取得在护理界的竞争优势并保持这种优势，关键在于拥有这样一支胜任、敬业、激情、忠诚的护理团队。可是，有一段时间，该护理部主任明显感觉到，护士长的工作积极性越来越低，也越来越计较报酬。为了改变现状，护理部主任组织大家对目前的薪酬系统进行讨论。大家一致认为薪酬虽然提高，但是与同一等级的三级医院比较没有优势；而且随着医院的发展，医院对护士的科研能力、教学能力及专业能力要求越来越高，护理人员陪伴家人的时间变得更少，多付出也没有在薪酬方面有所体现；某些岗位没有体现等级差别，干多干少一个样。薪酬分配不合理是影响护理人员主动提升个人能力素质的主要因素。于是，护理部主任结合医院实际情况进行绩效改革，对护理队伍实行了与工作岗位、工作风险、职称和效益挂钩的“四挂钩”奖金分配制度，目的是强化薪资的激励功能，增强护理人员的核心竞争力，以满足医院快速发展的需要。

一是以实现工作价值为依据，确定岗位等级和分配标准，岗位等级和分配标准经职代会通过形成。医院将全部岗位划分为科研、管理和临床三大类，每类又划分出多个等级，每个等级都有相应的奖金分配系数。

二是以岗位性质和风险情况为依据，确定奖金分配数额。对临床外科系统的护理人员给予 1.1 的奖励系数分配，内科系统 1.05，放疗科系统 1.0，行政管理部门 1.0。总体上看，对管理部门加大了奖金分配的力度，进一步拉开了薪酬差距。

三是以职称系数为依据，临床护理人员根据医院的系数标准，主任护师 1.4，副主任护师 1.3，主管护师 1.0，护师 0.9，护士从 0.5 开始递增。护理管理部门比相应级别低 0.1。

四是以承担职务为依据，提高护理管理者的责任津贴。每月增加优质护理服务的津贴，平均每人每月增加 400 元，护理骨干根据不同的职责每人每月 100~200 元，护士长的责任津贴提高到每人每月 1 000 元，片区护士长每人每月 1 200 元。

同时,护理部主任注重非经济性报酬,如对护理人员的努力和绩效认可和赏识,通过口头表扬、短信、工作便签等形式对护理人员付出的努力表示感谢和鼓励,加强情感链接,提高护士的工作兴趣和责任感;组织丰富多彩的文化生活,保证护士工作和生活的平衡;规划护士职业发展,帮助不同的护士从开始工作起找到自己职业发展的方向,有计划进行培养,提高护士个人价值感;创造宽松愉快的工作环境,经常与护理人员进行面谈,及时了解护理人员的压力和困惑并通过多种方式进行疏导。

新的薪酬制度推行以后,其效果立竿见影,很快调动了护理人员的积极性,全院护理人员工作十分努力,工作热情高涨,护理人员的精神面貌也焕然一新。

【问题】

1. 该护理部主任在薪酬管理改革方面的优点是什么?

2. 该护理部主任通过采取哪些措施对护理人员的薪酬制度进行了再设计、再改进?

3. 为了持续保持护理人员的工作激情,该护理部主任的哪些做法值得借鉴和推广?

【知识链接】

1. 薪酬　薪酬是员工从事某个企业需要的劳动,而得到的以货币形式和非货币形式所表现的补偿,是企业支付给员工的劳动报酬。

2. 薪酬管理　薪酬管理指一个组织针对所有员工所提供的服务来确定他们应当得到的报酬总额及报酬结构和报酬形式的过程。薪酬管理包括六项内容:

(1)薪酬水平:指企业中各职位、各部门及整个企业的平均薪酬水平,它决定了企业薪酬的外部竞争性。

(2)薪酬结构:指薪酬由哪些部分构成,各个构成部分又以怎样的比例结合在一起。

(3)薪酬体系:薪酬体系的选择即确定护理人员的基本薪酬以什么为基础。有职位薪酬体系、技能薪酬体系、绩效薪酬体系等。

(4)薪酬关系:指企业内部不同职位的薪酬水平所形成的相互比较关系,涉及企业薪酬的内部一致性。

（5）薪酬形式：指计量劳动和支付薪酬的形式。薪酬的各个构成部分有其特定的内容，也有其特定的计量形式。

（6）薪酬政策和薪酬制度：薪酬政策是企业管理者对企业薪酬管理目标、任务和手段的选择和组合，是企业在护理人员薪酬上所采取的方针策略。薪酬制度则是对既定薪酬政策加以具体化、规范化。

3. 薪酬管理的目标　薪酬要发挥作用，薪酬管理应达到以下三个目标：效率、公平、合法。达到效率和公平目标，就能促使薪酬激励作用的实现，而合法性是薪酬基本要求，因为合法是医院存在和发展的基础。

（1）效率目标：包括两个层面，第一个层面站在产出角度来看，薪酬能给组织绩效带来最大价值，第二个层面是站在投入角度来看，实现薪酬成本控制。薪酬效率目标的本质是用适当的薪酬成本给组织带来最大的价值。

（2）公平目标：包括三个层次，分配公平、过程公平、机会公平。①分配公平：指组织在进行人事决策、决定各种奖励措施时，应符合公平的要求。如果员工认为受到不公平对待，将会产生不满。员工对于分配公平认知，来自其对于工作的投入与所得进行主观比较而定，在这个过程中还会与过去的工作经验、同事、同行、朋友等进行对比。分配公平分为自我公平、内部公平、外部公平三个方面。自我公平，即员工获得的薪酬应与其付出成正比；内部公平，即同一部门中，不同职务的员工获得的薪酬应正比于其各自对部门作出的贡献；外部公平，即同一行业、同一地区或同等规模的不同医院中类似职务的薪酬应基本相同。②过程公平：指在决定任何奖惩决策时，组织所依据的决策标准或方法符合公正性原则，程序公平一致，标准明确，过程公开等。③机会公平：指组织赋予所有员工同样的发展机会，包括组织在决策前与员工互相沟通，组织决策考虑员工的意见，主管考虑员工的立场，建立员工申诉机制等。

（3）合法目标：是医院薪酬管理的最基本前提，要求医院实施的薪酬制度符合国家、地区的法律法规、政策条例要求，如不能违反最低工资制度、薪酬指导线制度等的要求规定。

4. 薪酬管理的原则　薪酬管理的目的是建立科学合理的薪酬制度。在薪酬管理中必须遵循以下八项原则：

（1）公平性原则：此原则是薪酬管理时要考虑的最根本的原则。

（2）竞争性原则：较高的薪酬水平可以吸引和留住优秀的员工，但是人力成本在企业的总成本中所占比例也不宜过大。

（3）激励性原则：一个科学的薪酬系统对员工的激励是最持久也是最根本的，薪酬系统应该是努力越多，回报也越多的机制。

（4）合法性原则：企业在制订薪酬管理制度时必须理解并掌握劳动法规和有关最低工资标准、薪酬支付行为规范等方面的规定。

（5）经济性原则：企业可采取灵活的报酬给付方法，如针对核心岗位，考虑采取长期激励性报酬形式，有时可以适当采用精神激励。

（6）可承受性原则：确定薪酬水平必须考虑企业实际的支付能力，薪酬水平需与企业的经济效益和承受能力保持一致。

（7）灵活性原则：薪酬管理体系应当能够体现企业自身的业务特点及企业性质，所处区域、行业的特点，并能够满足这些因素的要求。企业在不同的发展阶段和外部环境发生变化的情况下，应当及时对薪酬管理体系进行调整。

（8）可操作性原则：薪酬管理制度和薪酬结构应当尽量浅显易懂，使员工能够理解，便于制度的迅速推广，同时也便于管理。

【案例分析】

1. 该护理部主任在薪酬管理改革方面的优点是什么？

该护理部主任在薪酬管理改革方面的优点在于达到了效率和公平目标，具体分析如下：

（1）该护理部主任对护理队伍实行了与工作岗位、工作风险、职称和效益挂钩的“四挂钩”奖金分配制度，让各层级的护理人员感觉到了被公平对待。例如，选拔最美护士根据护士全年绩效考评，内容包括工作岗位、工作风险、培训经历、科研成果和论文等；优胜科室评选根据全年科室工作量、科室收入、住院患者满意度、岗位类别等；选拔护士长时，综合考虑护士的工作能力、工作态度等，挑选出优秀的护理人才；充分发挥薪酬的公平和效率，所以，在全院形成一种不断提升自我的良好氛围；使护理人员觉得获得的薪酬与其付出成正比；同一科室中，不同职称、不同岗位职责护士获得的薪酬正比于其对部门作出的贡献，专科护士承担科室技术难度较大的护理操作，在绩效中增加每月的奖金；通过调查同等级医院的各种待遇，发现夜班值班费低于同等级医院，所以提高夜班护士的值班费，保证在同一行业、同一地区或同等规模的不同医院中类似职务的薪酬基本相同。在决定任何奖惩决策时，所依据的决策标准或方法，都是建立在公正性原则，程序公平一致、标准明确，过程公开等基础上；赋予积极上进的护士同样的发展机会，充分考虑护士的立场等。通过对内保证公平，对外提高竞争力，有效保证了薪酬的公平性、竞争性和激励性，提高了护士队伍的积极性。

（2）体现了按劳分配的原则：护理部进行薪酬管理的过程中量化了护士

工作量，通过医院后台信息系统调取护理工作量，据此分配奖金，打破了“做多做少一个样”的传统，让薪酬回报具有公平性，让护士工作有劲头，提高了护理工作效率。

（3）该薪酬体系重点突出，对于静脉治疗护士、造口伤口专科护士等关键技术人才的薪酬水平高于同级护理人员薪酬水平，在医院外部和医院内部都具有吸引力。

（4）该薪酬体系注重非经济性报酬，增强护理人员的工作体验，如对护理人员的努力和绩效表示认可和赏识、保证护理人员工作和生活的平衡、组织丰富的护理文化、提高护士个人发展机会，以及创造宽松的工作环境等。

2. 该护理部主任通过采取哪些措施对护理人员的薪酬制度进行了再设计、再改进？

（1）对全院护理工作岗位进行岗位分析，建立健全定编、定岗、定员和定额等各项基础工作。

（2）对各类岗位进行系统岗位评价和分类分级，以保证薪酬对内的公平公正性。

（3）建立薪酬调查制度，定期进行薪酬市场调查，掌握同级同类医院护理人员薪酬水平的变动情况，以提高医院护理人员的薪酬水平，保持医院薪酬的市场竞争力。

（4）根据医院各部门的收入状况，对各类员工的薪酬结构进行再设计，采用适合岗位性质与工作特点的奖励制度。

（5）定期进行护理管理者薪酬满意度调查，掌握护理管理者的思想动态，运用多种激励方式和手段，最大限度地调动员工的积极性、主动性和创造性。

（6）注重对员工薪酬相关制度的贯彻落实，提高其相互配套性和支撑性。

3. 为了持续保持护理人员的工作激情，该护理部主任的哪些做法值得借鉴和推广？

（1）掌握同等级医院薪酬水平变化，及时进行薪资调整，提高薪酬制度的对外竞争力。

（2）在原有的薪酬体系和绩效制度不能调动护理人员的积极性时，及时完善薪酬制度，保证薪酬制度的公平合理，及时积极地激励护理人员的工作激情。

（3）在贯彻薪酬制度的过程中，注重经济性报酬和非经济性报酬，及时建立并完善沟通平台，上情下达，下情上达，不断发现问题，提出对策，完善薪酬制度并合理灵活利用薪酬制度达到激励的作用，让全院护理人员精神面貌焕然一新。

（4）动态进行护士工作分析。据外围环境的变化、业务的调整等情况重新进行护士的工作分析，使其能够与发展的环境相适应。

【经验分享】

如何持续保持医院护理人员的工作激情？

护理部主任想打造一支高生产率、高绩效和高承诺度的护理队伍，并持续保持医院护理人员的工作激情，将努力→业绩→报酬→满足这个连锁过程贯穿员工的激励过程中去，形成促进他们积极行为的良性循环。可从报酬、期望值、能力和对工作的认识四个方面做好全盘规划，培养一支胜任、敬业、忠诚的护理团队。

1. 从激励开始到工作绩效之间须考虑的重要因素

（1）考虑员工的能力和素质：员工的能力对完成任务非常关键，因此，作为管理者必须要慧眼识才，把人才放在最能发挥其长处的岗位上。该护理部主任对各位护士长的性格、能力、才情、气质、专业水平、科研能力等进行了综合分析与评价，并考虑了每个科室不同的人员结构与护士长个人意愿，对护士长进行轮岗，将合适的人放在适合的专业管理岗位，充分发挥不同护士长的优势。

（2）好的工作条件：选好人才后，还必须为其发挥才干创造必要的条件，配备必要的资源。护理部主任对不同科室护理人员结构进行调整，为不同护士长配备不同的骨干护士，如对管理能力较弱而科研能力较强的护士长，科室高年资护士相对较多，可以协助护士长进行管理，对风险较高的外科系统，配置一定数量的主管护师，有较好的工作经验及良好的身体素质，能够胜任高强度的工作量及有一定风险控制能力。

（3）角色感知：为了让员工作出优异的成绩，激发内驱力，作为管理者必须帮助员工充分了解自己的角色、岗位的具体要求，也就是说，让员工充分把握好岗位的目的和要求。

2. 激励方式　不同的激励策略有多种激励方式，对员工真正有效的激励方法是从员工的特点出发，进行各种激励方式的有效选择及其组合。

（1）建立薪酬激励机制：认识到护理薪酬制度改革过程中的“三分开、四结合、五考核”，建立起以工作效率为重点的激励机制，以资源利用为依据的约束机制，以整体效益为基础的薪酬增长机制，以护理质量、服务态度为目标的保证机制。

1）三分开：基本工资、岗位工资与绩效工资分开；职能部门、临床部门医护岗位工资分开；护理管理人员与护理人员绩效工资分开。

2）四结合：经济效益指标（创收、工作量等）与社会效益指标（工作质量、医院发展等）相结合；激励（薪酬分配）与约束（全成本核算）相结合；纵向式（以科室为单位）的绩效工资量化分配与横向式的岗位工资（科室、全院岗位评价）相结合；短期激励（按劳分配）与长期激励（按生产要素分配）相结合。

3）五考核：岗位绩效工资的发放综合考虑创收（经济增长、成本控制）、医院增长（工作数量、工作质量）、医院发展等三个方面的关键绩效指标（key performance indicators，KPI）因素。

（2）建立完备的薪酬管理体系

第一步：薪酬原则与策略，是设计薪酬体系的基础性工作。它包括对护理人员总体价值的评价、对管理人员和专业人员所起作用的估计、薪酬差距标准的确立、薪酬与福利的分配比例等。确定薪酬原则和策略为以后的工作提供依据和方向。

第二步：职位设计和分析，指对各种工作的性质、任务、责任、相互关系及任职工作人员的知识、技能、条件进行系统调查和研究分析，并作出科学系统的描述和规范化记录的过程。

第三步：岗位评价，指在职位描述的基础上，对职位本身所具有的特征（如职位对医院的影响、职责范围等）进行评价，以确定职位相对价值的过程。

第四步：薪酬调查，指医院通过搜集薪酬信息来判断其他同等级医院薪酬水平高低。它主要解决外部竞争问题，使护理人员将自己的投入与产出的比值在进行横向比较时感到公平。

第五步：薪酬结构设计，是一个组织中各个职位的相对价值与其对应实际薪酬之间的关系。

第六步：薪酬制度的实施、控制及修正，指把设计好的薪酬制度投入运行并实施规范的运作管理，以验证和保障该薪酬制度达到预期的设计要求。

（3）增强护理人员的工作体验：所谓工作体验，指对于护理人员来说非常重要，但是却不像薪酬和福利那样容易触及的一些报酬要素，主要包括护理人员的努力和绩效得到认可和赏识、工作和生活的平衡、组织文化、个人发展机会及环境等五大方面的因素。而这些因素常常被护理管理者忽视。

1）及时认可和赞赏：一个组织各个层次上的员工都需要感到自己所做的工作是被组织看重的，被视为有价值的，以获得工作成就感。而使护理人员有这种感觉的并不仅仅是与绩效挂钩的个人加薪或者奖励等，能够达到类似效果、成本更低并且可以经常给予的则是上级提供的及时、具体、真诚的认可和赞赏。该护理部主任一方面充分利用激励机制，经常在日常工作中有效地欣赏和鼓励护士，另一方面在传统的薪酬和福利之外，还去寻找更加丰富多样的、能够对护理人员进行奖励和认可的形式和手段，如重视对员工工作的认可和鼓励，在每年护士节亲笔签发对护理人员的感谢信，对护理人员取得的个人成就热烈庆祝等方式来帮助护理人员建立自信。

2）重视工作和生活的平衡：现代社会的发展，使得越来越多的人将关注重点从工作和经济收入转变为重新关注个人和家庭生活质量，对于很多经济收入水平较高的真正有能力的高层次人才来说尤其如此。该护理部主任重视护士工作和生活的平衡，考虑员工家庭需求，灵活安排工作时间，关心护理人员的家庭，想出各种办法让护士保持家庭生活和工作的平衡。

3）形成有凝聚力的护理文化：组织文化能够创造护理人员真正的忠诚度，而不仅仅是满意度。该护理部主任努力营造了一种对护理人员有吸引力的组织文化，使护理人员在工作时，个人的价值观与医院的价值观相吻合，医院发展的愿景与个人发展的愿景相融合，激发员工自我价值实现需求。该医院护理部能凝聚一大批优秀的护理人才，同时还能够尽心尽力地努力工作，就得益于积极的护理文化。医院的护理文化创造了护理人员对职业的忠诚度，而不仅仅是较高的护士职业成就感。

4）规划个人发展机会：个人发展机会包括学习机会、得到指导和培训的机会、职位发展机会及参与决策的机会等。该护理部主任高瞻远瞩地采取了很多新的做法帮助护理人员的职业发展，如建立导师制，为新进护理人员配备资深护士，对他们进行指导和帮助；对护理人员进行跨部门轮科培训，增加护理人员的专业知识，丰富护理人员的工作经历；对不同层次的管理者采取国内培训、国外培训相结合的方式，提高护理管理者的水平；给资深的管理者更大的授权；积极发展专科护士，为护士发展开拓新的平台；鼓励护理人员提升学历水平，并让护理人员拥有学习和追求个人成长的机会；通过各种形式规划护士个人发展计划，提高护士各种能力。

5）双重职业途径激励法：在员工当中，一部分人希望通过努力晋升为管理者，另一部分人想在专业上获得提升。因此，该护理部主任采用双重职业途径的方法，来满足不同价值观员工的需求。一方面，帮助希望走管理路径且技术过硬的人员成长为合格管理者，另一方面，为想走专科护士路径且不愿担负管理责任的造口伤口专科护士和静脉治疗专科护士建立正规的技术升迁途径，设立“技术级别”认可他们并给予他们相当于一般管理者的报酬。

（谌永毅）

第十一章

护理文化管理

文化在组织管理中的重要性越来越受到重视，组织与文化管理也成为管理研究的核心领域之一。现代医院的竞争，不仅是医疗技术、设备、设施等硬条件的竞争，更是人才、管理、文化的竞争。文化管理指从文化的高度来管理，以文化为基础，强调人的能动作用和团队精神，管理的重点是人的思想和观念。护理文化是医院文化的重要组成部分，在现代医院管理和护理管理中至关重要。当医学模式由生物医学模式向"生物 - 心理 - 社会"医学模式转变，护理模式随之由功能制护理转向责任制护理和整体护理，护理文化也被赋予新的内涵。只有全面、透彻地认识、理解和应用护理文化，才能为组织可持续发展提供指引和行动方向。

案例 31　组织文化——"问题病房"应该怎么管?

某医院新成立脑血管专科病房，其 80% 左右的患者来自急诊，护理工作量大，对护士的专业技能要求非常高。三年以来，该病房在护理部的月度和年度考核排名中均位列末位。针对这种现象，李护士长组织召开科务会，严肃通报护理部对科室的反馈意见，并制订一系列惩罚措施。结果，此后情况非但无改善，反而越来越糟糕。患者和家属抱怨护士工作缺乏耐心，护士抱怨"工作太忙了，又累又没有钱，甚至还要扣钱"。每一次接受护理部的各种检查都好像都是护士长一个人的事，与其他人无关，李护士长为此感到心力交瘁。

为此，护理部对护士长进行调整，调任小林至该病房担任护士长。林护士长经过一系列调研和访谈，她认为该病房的主要问题是护理团队缺乏凝聚力，没有集体荣誉感和归属感，所以她把工作的重点放在护理文化建设方面。她提出了"快乐工作、快乐生活"的团队口号，定期举办各种类型的团队拓展活动，评选“优秀标兵”“服务之星”“科研达人”等，在科室成员绩效分配、岗位管理上设置很多奖励办法，还为全科设立了一个在当时看来不可能的目标：争创全院优秀科室。在林护士长的带领下，护士们的工作态度逐日转变，通过不同的途径积极为科室发展出谋划策，憋足一股劲要摘掉倒数第一的帽子。

经过两年的努力，该病房在全院的综合考核排名中一举获得第五名的好成绩，护士的薪酬水平一跃成为全院上等水平，成功实现创建优秀科室的目标。

【问题】

1. 李护士长在管理中存在的最大问题是什么？
2. 林护士长上任后，病房管理得到明显改善，主要原因是什么？
3. 在现有病房管理改善目标下，您对林护士长还有哪些好的建议？

【知识链接】

1. 组织文化的定义

（1）文化的定义：什么是文化？文化是一种人人感觉得到，但又不太能说清楚的东西。我国作家梁晓声说：“文化可用四句话表达，即根植于内心的修养；无须提醒的自觉；以约束为前提的自由；为别人着想的善良”。也有人用“道”这个字精辟地诠释文化的含义：“道”是“首和走”的合成，“首”即“头脑、思想”，“走”即“行动、行为”，意即思想和行为的统一。文化可看作是一个群体在生产和生活实践中习得的，共同享有并认同的价值观、思维模式和行为模式，其核心是以人为本的价值观，可以指导人们按特定的方式思考、决策和行动。

（2）组织文化的定义：对组织文化的研究最早可追溯到20世纪20年代的霍桑试验，而组织文化这个概念被正式提出是在20世纪80年代。美国麻省理工大学斯隆管理学院终身荣誉教授埃德加·沙因（Edgar Schein）认为组织文化是一个组织在解决其外部适应性问题及内部整合性问题时习得的一种共享的基本假设模式，文化是组织中可感知的、思考的，可重复进行的公认、共享、默认的方式，是组织中最有权力和最恒定的操作力。

2. 组织文化的特征

（1）习得性：组织文化是组织生存发展过程中不断积累、总结和创新的结果，当组织原有的文化特征与面临的现实情境不相匹配时，可以有意识地对组织文化进行重塑，根据组织内外环境变化和发展需要进行文化的更新、进化和变革。

（2）适应性：当个人对他所认同的组织文化具有强烈的归属感和自豪感，就会主动调节自己的行为来与组织文化相适应，员工之间互相信赖，就能具有较强的组织合力。

（3）约束性：组织文化应是一个有机的统一整体。文化作为一种非正式的制度和行为规范，从内、外两个方面对人施加影响力，引导个人的奋斗目标整合至组织整体目标之中，使个体与组织文化的发展导向基本保持一致。

（4）人文性：文化的核心是以人为主体的人本文化，所以，组织文化应该营造良好的氛围，因为组织中的员工都具有社会性，他们都希望在一个和谐友好的环境中工作，通过工作和人际交往获得自信和自尊。

（5）创新性：组织文化不是一成不变的，而是随着内外环境和形势的变化而不断变化的，会快速地对环境作出反应，并乐于打破陈规。只有不断创新，组织文化才能有活力，才会有持续发展的生命力。

3. 文化的层次　文化是一个内容十分宽泛的概念。有的学者认为文化包括两个层次，有形文化和无形文化。埃德加·沙因教授提出三层次文化模型，即行为准则（物质形态层次）、价值观和原则、基本假设。荷兰心理学家吉尔特·霍夫斯泰德（Geert Hofstede）在其著作《跨越合作的障碍——多元文化与管理》一书中写道："尽管不同时代、不同民族的文化各具特色，但其结构形式大体是一致的，即由各不相同的物质生活文化、制度管理文化、行为习俗文化、精神意识文化等四个层级构成。"将文化由外向内分为物质文化、行为文化、制度文化和精神文化，这是目前最常见的文化层次结构。在四个层次中，物质层和行为层是组织文化的外在表现和载体，制度层约束及规范组织文化建设，而精神层是组织文化的核心和灵魂。组织文化的层次见图 11-1。

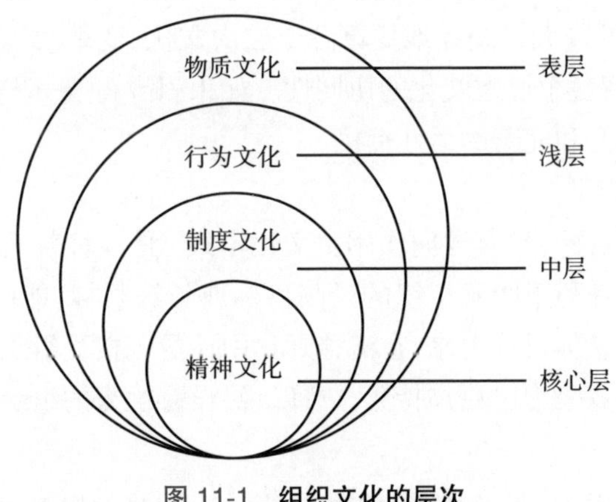

图 11-1　**组织文化的层次**

（1）表层——物质文化：物质文化，又称显性文化，以实体的物质形式表现，是文化管理的基础。医院的物质文化由医院各种物质条件要素构成，主要包括医院布局、楼宇建筑、院容院貌、职工服饰、信息栏、文化墙等。从医院整体布局到每一个细节，无一不渗透着相应的医院物质文化底蕴。

（2）浅层——行为文化：行为文化是组织成员在生产实践过程中产生的活动文化。在患者就医的过程中，医护人员的言谈举止、服务风尚、业务技术，都是医院人文精神、医院行为文化的折射。此外，上下级之间、员工之间的关系是否融洽，各个部门能否精诚合作，工作时员工脸上是否洋溢着热情、表情愉悦等也是行为文化的体现。

（3）中层——制度文化：制度文化也称文化制度化，是把文化所倡导的价值观转化为可操作的管理制度的过程，以使组织成员的个体行为受到规范，在工作中做到“有章可循”，建立具有共性和行动统一的文化。制度文化既包括各项规章制度，又包括各种约定俗成的标准程序及行为准则。

（4）核心层——精神文化：精神文化属于思想意识形态，是组织成员在实践活动中逐步形成的共同信念、理想、价值观和道德观。护理精神文化主要包括护理宗旨、理念、道德、愿景、目标等。

如图 11-1 所示，组织文化的形成过程是由外到里，一层一层积累沉淀而来的，时间越久，沉淀得越深、越牢固，通过浸透到组织的每一个环节，影响员工的价值观、行为规范、精神面貌等，从而形成一种较为稳定的组织文化。当组织发生重大变革时，在文化层面也会受到惯性和反作用力的作用，改变越靠近核心层，振荡幅度越大。所以，如果不希望发生组织文化的重大振荡，可以采取分层次变革，比如改变组织的精神文化，但尽量保持制度文化不变，就可以隔离精神文化的振荡对行为文化等的影响。当然，如果希望用新的文化覆盖原有文化，则可以大刀阔斧地变革各个层次文化，变革的幅度要大，速度要快，同时注意保持各个层次文化的协同性。如果引导得当，适当的变革也是组织各层次文化提升和完善的最佳良机。

4. 文化的作用

（1）文化是目标，具有导向作用：“文化定式”是一种普遍的认知方式，通过“文化定式”，有利于明确组织的最高目标或长远目标，能够把组织成员的个人目标引导到整体目标上来，在潜移默化中让员工接受组织共同的价值观，由此形成的文化竞争力也更加持久。可以说，没有优秀的组织文化，就不会有卓越的组织。

（2）文化是引力，具有凝聚作用：文化是组织物质财富和精神财富的总和，是组织内部强大的动力源。当组织文化的价值观被员工认同后，它就会成为一种黏合剂，从各方面把员工团结起来，对员工产生吸引力、向心力和凝聚力，使员工产生使命感、自豪感和归属感。

（3）文化是准则，具有约束作用：没有规矩，不成方圆。文化就像“一只看不见的手”，通过文化的教化、熏陶，组织员工自觉地对行为进行自我管理。不过，过于强调观念和行为的一致性，会束缚文化发展的多样性，当组织面临的环境发生变化，既有文化也可能会因为惰性而阻碍组织变革和创新。

（4）文化是力量，具有激励作用：良好文化对职工的激励不是外在的推动力，而是内在的积极性，源源不断地提供激励。通过文化力量，团队成员的事业心、责任感逐步加强，进而激发团队成员自觉产生一种高昂情绪和进取精神。“榜样的力量是无穷的”，通过树立各种正面典型，形成精神激励，以此带动和激发组织员工在工作中的积极性和创新精神。

（5）文化是桥梁，具有辐射作用：文化的形成必会经历一个漫长而艰辛的过程。但是，当优秀的文化形成较为固定的模式时，就会通过各种显性、隐性的形式在社会中塑造良好的社会公众形象，提高组织的知名度和声誉，发挥“辐射效应”，对社会产生巨大影响。

（6）文化是资本，具有增值作用：文化作为一系列价值观、信息、看法和思维方式的总和，指导着人们的各项活动。员工在工作中通过各种方式不断接受组织关于道德观念、价值观和意识形态等特定文化的熏陶，这些过程都是文化资本进行投资、积累并不断扩展的过程，最终可产生有助于组织发展的内生原动力。

【案例分析】

1. 李护士长在管理中存在的最大问题是什么？

李护士长在管理中存在的最大问题是忽略了文化的作用。护理文化是护理组织在长期护理实践活动过程中所形成的，为全体护理成员共同遵守和奉行的价值观念、基本信念、行为准则和道德规范等因素的总和，将护理组织内各种力量聚集于共同的宗旨和哲理之下，最终实现护理组织目标。优秀的护理文化一经形成，便会对医院建设、护理学科和科室管理产生十分积极的推动作用，反之，则会对组织发展产生阻碍。在本案例中，脑血管专科病房管理早期，组织文化是松散的、不连续的，特别是团队的精神文化是处于碎片、不成形的状态，科室整个团队缺乏共同愿景，人心涣散，护士没有自豪感、归属感和使命感，整个护理团队是一盘散沙，团队绩效差，患者投诉多,员工忠诚度低,离职意向高。面对这样一团糟的科室文化和氛围,李护士长没能深刻反思,未做到“以人为本”,也没有做到正面引导,而是采取单纯的处罚或管教,这样只会激起团队成员的逆反心理,不能促进团队效能的发挥。

2. 林护士长上任后,病房管理得到明显改善,主要原因是什么?

林护士长到任后,通过推行一系列管理举措,使病房管理得到明显改善,主要措施是以“文化”为抓手,重点加强护理团队精神文化建设。她确立了“争创全院优秀科室”的奋斗目标,统一全科护理人员的价值取向,把护理人员引导到共同的护理目标上来,凝聚护理团队人心,充分激发和调动团队成员的积极性,最大限度发挥潜能,依靠团队和组织的力量提高管理绩效。通过组织各种团队拓展活动,融洽护士之间的关系,使每一个护士都从活动中感受到团队的力量,进而培养她们的集体荣誉感和工作责任心,视科室生存与发展为己任,为实现组织目标而共同努力。通过提炼“快乐工作,快乐生活”团队口号,把工作场所转变为使辛苦工作的团队成员感到满意甚至快乐的源泉。通过先进人员评选,树立榜样,形成激励,让护士共享团队荣耀,增强成员自豪感、归属感和使命感。

3. 在现有病房管理改善目标下,您对林护士长还有哪些好的建议?

林护士长当前主要围绕团队的精神文化着手,通过设立目标、制订口号、激励评优等方式提高护士的积极性和荣誉感,建议可以从物质文化、行为文化、制度文化和精神文化四个层次着手进行科室整体文化大改造。

(1) 物质文化方面:脑血管疾病患者大多年龄大、病情重、情绪差,护士工作压力大,可以通过优化病房环境,适当增加护士站的挂饰和绿植,增加病区走廊信息栏、宣传栏,改善护士休息室、用餐室等,给护士提供一个整洁、明亮、舒适的工作环境和休息环境。

(2) 行为文化方面:可以通过提倡人人微笑服务,发掘最强业务标兵,开展技能大比拼等活动,树立优秀典型,引导护士向好、向优发展。

(3) 制度文化方面:做到换位思考,加强与临床一线护理人员的谈心谈话,从护士的角度,去修改和完善现有的规章制度和标准规范,优化岗位管理制度、绩效奖励制度等,使其从制约作用转化为引导作用,使护士工作更有章可循,并不断激发创造力。

(4) 精神文化层面:当科室发展进入新的平台阶段后,精神文化层面的建设是需要长期坚持、不可松懈的,否则又会再次落伍。除了案例中提到的设立目标、制订口号、激励评优等方式,还可以通过全体护理人员的头脑风暴,制订科室发展愿景、远期目标，推出个人职业成长心愿墙等，并将这些标语贴在醒目的位置，起到提醒和鞭策作用。

【经验分享】

1. 文化管理在护理管理中有什么样的应用？

现代组织管理的发展经历了经验管理、科学管理和文化管理三个阶段（表 11-1）。从经验管理到科学管理，再到文化管理，体现出护理管理的“软化”趋势，即越来越突出“人”的作用，人与人的行为成为管理过程的核心。一个组织，其物力、财力、信息资源均是有限的，但人力资源的开发与使用则永无止境的，人的潜力发挥好，物力、财力和信息资源等也可以得到更好的利用，组织的整体效益和效率就会得到提高。

表 11-1　经验管理、科学管理和文化管理的区分

特征	经验管理	科学管理	文化管理
年代	1769—1910 年	1911—1980 年	1981 年至今
特点	人治	法治	文治
组织	直线式	职能式	学习型组织
控制	外部控制	外部控制	内部控制
领导	师傅型	指挥型	育才型
管理中心	物	物	人
人性假设	经济人	经济人	自动人、观念人
激励方式	外部激励为主	外部激励为主	内部激励为主
管理重点	行为	行为	思想
管理性质	非理性	纯理性	非理性与理性相结合

2. 与常规的护理管理相比，文化管理具有什么样的特点？

文化管理的本质是以人的全面发展为目标，通过共同价值观的培育，在组织内部营造一种健康和谐的文化氛围，使全体成员的身心能够融入组织中，变被动管理为自我约束，并实现组织和个人价值的最大化。与常规管理相比，文化管理主要有以下特点：

（1）从管理思想上，把护理团队看成有机的“人的组织”，是充满温暖的大家庭。文化管理不是机械地布置各项护理任务，不是让护士被动地执行各种

规章制度,不是让护士一味地听从领导,而是以文化为抓手,发挥护士的主观能动性,培养护士的综合素质,增强成员凝聚力,引导护士职业生涯成长。

(2) 从管理对象上,把护理个体看成是有血有肉、有自我价值实现的"社会人"和"文化人"。人人都有需求,所以应尽可能满足员工的合理需求,根据护士的个性特点、职业专长安排合适的岗位,提供适当的平台,尽可能让其发挥所长,实现职业价值。

(3) 从管理方式上,主张"外圆内方"的柔性管理。"外圆"指通过文化来实行好的管理,"内方"指制度的内化,慢慢把制度演变为一种习惯。文化是制度的润滑剂,再好的制度如果没有文化的润滑则难以成为自觉的人格行为,难以内化成为价值观。

(4) 从管理策略上,重视感情和价值在管理中的运用。护理管理者不要一味强调要什么,不要什么,把人当作被动的存在,而应该通过感情、价值观的渗透,变被动为主动,通过谈心谈话,让护士主动敞开心扉,倾诉担忧与顾虑,从而帮助其解决职业困境,实现职业发展。

3. 文化管理有哪些风格?推荐护理管理者使用哪种风格?

文化管理的风格多种多样,为了深入地研究护理文化,帮助护理管理者采用适当的文化管理风格,恰当分类是非常必要的。此处着重介绍美国学者康妮和芭芭拉的分类方法。

康妮·格莱泽(Connnie Gloser)与芭芭拉·斯坦伯格·斯马雷(Barbara Steinberg Smalley)将文化分为鲨鱼型、戛裨鱼型及海豚型 3 种管理类型。鲨鱼型管理喻义君主式管理,管理层次等级分明,管理者直接理性,喜好操纵;戛裨鱼型管理则喻义放纵式管理,组织中不讲等级,管理者温柔感性,优柔寡断;而最理想的管理文化是海豚型管理,也称为蛛网式管理,在管理中既强调等级,更注重协调,强调"高度信任的文化"和"发挥人的潜能",刚柔并济,尊重下属,适度放权。

海豚型管理比较适用于护理管理者的文化管理策略。总结起来,它有如下特点:①在领导作风上,有着明确的工作目标和灵活的工作方式,善于接受批评并寻求不断改进。②在领导品质上,自信、果断,适度放权,强调与下属共同担责、共享荣誉。③在对待下属态度上,尊重下属,善于听取下属意见,对下属赏罚分明,成果与人情并重。④在管理决策上,理性与感性并重,民主与集中有机结合,重视沟通与共识。⑤在对待竞争的态度上,鼓励"内和外争",注意团队合作。这种管理风格可以最大限度地赢得下属的忠诚,因为它是以"善待人"为原则和理念的管理模式,呈现出更多的人文色彩,既关心工作的成果，又关心员工和下属的成长，相信人的潜力，激励人的成长，是一种高度信任和知人善用的文化管理模式。

案例 32　文化测量——“今非昔比”的医院

某医院为医学院附属医院，20 世纪 90 年代创建三级甲等综合医院之初，虽位处偏远城市，信息及人才匮乏，但护理部王主任带领护理团队发扬“艰苦奋斗”的优良传统，上下齐心，按照评审标准狠抓护理质量，最终以优异的成绩通过三甲医院评审，成为省内排名前列的综合医院。“那时我们差不多每周工作 6 天，每天早上 7 点上班，晚上 9 点以后才离开，但每个护士都很高兴。只要医院在前进，护理在发展，我们就会精力充沛、满怀热情地工作。”一位资深护士长发出了这样的感慨。近几年，该医院规模扩张明显，床位从 1 000 张发展到 3 000 张，但护理团队的护理质量与声誉却每况愈下。

今年医院进行人事调整，护理部张主任上任后接到院长安排的第一个任务，就是查找医院的护理到底怎么了？带着这个任务，张主任用三天时间带领团队通过问卷调查、人员访谈、实地走访等形式，对医院护理现状进行了调查。原来，近年来，医院出于人力成本考虑，相对于规模扩张，护理人员的补充明显滞后。护士在超负荷工作情况下，只能疲于应付日常工作，无法顾及整体质量提升，而护理部王主任即将退休，对任期内护理管理工作定位为过渡管理，随时准备接受医院领导的工作调整，将工作重担移交下一任护理部主任，管理思路上以完成指令性任务为主，改革和创新不积极，以上因素都使得医院护理发展面临新问题。

带着调查结论，张主任向院领导进行汇报，院长语重心长地说：“张主任，我理解你新上任的压力，在这么短的时间内完成了调查，找到问题的部分所在，但我认为还不够彻底，还没有完全找到根源，我希望你继续完成两件事，一是对护理团队现状进行深入的摸底，查找问题，找出前后差距如此大的根本原因，要借用科学的方法，要有数据支撑；二是不仅要找问题，还要提出切实有效的变革措施，改变现状，重塑口碑，让护理学科的发展重上新台阶。”带着院领导的重任，张主任重新开始了她关于文化测量和变革的思考。

【问题】

1. 文化是否能够进行测量？应该如何对该医院的护理文化现状进行全面测量？

2. 要想彻底改变该医院的护理现状，新上任的护理部张主任应如何推动护理文化变革？

【知识链接】

1. 文化测量的概念和意义　有测量才有管理，测量是管理的基础。文化测量就是对组织文化资源进行全面的盘点，明确组织文化的发展现状，使文化可视化、直观化。文化测量至少有三层意义。

（1）为文化诊断提供工具：组织文化涵盖组织运作和经营的方方面面，体系较为复杂，而大部分组织往往对自己的组织文化情况了解不清，心中无数，而文化测量就是对文化进行有效诊断的前提，也是文化实践与研究的基础。文化测量的首要任务就是通过科学的方法和手段，分析、研究、判断，通过现象看本质，对文化资源进行分门别类，从而得到具有指导意义的结论。

（2）为文化变革提供依据：文化的变革是一个漫长的过程，新的文化必须对原有文化中的阻碍因子进行摒弃和废除，对优秀因子进行继承和发扬，针对团队面临的新环境有所突破和创新，才能推动团队不断向前发展。因此，文化变革可以分为两个步骤。首先，分析现有文化，找出主要的观念、信念、价值观和行为规则，以及限制组织发展的行为模式，明确需要改变的问题；其次，制订文化变革策略和具体措施，进行文化变革。对文化进行测量，才能为变革提供事实依据，文化测量是进行文化变革不可或缺的环节。

（3）为文化研究提供科学基础：组织文化测量的研究一直试图解决一个问题，那就是组织文化到底是什么？所以，从学术角度来看，文化测量的研究，实质上是在为“组织文化”寻找科学的管理学范畴的解释。

2. 文化测量的理论基础　“竞争性文化价值模型”是目前国际上比较权威的组织文化测量模型。它是由美国组织行为专家奎因（Quinn）教授提出的，在“组织弹性 - 稳定性”“外部导向 - 内部导向”两个维度的基础上派生出四个象限：等级型文化、市场型文化、宗族型文化和创新型文化（图 11-2）。

（1）等级型文化：通常具有规范的、结构化的工作场所及程序化的工作方式。人们更关心组织长远的稳定，尽量避免未来的不确定性，员工习惯于遵守组织的各种制度和规范。

（2）市场型文化：强调竞争力和生产效率，更关注外部环境的变化。例如顾客、合作者、行业协会等。市场型文化往往有一个明确的发展目标和主动进攻的战略姿态，代表性组织如民营企业、民营医院等。

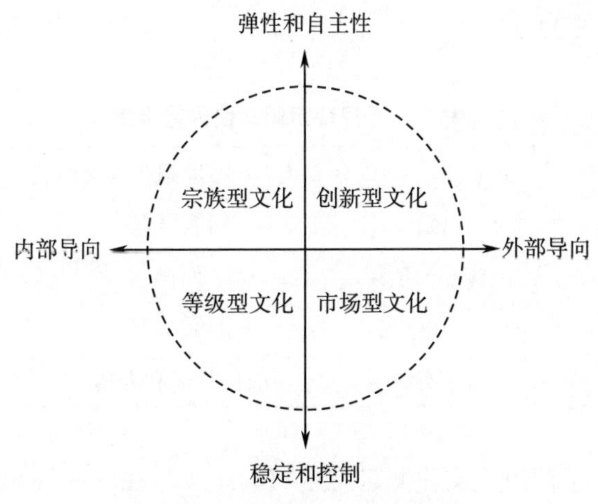

图 11-2　**竞争性文化价值模型**

(3) 宗族型文化：有着共同的目标和价值观，讲究和谐和个性自由，这类组织更像是家庭组织的延伸。其目的在于提供一个人文的工作环境，而管理的主要内容则是激发员工的热情，为员工提供民主参与的机会。

(4) 创新型文化：在具有高度不确定性、快节奏的现代社会中，创新型文化非常重要，只有创新，才能跟上时代发展的潮流。管理的主要内容就是推动和建立创新型文化，通过创新，不断创造出新思维、新方法、新技术、新产品。

从图 11-2 来看，创新型文化和市场型文化都偏重面向外部发展，宗族型文化和等级型文化偏向内部运营，等级型文化和市场型文化追求稳定发展，而宗族型文化和创新型文化推崇自主工作。通常，组织文化在不同发展阶段呈现不同的导向，遵循螺旋式上升的规律：创新型文化—宗族型文化—市场型文化—等级型文化—高层次的创新型文化，以此来进行组织文化的不断演变，推动组织管理一步步迈向更高层次。

3. 文化测量的维度

(1) 丹尼森组织文化测量维度：瑞士洛桑国际管理学院丹尼尔·丹尼森(Daniel Denison)教授在"竞争性文化价值模型"的基础上，把组织文化的内涵进一步划分为 4 个维度：参与性(involvement)、一致性(consistency)、适应性(adaptability)、使命性(mission)。其中，适应性与参与性强调组织保持灵活性和变革性的能力，而使命性和一致性强调组织保持确定性和稳定性的能力；适应性与使命性强调组织的外部环境适应能力，而参与性与一致性强调组织的内部和谐能力。这两对矛盾主体，体现了文化建设中要平衡和解决的主要冲突，也决定了文化建设的成败。在此基础上，丹尼森又将每一种文化特征细分出三个维度,见表 11-2。

表 11-2　丹尼森组织文化测量维度

维度	维度组成		
参与性	授权	团队导向	能力提升
一致性	核心价值观	配合	协调与整合
适应性	组织学习	顾客至上	创造变革
使命性	愿景	战略目标和方向	具体目标

(2) 霍夫斯泰德组织文化测量维度(Hofstede's culture dimensional theory):荷兰心理学家霍夫斯泰德是最早进行组织文化测量维度研究的学者。霍夫斯泰德的组织文化测量维度(表 11-3)源于他早期提出的国家文化理论,并以此为基础发展了 VSM94(Value Survey Module 94)量表。

表 11-3　霍夫斯泰德的组织文化测量维度

维度	维度组成
价值观层	职业安全意识 对工作的关注 对权力的需求
管理行为层	过程导向—结果导向 员工导向—工作导向 社区化—专业化 开放系统—封闭系统 控制松散—控制严密 注重实效—注重标准与规范
制度层	发展晋升—解雇机制

(3) 基于文化现状评估的测评量表:1997 年,皮埃尔·杜博斯联合公司(Pierre DuBois & Associates Inc.)出版了一套企业文化测量和优化的量表,其包括 7 个方面,见表 11-4。

表 11-4　基于文化现状评估的测评量表

维度	维度组成
社会 - 经济环境	社会文化环境和市场竞争等
管理哲学	使命、价值观、原则等
对工作情景的组织	组织结构、决策过程等
对工作情景的知觉	对工作的知觉和对管理的知觉
反应:组织行为	工作满意度、工作压力、工作动机和归属感
企业经营业绩	质和量两方面
个人和组织变量	年龄、职位、个人价值观等

4. 文化测量的方法　组织文化的核心是价值观,它是一种主观的状态。传统的文化测量常见的方法是实地考察,通过观察、访谈等方式来了解组织文化内涵和文化状态,这是一种"质"的诊断方法,但存在周期长、调查面窄、不便于比较分析等问题。20 世纪 90 年代,"量"的诊断方法逐渐兴起,通过构建组织文化测量模型,开发文化测量量表,实现文化定量化评估。只有将定性与定量测量方法相结合,才能保证文化测量的全面性、深刻性和准确性。目前,常见的文化测量方法有以下几类:

(1) 资料分析法:指从现有的文字资料(各项规章制度、标准规范、年度报告、各种文件等)和外部资料(各种可利用的行业协会的文字描述等)去选择、提炼、整理、分析,从而寻找和获得有价值的资料。资料分析法是一种经济有效的信息收集方法,但无法弥补原有资料的缺失。

(2) 考察法:现场考察是一个良好的组织文化诊断工具,通过深入组织各个层面和部门,现场感受组织文化氛围,建立感性直觉认识。考察法最大的特点是直观,通过望、闻、问、听、触,为文化测量提供第一手资料,但工作循环周期长,而且容易表象化,易肤浅,不易深入事件内部。

(3) 访谈法:是通过访问谈话的形式获得调查资料的一种方法,包括一对一个人访谈和集体座谈等。由于组织文化有很大一部分属性为隐性的价值观,而访谈具有交流充分、信息准确全面、沟通及时、灵活性大、参与性强等特点,可以充分挖掘访谈中有意义的部分,但存在主观、耗时等局限性。

(4) 关键事件法:关键事件剖析是文化测量的另一种方式,是对组织和单位曾经发生或应对的重大事情或关键事件进行深入的分析,以更好地理解组织现存的文化,尤其是组织的某些特殊观念、行为产生的缘由。例如,挖掘医院在应对重大突发事件应急救援时，护理团队作出的管理决策和应急方案等。关键事件法最大优点是简单、快捷，能有效地提供外显行为的范例，但并不对文化提供完整的描述。

（5）问卷法：是将要测量的内容设计成问卷，发放给调查对象作答，然后进行统计分析，从而得出结论的方法。问卷调查法收集的信息完整、系统，操作简单、经济，可以用于对组织内各层各类人员进行调查，具有较为普遍的适用性，但调查易局限，缺少与调查对象的接触和指导，答卷质量受调查对象的心理、意愿和水平等的影响比较大。文化测量的问卷不同于传统问卷，问卷条目的设计要求较高，应考虑开发和使用适合组织自身的、特异性的文化测量问卷或量表。

【案例分析】

1. 文化是否能够进行测量？应该如何对该医院的护理文化现状进行全面测量？

文化是可以进行诊断和测量的。在本案例中，院长希望新上任的护理部主任对护理团队进行现状摸底，而且需要有数据支撑，其实就是要进行一场全面、深刻、准确的文化测量，既要有战略的高度，又要深入分析，挖掘问题的根源。文化测量的方法多种多样，在案例中，张主任带领团队通过问卷调查、人员访谈、实地走访等形式，对医院护理现状进行了调查，试图找到“医院的护理到底怎么了”的答案。不过，文化测量工作不是一件简单的事情，需要灵活采用多种方法，全面、深入地做好查阅书面文件、内外环境调查、现场调查三个环节工作。

（1）查阅书面文件：包括员工手册、招聘制度、考核制度、薪酬制度、绩效制度、官方网站、公众号、内部刊物、年度报告等。

（2）内外环境调查：包括与护理专业和学科发展相关的经济、政治、文化因素；全国护理产业和行业发展状况分析；医院和护理组织架构因素等。

（3）现场调查：是最不可缺少的环节，可选择重点科室现场观察，选择重点人员进行深入访谈，选择或开发问卷进行大样本调查，选择重大关键事件节点进行分析等都是比较好的调查方式，以全面了解目前该医院护理文化的大致情况及护士对护理文化的感知状况。当然，调查最重要的是保证客观性和准确性，如果以护理部主任的身份亲自调查，一是时间和精力有限，二是不一定能完全获取最真实的资料，所以组建非利益相关的调查团队，必要时提请第三方调查是一项有益的尝试。

2. 要想彻底改变该医院的护理现状，新上任的护理部张主任应如何推动护理文化变革？

在本案例中，医院领导和护理部张主任要想彻底改变医院护理现状，就得来一次彻底的护理文化变革，对护理文化进行重新设计，以适应新的内外部环境。当前，该医院要完成护理文化变革，至少要做到以下关键环节：

（1）对原有护理文化的扬弃：该医院护理在长期发展的过程中，形成了好的工作作风和传统，只是在医院规模扩张和护理部主任换届的过渡时期，没有及时进行传承和创新，没有及时跟上时代的变化和医院的发展，导致护理发展停滞不前，所以应在医院内倡导重燃“艰苦奋斗，注重执行”的优良作风，摒弃“缺乏动力”“缺乏创新和创造力”的不良文化。

（2）对现实护理文化的升华：医院的护理专业要发展，要紧跟现有医疗卫生体制改革和护理学科发展的大环境，根据上一阶段护理文化的诊断和测量结果着手护理文化的设计与变革，着力推动护理专科化、专业化，推动护理高质量发展，否则就会出现与同行相比倒退的困境。

（3）对未来护理文化的把控：护理文化要与医院和护理的发展战略相一致，在医疗体制改革的大环境下，以规模扩张为导向的管理理念已经无法适应日益激烈的市场竞争需求，精细化管理、全程化管理、高级实践护理、智慧护理、创新护理、互联网＋护理、信息化护理等将会成为医院护理管理的重中之重，也必将影响护理文化发展。

【经验分享】

1. 护理文化变革应遵循什么样的原则？

护理文化的变革是一项艰巨而复杂的系统工程，它不是机械地制订工作制度和规范，也不是简单地签署和推行一项任务，因为文化问题不会自行得到解决，仅仅依靠零星的、不系统的努力，不足以支撑一个全面的、长久的文化变革。因此，进行护理文化变革时必须要高屋建瓴，循序渐进，面向未来，并遵循一定的原则。

（1）历史性原则：文化需要沉淀，没有沉淀就没有厚度，所以，护理文化变革不能割断历史。护理团队在长期的护理实践中创造出优秀的文化传统，表现出护理工作者高尚的情操和风采，对护理专业现在和未来的发展都具有积极的作用，对这些光荣传统和优秀文化必须进行继承和发扬。

（2）系统性原则：文化是一个庞大、完整的体系。护理文化变革应以护理组织作为整体进行考虑，其中最为核心的问题就是护理文化与护理战略要保持一致，护理理念和制度行为要保持一致。只有在具有系统性的护理文化变革的指导下，才能产生强大的凝聚力。

（3）个体化原则：文化的活力在于个性化。护理文化变革要突出护理组织的特色，体现护理行业特点、地域特点、历史特点和人员特点。所以，在护理文化的建设过程中，既要借鉴、吸收其他组织文化成功的经验，又要坚持自身的独特性，才能保持护理文化的活力。

（4）前瞻性原则：文化是随时代发展而发展的。护理文化建设不是一劳永逸的，必须要根据环境变化不断调整、不断完善、不断更新。护理文化变革要面向未来，着眼于长远利益，才能提出先进的、适应时代发展的护理文化建设方向，才能对护理的发展起到指引作用。

（5）可操作性原则：文化管理重在解决组织生存发展中存在的重大问题。通过护理文化建设，提升组织效能，凝聚员工信心，约束员工行为，引领员工发展，才能实现医院护理的战略目标。护理文化变革必须充分考虑可操作性，不能制订无法实施的条文，不具备可操作性的护理文化变革是空中楼阁，对护理管理起不到任何促进作用。

（6）全员参与原则：文化的变革不是某一个人或少数人的事，而是与组织全体成员息息相关的重大事件。在护理文化变革过程中，护理工作者既是需要被改变的客体，也是变革的主体。制订变革计划时一定要考虑如何激发临床护士长和一线护士的能动性，变“要我改”为“我要改”。

（7）兼顾长期短期原则：文化变革是一个长期性工作，所以，在制订变革计划时，要考虑长期计划和短期计划。长期计划的主要内容是规划护理文化发展的主要阶段，以及每个阶段的工作策略与目标，兼顾稳定性和发展性；短期计划是每个主要阶段具体的工作计划，把可能发生的情况都考虑到，以免出现问题后不能有效应对，兼顾可行性和目标可达性。

2. 护理管理者可通过哪些方式进行护理文化变革？

（1）设计目标与愿景：护理组织的最高目标即愿景，是全体员工共同价值观的集中体现。例如，华西护理的组织愿景是“成为患者最值得依赖的专业照护团队，帮助护理人员成为更好的自己”，组织发展目标是“内涵有深度、执行有力度、质量有精度、服务有广度、管理有温度”。

（2）设计价值观：价值观是在护理组织发展过程中形成的，为护理管理者和护士所持有的，对护理管理具有规范性作用的价值观念体系。价值观包括五个要素：主体定位、规范、秩序和信念、实践方式、价值本位。对价值观进行重新设计要找到原有价值观与组织运行不相适应的地方，进行反复修改。

（3）设计护理哲理：护理文化哲理来源于护理管理者和广大护士的工作和生活实践，是在工作和生活实践中总结和凝练出来的，能够被大多数护士所认同和遵从的世界观、人生观和价值观。例如，有的护理团队提炼出“快乐工作，快乐生活”哲理，旨在引导护理人员将工作和生活有机融合在一起，劳逸结合，张弛有度。有的护理团队提出“有为才有位”，旨在倡导员工从自我努力做起，从自我发展做起，用实力说话，做一个时时有准备的人。

（4）设计护理管理理念：管理理念是为实现最高目标而确定的经营宗旨、发展原则、经营思路等。医院和护理管理者可以遵循以下三个步骤确定护理管理理念：确定管理理念的表达范围和重点，确定经营理念的表达结构，确定经营理念的表达内容。例如，华西护理团队的管理理念为“唯一不变的是改变”。

（5）设计护理管理模式：以价值观为导向，从医院及护理组织的实际出发，设计护理管理模式。有的医院提出“以人为本，实行走动式管理”的护理管理模式。

（6）设计护理团队精神：护理团队精神是对护理组织现有观念意识、传统习惯、行为方式中积极因素的提炼、总结和倡导。护理团队精神要遵守护理的价值观和最高目标，做到“既来源于生活又高于生活”，成为鼓舞全体员工为实现最高目标而奋斗的强大精神动力。

（7）设计护理团队风气：护理工作作风可以通过员工的言行反映出来。是否具有良好的团队风气，是衡量护理文化是否健康完善的重要标志。团队风气设计的三个步骤：对现状进行全面深入的考察；区分个别现象和风气，优良风气和不良风气；结合内外环境，确定团队风气。例如，有的护理团队提出“将执行力进行到底”，旨在以结果为导向，赢得超越期望的行动结果。

案例 33　文化落地——护理不良事件上报为什么这样难？

为了更好地推进患者安全文化管理，某医院护理部近期推出“非惩罚式”护理不良事件上报机制，出台了一系列不良事件主动上报的制度和要求，开发了不良事件信息化上报系统。在制度中明确规定，各护理单元发生不良事件后，应在 24 小时内主动上报至护理部。主动上报的护理不良事件，护理部不会有任何惩罚措施，反而可能会给出一定的奖励，旨在希望通过不良事件的主动上报和分享，让全院科室引以为鉴，共同防范与应对风险，避免类似事件再次发生。

小王是一名刚大学毕业就进入该医院工作的新护士，认真踏实，积极肯干，因为这股认真劲儿，同事们都喜欢跟她一起上班。最近几天，因为跟男朋友闹了点不愉快，小王工作时有些心神不宁，不在状态。某一天上班为患者发放口服药时，错误地把1床患者的“硫糖铝”发给了2床患者服用。事情发生后，小王内心矛盾极了，“该不该告诉护士长呢？”经过反复的思想斗争，小王记起了入职培训时护理部李主任提出的“非惩罚式”护理不良事件上报理念，她觉得医院护理部的管理理念非常新颖，按规定，这次事件主动上报不会对科室造成不良影响。因此，她决定上报护士长，并准备协助护士长完成不良事件的系统上报。

护士长听完小王的汇报后，若有所思地对小王说：“这件事暂不声张，稍等等再说。”原来，上个月其他科室有一例交叉配血标本采集错误，科室及时发现后，未给患者造成后果，因考虑到护理部有非惩罚性主动上报护理不良事件的要求，科室将该事件上报护理部。护理部讨论后认为，交叉配血错误属于严重的护理不良事件，尽管没有造成不良后果，但也要引起高度重视。后来，该科室当事护士的当月绩效奖金系数被下调了两档，全科护士的年终绩效也受到了影响。基于其他科室的教训，为规避可能的“惩罚”，护士长决定这次事件暂不上报护理部。

类似这样的情况在该医院时有发生。“非惩罚式”护理安全文化管理实施一年来，医院护理部仅收到2例主动上报的事件，至今，尚未有科室因主动上报护理不良事件而受到奖励。为此，护理部李主任觉得非常困惑，希望找到办法扭转这种局面。

【问题】

1. 该医院在推行“非惩罚式”护理不良事件上报过程中面临什么问题？为什么会出现这样的问题？

2. 如果要继续推行“非惩罚式”护理不良事件上报，护理部李主任可以采用哪些引导措施？

【知识链接】

1. 文化落地的概念和意义　近年来，很多组织已经认识到文化的重要性，并着手推进组织文化建设和变革，但在实施过程中仍然面临理念共识难、行为规范难、文化与制度“两张皮”等难题。文化落地就是解决“言行不一致”“执行不到位”的问题，其本质就是通过文化管理，把组织文化理念输送给每一个员工并成为共识，使每个员工都能够把团队倡导的理念转化为自觉行为和结果，实现理念和行为的零距离契合。

2. 文化落地的层次　文化落地有四个层次，即认识、认知、认同和自觉（图 11-3）。①认识：就是在思想上认识，员工要对组织的文化有全面充分的认识，谓之"入脑"；②认知：就是在观念上接受，员工愿意接受组织所灌输的文化理念，谓之"入心"；③认同：就是在意识上赞同，员工在日常行为上以组织文化作为导向，谓之"入髓"；④自觉：就是在行为上自觉，员工主动按照组织文化的导向去行事，文化融入员工的行为习惯，谓之"见行"。这四个层次依次递进，文化才能真正内化于心、固化于制、外化于行、显化于物。虽然每一个层次都可以认为是文化落地了，但真正有效的落地须达到知行合一、行为自觉。

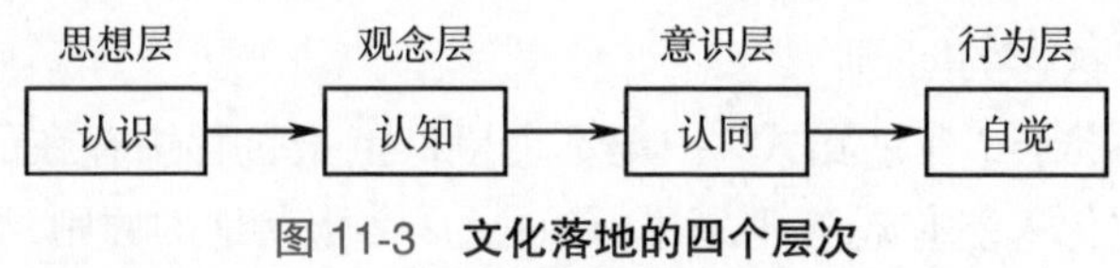

图 11-3　**文化落地的四个层次**

3. 文化落地的原则

（1）系统原则：一项新的文化制度推出，要考虑其与现实组织的发展战略、组织结构、人力资源政策的导向和规则是否一致，同时要保证文化的精神层、制度层、行为层和物质层相互之间协调统一。只有具备系统性思维，才能减少文化落地的阻力。

（2）辩证原则：文化落地是一门艺术，要通过辩证思考，化不利的因素为有利因素，化阻力为动力。在文化落地过程中，可能会面临很多问题，需要变通，灵活应对，遇到执行不到位的情况，不能一味地指责，而是应查找深层次的原因，找到有效应对策略。

（3）团队领导原则：任何一项新的文化，一开始总是由个别主要领导操作，所以要取得成功就必须依靠一个高效的领导团队。在制订文化落地计划时，需要考虑如何得到领导团队的认同和支持，并使领导团队不断壮大，形成联盟，共同发力。

（4）全员参与原则：在文化落地过程中，员工是执行新文化的主体，也是保证文化执行到位的最小目标单元。制订计划时一定要考虑如何激发员工的主动性，变"要我做"为"我愿意做"，再到"我一定能做到"。

（5）兼顾长期短期：文化落地不是一蹴而就的事情，涉及与原有文化和制度的冲突，这要求在制订文化落地计划时，要考虑长期计划和短期计划，给管理者和一线员工一定的时间去适应和改变。

（6）定期考核原则：在文化落地过程中，常常会发现有些员工的实际行动与组织倡导的价值观有所背离，出现“言行不一”的情况。因此，有必要通过适当的手段来推进，考核就是重要手段之一。通过考核，可以明确奖惩对象，发现先进典型，激励员工自觉进行文化的遵从。持续不断的考核，也可以约束员工，塑造长期性行为，养成良好习惯。当然，文化考核需要建立长效机制，贯彻“常抓不懈，重在提高”的原则，细化考核指标和内容，使考核能落在实处。

【案例分析】

1. 该医院在推行“非惩罚式”护理不良事件上报过程中面临什么问题？为什么会出现这样的问题？

该医院在推行“非惩罚式”护理不良事件上报过程中存在的最主要问题是患者安全文化未能有效落地，未能有效遵从文化落地的原则，导致制度与执行不一致的问题。从心理学的角度而言，护理人员接受组织文化有一个心理循环的过程（图 11-4）。

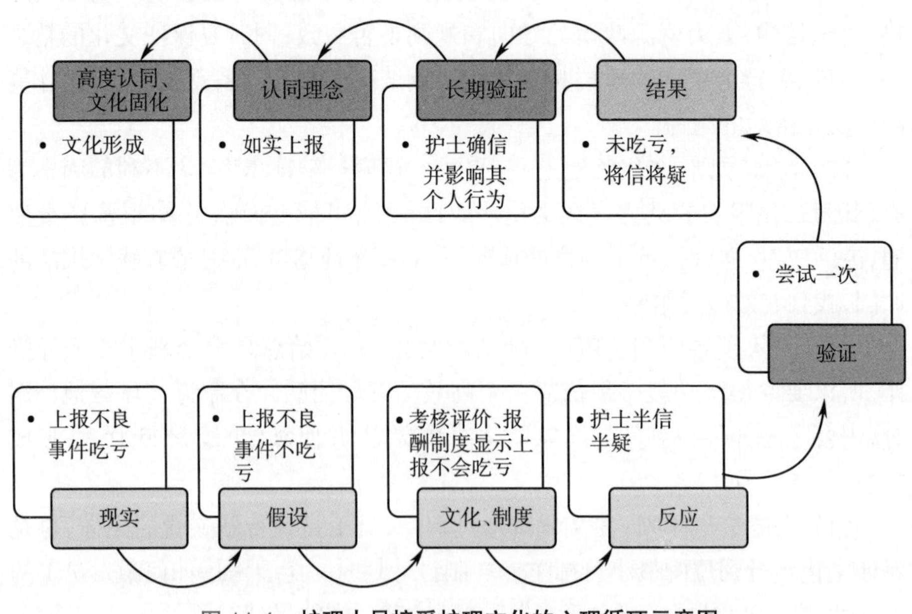

图 11-4　**护理人员接受护理文化的心理循环示意图**

本案例中，按照既往管理制度来看，上报就意味着被惩罚；瞒而不报，却有可能逃脱处罚。所以，护士长们认为，主动上报意味着可能会吃亏。虽然护理部制订相关制度，提倡非惩罚性护理不良事件上报，实际是为全院护士长作出假设：主动上报不良事件不吃亏，还会受到表扬，并有制度作为支撑。这一制度颁布后，全院的护士长和护士都将信将疑，护士长很快从反应阶段进入验证阶段。在科室发生交叉配血错误的不良事件后，尝试上报一回，结果护理部认为，交叉配血错误是严重的不良事件，必须要和科室绩效挂钩，否则不能从制度上保证护理安全。因为“受到惩罚”的结果使护士长在护理安全文化的验证阶段遭受挫折，对“非惩罚式”护理不良事件上报产生怀疑，护士长的行为又回归到原始状态，能瞒就瞒，不再主动上报。

所以，这一事件不是单纯的“为什么不主动上报”的问题，而是护理部推行的文化为什么无法落地和实施的问题，其根本原因在于护理制度和理念上的不统一，违背了护理文化落地的原则。一方面，倡导“非惩罚式”护理不良事件上报，另一方面，又对上报的严重不良事件区别对待，表现出文化管理的自相矛盾。护理部应针对这一问题，对护理安全文化进行梳理，对不良事件上报进行正确解读与引导，采取正向的激励措施，帮助护士长顺利度过“验证阶段”，进而产生理念的认同和文化的固化。

2. 如果要继续推行“非惩罚式”护理不良事件上报，护理部李主任可以采用哪些引导措施？

要推行一种新的文化，最核心的措施是文化与战略保持一致，理念和制度行为保持一致。只有在具有一致性的护理文化的指导下，才能产生强大的凝聚力，才能让护理人员从被动执行到主动遵从，否则就会出现案例中明明是好政策，但就是执行困难，无法有效落地的问题。护理部李主任可采取以下措施来引导：

（1）巧妙引导：可以运用“人非圣贤，孰能无过”“构建安全的系统”等理念进行讲解沟通，还可以定期举办一些案例分享会，邀请顺利完成无惩罚上报的科室进行心得分享，让全院护士认识到，护理不良事件管理的重点环节在“主动上报、开放分享”。通过主动上报后进行根因分析，旨在找到系统内部的问题，构建一个想犯错都很难的安全系统，才是管理的终极目标。

（2）诚信为本：古人曰“言必信，行必果”。在本案例中，护理部推行无惩罚上报机制，主动上报不会处罚，反而可能得到表扬，这本身是一件好事，却落入言行不一的困境。究其原因，一方面，既然这一理念已向全院宣传，就是一种正式的承诺，不能随意违背；另一方面，不良事件本身有轻重、大小之分，护理部主任在推行这一理念时应该提前设想遇到各类事件时是否一视同仁，是否需要针对事件等级设定不同制度，而不是形式化地推出口号。

（3）以身作则：护理部主任不能只做言语巨人，还要做行动巨人。护理不良事件的上报给全院护士长和护士带来了很大的压力。护理部主任要多采用"走动式""看得见"的管理，深入科室，进行实地走访，和护士长及一线护士共同讨论，主动从护理部管理层面查找问题，发现系统和管理流程方面的不足，不断优化和完善，确保护理安全，通过以身作则，带动全院"无惩罚式"护理安全文化的实施和落地。

【经验分享】

1. 要推动护理文化有效落地，在护理管理方面可采取哪些策略？

（1）软管理"硬"化

1）制度要"硬"：科学管理主要依靠硬管理，而文化管理则要求刚柔并济、软硬结合，文化落地是把"硬""软"管理结合起来的最佳方式。制度和纪律是强制性的、硬的，但要靠共同价值观的引导让员工自觉执行和遵守。核心价值观、文化氛围和工作作风是非强制性的、软的，但其形成的群体压力和心理环境产生的推动力是不可抗拒的。护理文化落地时，可以使用一些"硬"的制度作为辅助手段，帮助护理文化的确立和固化。

2）机制要"硬"：健全具有特色的制度层是组织文化的突出特点。所以，对组织而言，光有漂亮的理念、标语是不够的，还需要用具体的机制去推动和保障。

3）推动要"硬"：在文化落地的过程中，受固有文化和模式的影响，有时会遇到较大的阻力，这时就需要一些"硬"的措施来推动，包括组建稳定的领导团队，设立长期负责文化管理的部门，调动全体员工的积极性，得到广大员工的认同和支持。

（2）"虚功"实做：文化是"虚"的，容易流于形式，让文化落地的方法就是将"虚功"实做。通过制度落实、工作落实和人员落实将护理文化贯彻到实处。制度本身不存在意义，只有将制度执行到位才能发挥管理效能。护理文化建设是一项长期而艰巨的任务，要明确管理体系和责任人，保证人员落实。从小事做起，积小胜为大胜，长期坚持，才能收到实效。

（3）文化的人格化：人是文化建设的主体，文化建设要依靠广大员工。在组织管理中，坚持以人为本，选择和培养具有典型人格的文化代表人物，是实施文化落地的有效手段之一。在护理专业发展过程中，在历次重大事件应对过程中，各医院都涌现出一批在医、教、研、管等方面具有突出表现的先进代表人物，获得如南丁格尔奖章获得者、最美医者、青年榜样、技能之星、先进个人等荣誉称号。在护理文化管理中，可以充分挖掘这些先进人物的典型事迹，形成典型人格，推动文化的落地和实施。

（4）巧用情境感染力："情境强化"是一把金钥匙，如果情境设计巧妙，就可以充分发挥其视觉冲击效果，有效把护理文化理念渗透到员工的内心。

2. 要推动护理文化落地，可采取哪些实用的技巧或方法？

（1）编手册——用行为纲领规范行为：护理文化理念形成以后，就需要根据理念精神，将相关素材分门别类，编印成书，这本书就是护理文化手册。因护理文化管理起步较晚，编制成册的护理文化手册较少。四川大学华西医院编写的《从敬业到精业——华西护理创新管理》可以看作是护理文化手册的雏形。

（2）办内刊——用文字滋润员工的心田：内刊是组织文化重要的传播媒介，对内是员工学习、领悟组织文化和掌握组织信息的重要阵地，对外是展示形象的窗口。内刊一般有报纸、杂志两种形式。随着信息化的发展，有些单位将刊物电子化，其成本低，易传播，是一种很好的新形式。

（3）做培训——反复讲、反复学：培训是文化落地的必要手段，是讲、听、学、习的过程。这种培训不是一味灌输，而是可以通过谈历史、讲故事、举案例的方式让团队去领悟。

（4）搞活动——在实践中领悟理念：活动是文化管理的重要载体之一，但不能为了活动而活动，必须赋予文化内涵。可以通过丰富多彩的拓展活动，向员工传输理念，让员工认同理念、践行理念、创新理念。活动的类型多种多样，可以举办专题竞赛，如技能大赛、辩论赛、知识竞赛、征文大赛、演讲比赛、设计大赛等；也可以举办仪式类活动，如年终表彰大会、社区联谊会、员工生日会、感恩仪式等；还可以举办一些文娱活动，如体育比赛、文化沙龙、茶话会、亲子课堂等。

（5）畅沟通——拆除组织内部的墙：和谐从沟通开始。要想沟通顺畅，就要让组织内部上下级之间、员工与员工之间、部门与部门之间没有沟通障碍。保持坦诚相待、公开公平的组织氛围，有利于让员工提出各种各样的建设性意见，让护理理念得到有效推广。

（冯梅）

第十二章

护理岗位管理

为进一步加强医院护士队伍的科学管理，提高护理质量和服务水平，更好地为人民群众健康服务，我国亟待探索一套现代化、科学化和人性化的护理岗位管理模式，以最大限度地优化护士执业环境，激发护士潜能。护理岗位管理区别于传统的经验管理与身份管理模式，能够实现护理人力资源的合理配置，促进护理岗位的动态管理，有效激发广大护士的工作责任感与积极性。护理岗位管理通过岗位分析、岗位设置和岗位评价三个环节，有机结合护理服务流程、护理管理流程、护理操作流程，规范护理行为，减少护理缺陷，建立护理服务标准体系，切实提高护理质量。

案例34　岗位分析——一次变革失败后的思考

某医院是一所二甲医院，10 年前成立时仅有 100 张床位，随着医疗水平的提高，就诊量、床位数及护士需求量逐渐增加，护理人力资源管理问题逐步暴露出来。例如，岗位需求和人员数量不协调；岗位职责与权限界定不清，护士工作积极性不高；各科室之间人员配备和工作的有效性存在差异。另外，随着护理队伍的日益壮大，医院等级严苛，晋升机会渺茫，且缺乏科学的绩效考核和薪酬制度，许多优秀护士看不到希望，护士工作满意度不高，致使大量护理人才流失。

面对这样的形势，护理部和人力资源部成立了岗位管理小组，决定以岗位分析作为变革的切入点对已有岗位进行优化，按照岗位分析、设置、评价的流程进行岗位管理。在学习了几本岗位管理书籍，并参考运用了一份企业的岗位分析问卷后，护理部和人力资源部将问卷下发到各科室并于一周后回收了问卷，但问卷填写有效率很低。因为，大家不了解问卷调查的意图，也不理解问卷中的管理术语，比如何为职责、何为工作目标等，许多人表示并不理解。

为进一步对岗位进行分析、评价，护理部又着手对一些岗位人员进行访谈，但由于各科室工作繁忙，受访人员有限且访谈前没有进行充分解释，导致访谈效果较差。由于时间有限，护理部和人力资源部在岗位信息收集不完全的情况下，由护理部专门成立了小组负责撰写岗位说明书。他们从其他医院收集了许多岗位说明书作为参照，结合问卷和访谈收集到的部分信息，开始撰写本院岗位说明书。

护理部和人力资源部将定稿的岗位说明书下发到各科室，要求按此岗位说明书来界定岗位职责和工作流程，并按照其规定的任职条件进行招聘、选拔和任用。此举引发了全院护士的强烈反对，认为此岗位说明书完全不符合医院实际情况。最后，岗位管理项目不了了之。

护理部和人力资源部经历了这次失败后，对岗位管理彻底丧失了信心。他们认为，岗位管理只不过是“雾里看花，水中望月”，只适用于一些先进的大型综合性医院，在该医院根本行不通。原来雄心勃勃的护理部和人力资源部主任也变得心灰意冷，对岗位管理失败的原因也是百思不得其解。

【问题】

1. 该医院在岗位分析的过程中存在什么问题？实施岗位管理失败的原因是什么？

2. 针对该医院实施岗位管理中存在的不足有何意见和建议？

【知识链接】

1. 岗位管理　岗位管理（position management）是以组织中的岗位为对象，科学进行岗位设置、岗位分析、岗位描述、岗位监控和岗位评价等一系列活动的管理过程。岗位管理有清晰的实施流程，具体包括岗位分析、岗位设置和岗位评价三个环节。岗位分析是整个岗位管理工作的最初环节，也是至关重要的一步。

2. 岗位分析　岗位分析（job analysis），又叫工作分析或职务分析，是通过观察法、访谈法、工作写实法或问卷调查法等或几种方法结合，对岗位工作的性质、任务、责任、相互关系及任职者的知识、技能、条件进行系统研究分析，并加以科学系统地描述和作出规范化记录的过程。岗位分析的直接结果是形成岗位说明书，包括岗位描述和岗位规范。

岗位分析的意义：①岗位分析可为医院岗位优化和再设置提供依据，也可以显示出医院组织管理结构对岗位工作的支持和影响，为最佳组织管理模式的选择提供决策依据；②岗位分析有助于科学配置医院人力资源，可对医院各部门所需人员数量和人员能力要求有一理论性认识，从而形成一套人力资源配置标准；③岗位分析可为医院储备人才打下坚实的基础，医院各专业人才的选拔、培训、绩效考核体系的构建都应建立在岗位分析的基础上。

岗位分析的原则：①理论联系实际，岗位分析需要遵循医院人力资源管理的理论和要求，同时还要注重结合医院的实际情况和各科室护理岗位特点，既要帮助护士行使权利，又要督促其履行义务；②把握职责要求，岗位分析具有前瞻性和导向性，因此，岗位分析实施前需把握三方面要求：一是体现各层次护士的工作性质和科室定位；二是体现所在科室的发展目标和规划；三是体现分类管理，不同科室、不同岗位有不同的职责要求。

3. 流程管理　流程管理（process management，PM）是一种以规范化地构造端到端的卓越业务流程为中心，以持续地提高组织业务绩效为目的的系统化方法，以业务流程再造与优化为基础，包括规范流程、优化流程和再造流程3个层面。

在医院管理流程中，护理流程既属于医疗服务流程的范畴，也是核心流程。其以业务流程为指导，以患者为核心，流程导向为目标，运用现代人文手段，建立起顺畅的护理服务链。值得注意的是，由于护理学科的独立性，护理工作可形成独立的流程体系，可分为管理流程、服务流程、操作流程、保障流程等。

流程管理在岗位管理中的作用：岗位和流程是护理岗位管理的重要组成单位，也是管理过程的重要调控因素。每一个护理岗位都是完成护理流程任务的节点。将护理岗位管理和流程管理的思想、方法相结合，以护理服务为基础，工作流程为导向，护理质量和患者满意度为目标，加强护理考核评价，可激发广大护理工作人员的工作积极性，充分调动护理人员的主动性和创造性，提高职业成就感。

岗位管理的过程中应注重优化护理管理流程，紧密结合岗位分析结果进行岗位设置和岗位评价，以此形成岗位管理的前、后反馈链。护理岗位管理是一个不断调整和优化的系统过程，需要医院行政管理部门的配合，最终形成适合本医院的岗位管理体系。护理管理者要对护理管理和服务流程进行逐项重新梳理，充分评估原有护理流程的具体情况，对现有流程进行分析，寻找存在的关键问题和解决问题的突破口，必要时进行护理流程的重新设置并在护理岗位中体现和落实，在实践中不断改进。科学开展护理岗位管理，一方面能有效促进护理管理者对原有服务流程进行系统性重新整合或重新设计，达到改善服务质量、提高服务效率、降低服务成本的目的；另一方面能促进广大护士通过各自的岗位按标准流程开展各项工作，使护理工作的安排更加合理化。

【案例分析】

1. 该医院在岗位分析的过程中存在什么问题？实施岗位管理失败的原因是什么？

该医院在岗位分析的过程中的主要问题是护理岗位分析的方法，即收集和分析岗位资料的方法欠妥当，整个护理岗位分析过程没有充分调动护理人员的积极性。该医院采用岗位分析问卷和访谈法进行护理岗位分析时，没有结合本院护理实际情况进行"本土化"修订使用，实施访谈法时无访谈提纲，访谈过程中使用管理学专业词汇，被访谈者对访谈内容不理解；发放问卷之前没有与护理人员进行有效沟通，未能向受访者描述访谈目的，导致被访者对访谈不信任不能配合，访谈效果不理想。

该医院护理部和人力资源部实施岗位管理失败的原因，首先是没有调动全体护理人员的积极性，没有做到让护士们意识到岗位分析工作不仅是形成岗位说明书，更重要的是，岗位分析与全体护理人员的切身利益和职业生涯发展紧密相关。其次是护理岗位分析工作思路不够清晰，没有按照一定的操作流程开展工作。此外，收集岗位分析信息时，问卷的完成质量、访谈的实施效果、岗位说明书的撰写存在以下问题：①各项工作均在时间非常仓促的情况下完成；②岗位管理小组人员未经过专门培训，小组人员缺乏岗位管理相关的理论知识，对所调研的内容和方法本身不理解，实施效果差；③在岗位分析结果输出过程中，参与撰写护理岗位说明书的人员对撰写要求没有充分的理论和丰富的经验支持，导致形成的护理岗位说明书脱离医院实际，缺乏科学性与适用性；④形成的护理岗位说明书成稿后没有经过试点科室的试行，导致该说明书下发后遭到护理人员的强烈反对。

2. 针对该医院实施岗位管理中存在的不足有何意见和建议？

目前，岗位分析的常用工具和方法有很多，如：职务分析问卷、管理人员职务描述问卷、任务清单分析系统、临界特质分析系统、工作要素法、职能工作分析法和关键事件法等。在进行岗位分析时，不能单纯使用一种或两种方法，更不能单纯应用定性或定量方法。案例中该医院的护理岗位分析没能达到预期效果，可能因为前期的准备工作不足，选取的分析工具及实施方法存在一定的缺陷，致使资料无法收集全面，分析进程受阻，最终导致岗位分析失败。建议该医院在进行护理岗位分析时，应从医院护理的实际情况出发，综合考量后选取适宜的分析方法，可考虑综合运用几种岗位分析方法，将问卷法、访谈法、定量统计法结合运用，做到定性与定量分析相结合，防止或限制分析过程的主观性和局限性。

【经验分享】

1. 护理管理者应如何进行岗位分析?

做好护理岗位分析工作，要求护理管理者做到以下几项:

(1) 充分认识护理岗位分析的重要性:认识到护理岗位分析是护理人力资源管理工作的基础平台。

(2) 院领导重视和支持:院领导认识到护理岗位分析在医院护理人力资源管理中的基础性作用，才能从高层角度考虑将护理岗位分析列入医院工作日程，调动各部门在人力、物力、财力上积极配合和支持护理部开展岗位分析工作。

(3) 调动全院护理人员积极参与:护理岗位分析是一项系统性工程，要求全体护理人员统一思想认识，充分理解并积极参与，这样才能获取正确的岗位信息。

(4) 取得职能部门的支持和配合:护理部与职能部门，如人力资源部、医务部(处)等职能部门在日常工作中有着诸多的联系。进行护理岗位分析时，应充分取得这些部门的支持和配合，以获得这些部门管辖范围内的相关岗位分析内容。

科学的岗位分析应逐一做好五个阶段的工作:

(1) 筹划准备:明确岗位分析目的、制订岗位分析计划、组建岗位分析小组、选择岗位分析对象。筹划准备阶段是整个护理岗位分析流程的开端，是否充分准备对于后续工作能否顺利开展起到至关重要的作用。

(2) 信息搜集:统筹安排岗位分析小组收集各岗位的背景资料，注重选择恰当的收集方法和能进行有效沟通的研究对象。

(3) 资料分析:集中人员汇总审查收集的岗位信息，以科学的方法分析岗位信息数据和资料。

(4) 完成阶段:根据信息的收集结果，完成岗位说明书的制订。

(5) 应用反馈:在实践中，必要时先进行岗位说明书的试点科室运用，在不断完善的过程中进行护理岗位管理的优化与流程再造。

2. 在岗位分析工作中，如何进行有效的资料收集？

不同组织所进行的调查分析的侧重点有所不同，因此在岗位分析内容确定后选择适当的分析方法是非常重要的。要获取岗位分析所需的信息，可以通过观察法、访谈法、核对法等。方法各有优劣，在岗位分析过程中，要综合考虑信息的最终用途、选定方法的成本效益、信息的可接受性和可靠性来进行选取。

（1）观察法：指调查人员到企业各岗位的工作部门、地点观察实际情况，以标准格式记录各个环节的内容、原因和方法，然后进行分析和归纳的方法。它可以系统地收集一种工作的任务、责任和工作环境方面的信息。不同的工作人员在处理相同的工作任务时会表现出不同的行为方式，调查人员应尽可能记录其所有重要的工作内容，有助于消除岗位分析工作人员对工作行为方式上的偏见。对于同一工作人员在不同时间与空间的观察分析，也有助于消除不同工作内容与工作时间上的偏差。这样才能够有计划、有目的地考察工作执行现状，掌握实际情况，进行分析并找出规律。

（2）访谈法：也称为面谈法，指访谈人员与受访者就某一岗位按事先拟定好的访谈计划进行语言交流和讨论。访谈法是应用最广泛的岗位分析方法之一。访谈对象包括：本岗位的工作人员；对本岗位工作较为熟悉的直接主管；与本岗位工作联系比较密切的其他岗位人员；本岗位人员下属。访谈法可以单独访谈的方式进行，也可以通过多人小组集体访谈的形式进行。访谈法可以搜集到大量准确、直观的信息，并且有机会使受访者更了解岗位分析的目的和必要性。但是，访谈法要求访问者具有专门的面谈沟通技巧，否则就会导致获取信息的失真。

（3）核对法：这种方法指通过核对实物与书面资料的相关记录进行相互对应以验证是否相符的核查方法。具体到岗位分析工作中，就是让员工在已有的工作任务清单中核对与自己工作相同或相关的项目，以便确定某个岗位的工作特性。在拟定工作任务清单时，应尽可能对条目进行详细区分并表述清晰，便于员工非常轻松地选出符合自身岗位的工作特征。这种方法适用于能够找到或拟定出相关岗位工作清单的情况下，而对于观察处理某些突发紧急事件的情况不适用于这种方法。

（4）关键事件法：是访谈人员请管理人员和工作人员协助回忆并报告对他们的工作绩效来说较为关键的工作特征和事件，从而获得岗位相关的信息。岗位分析方法从大的方面来说，可以分为职位定向法和行为定向法。前者相对静态地描述和分析岗位工作职责的特征，并收集相关的材料；后者相对动态地集中分析与岗位工作要求相适应的工作行为。关键事件法是一种常用的通过行为定向来进行岗位分析的方法，要求管理人员、员工及其他熟悉本岗位工作的人员提供工作行为中这些事件的相关信息。

关键事件指使工作成功或者失败的行为特征或事件。关键事件记录包括以下几个方面：①导致事件发生的原因和背景；②员工特别有效或多余的行为；③关键行为的后果；④员工自己能否支配或控制上述后果。关键事件法适合在岗位分析中搜集某些突发紧急事件下的信息。

案例 35　岗位设置——护理部主任之惑

某三甲医院开放病床数 1 700 张，现有护士 1 300 多名。刚上任的护理部王主任听说很多护士长抱怨科室护士人手不够，护理工作忙得不可开交，甚至有的科室标本取送因抽不出人手导致不能及时送检。王主任有些疑惑，理论上讲，按照目前医院的床护比，各科室护理人力配置应是比较充裕的，但为什么临床科室会反映人手不够呢？

对此，王主任打算对医院的护理岗位及人员配置状况进行一次全面调研。她亲临医院的各部门后发现：首先，医院的挂号室、收费室及住院处 20 多名工作人员均为护士，她们当中有的是主管护师，有的是年轻护士，主要负责的工作是信息录入、费用处理等，与护理专业岗位职责相关不大。其次，医院有一支礼仪队，共 40 多人，均为助理护士，主要负责电梯导梯和服务台导医。助理护士们年轻开朗、服务热情，受到患者及家属的一致好评，所以这种现象已经持续了 5~6 年。另外，王主任还了解到，有些科室的护士承担实验室的工作，有些护士担任科室秘书工作，她们的工作内容大多是帮科室整理材料、制作会议幻灯片等。经过两周时间的摸底调研，王主任终于了解清楚问题的症结所在，并决定在护理岗位管理方面“对症下药”。

【问题】

1. 王主任所在医院护理岗位设置方面存在哪些问题？
2. 哪些原因导致该医院护理人力紧缺？
3. 基于以上案例，护理管理者该如何进行护理岗位管理？

【知识链接】

1. 岗位设置的概念和意义

（1）岗位设置的概念：岗位设置是在核定备案编制数量基础上，以实施聘用制为基础，以推进收入分配制度改革为落脚点，由各医院根据上级有关规定结合自身实际，按照“按需设岗、岗不虚设、公开招聘、平等竞争、择优聘任”的原则，确定专业技术岗、管理岗及工勤技能岗的岗位总量、岗位等级、结构比例、岗位任职条件，进行岗位设置核准和岗位设置管理等工作内容的一项基础性工作。

（2）岗位设置的意义：岗位设置是否得当对于激发员工的积极性，增强员工的满意度及提高工作绩效都有重大影响。在医院管理工作中全面推行岗位设置管理制度，是推进医院标准化管理的需要，是深化医院人事制度改革的重要环节，是完善医院人事管理制度的基础性工作，也是改革医院医护人员收入分配制度的紧迫要求，对于医院转换用人机制，实现由身份管理向岗位管理转变具有十分重要的意义。

2. 护理垂直管理的概念和意义

（1）护理垂直管理的概念：护理垂直管理是依据直线管理原则，护理部作为护理直线管理和绩效考核的主体，具有护士人事调配、绩效考评、奖金分配的直接权限，以分管院长—护理部主任—科护士长—护士长为主线，使护理人、财、物与责、权、利相统一于该直线内部的垂直管理模式。①在职权上，护理部具备独立的护理人力调配权和绩效管理权。前者体现在护理部根据临床实际工作情况，直接进行护理人力配备及调整，不受所在科室的限制，后者体现在护士的绩效考核与工作岗位及劳动强度和业绩相结合，护理薪酬不与科室经济收入直接挂钩；②在职能上，护理部负责医院科室间调配护士，并对不同层次护士进行轮训和定向培养，建立独立的护理培训和绩效考核制度，对护士和护士长进行考核并确定绩效薪酬；③在结构上，形成医院分管院长对护理部主任，护理部主任对科护士长，科护士长对护士长，护士长对护士自上而下的垂直控制。

（2）护理垂直管理的意义：护理垂直管理不仅有利于护理人力资源的管理和提高护理质量，从而全局统筹与平衡医院护理人力，提高工作效率，也可以避免护理人员配置和使用中的各行其责，将护士随意调整至非护理岗位。同时，护理垂直管理也可以增强护士的集体归属感，调动护士的积极性，淡化优势科室，使护士向非优势科室流动，平衡护理人力，促进护理学科建设和整体发展。

3. 护理岗位优化的内容和目标

（1）护理岗位优化的内容：护理岗位优化涉及的内容很多，具体体现在实施护理岗位管理的过程中，评估各护理岗位的设置是否科学、是否协调，各岗位护士配置是否合理、人员是否称职。对于不能发挥作用或作用发挥不到位的岗位，以及人岗不匹配的岗位，必须进行调整和优化，如对于性质相同的重复岗位要进行有机合并，对于遗漏的岗位要重新增设，对于含糊不清的岗位要重新界定和明确其职责等。

此外，护理岗位优化还包括：理清岗位与岗位之间的关系，以保证统一领导、分工协作和分层管理。在调整和优化中，也包括对现任岗位人员的优化，如对于能力远远超过岗位要求的人员和不能胜任岗位的人员，要采取晋升或加强培训、调整岗位、调整岗位工作内容等方法，达到人与岗位的匹配。

（2）护理岗位优化的目标

1）按需设岗，因事设岗：从适应医院发展需要出发，参照企业或先进医院的管理经验，科学分析本医院的性质、规模、业务量和管理幅度，合理确定岗位，明确岗位职责，做到有事有岗有责。保证重点，兼顾一般，突出核心层，优化辅助层，并向临床一线倾斜。

2）人岗匹配：岗位优化要以保证岗位与在岗人员的能级匹配，即保证工作效率为前提。

3）实现岗位最佳效能：确保每个工作岗位合理负荷，发挥岗位的最佳效能。根据实际工作情况设置岗位，达到岗位职责明确，各岗位协调、规范、有序，发挥最佳的整体效益。

4）动态管理，优化人力资源配置：立足现有人力资源状况，实行岗位动态管理，优化人力资源配置。突出品德、知识、能力、业绩等要素，结合目标管理责任制考评，制订不同层级、不同岗位考核标准，完善、规范和落实岗位考核制度，实行“能者上、平者让、庸者下”的激励机制。

【案例分析】

1. 王主任所在医院护理岗位设置方面存在哪些问题？

王主任所在医院护理岗位设置方面主要存在的问题是“人岗不匹配”，即护理人员的专业、能力与所处岗位职责不匹配，存在医院护理人力内耗的现象。护理垂直管理不到位致使护理岗位设置的随意性和护理岗位职责模糊不清，出现护理人力的跨专业消耗。

2. 哪些原因导致该医院护理人力紧缺？

导致该医院护士使用紧张的主要原因是该医院的挂号室、收费室及住院处等科室存在“人岗不匹配”问题。分析案例不难看出，存在与护理岗位专业性不相符的护士模糊配置现象，加重了临床一线护理人力配置不足的问题。

综合考虑本案例中提到的几个部门岗位工作内容、工作面向对象及工作方式，建议医院护理管理者对其进行岗位设置优化，对岗位任职人员进行合理配置，同时改革本医院的护理管理模式，落实护理垂直管理，减少护理人力资源的非专业性消耗。建议该医院对挂号室、收费室、住院处、电梯值班室及科室送取标本等岗位职责进行重新界定，可面向社会招聘专业对口人员并进行岗前相关知识培训，顺利度过过渡期。对个别科室，如实验室及科室秘书岗位可安排其他医技人员兼职，或者让现任护士转岗。

3. 基于以上案例，护理管理者该如何进行护理岗位管理？

（1）优化护理岗位管理

1）取得医院领导的大力支持：因为对较多岗位人员进行优化配置将面临多方面阻力，没有领导的支持很难取得满意效果。

2）招聘专业对口人员：护理部可与人力资源中心沟通，面向社会招聘财会专业、文秘专业及物业人员等，经过培训后从事相应的工作。

3）充分做好人员培训：确保人员素质、技能优化在先，保证上岗后顺利开展工作。

总之，在进行护理岗位优化时，重点要把握岗位与人才匹配、专业对口、建立完善的培训制度，与此同时重视医院护理管理流程再造，梳理优化科学的护理岗位流程。

（2）强化护理垂直管理：针对案例中该医院护理垂直管理职能不完善导致护理岗位设置随意的问题，建议该医院加快提高护理管理改革的步伐，进一步推进护理垂直管理模式，提高护理人员归属感，即通过护理部进行全院护理管理改革，实行以分管院长—护理部主任—科护士长—护士长为主线的垂直管理模式，形成良好的管理机制，做到高效配置和合理使用护理人力资源。

【经验分享】

1. 护理部主任应如何进行科学的岗位设置？

随着医院护理工作的快速发展和规模化扩张，护理岗位设置和人员配置也发生相应变化。为实现护理工作的持续稳步发展，医院层面需建立科学的管理模式、实施先进的岗位管理办法并组建高素质的护理队伍。为此，护理管理者必须重视护理岗位的梳理，那么怎样进行科学的护理岗位设置呢？科学的岗位设置的步骤和方法为：

（1）成立岗位研究小组，分析医院护理岗位现状：成立护理岗位研究小组，认真分析研究目前医院各部门、各科室护理岗位设置、护士数量、能力水平及护士使用现状。同时，也要对各部门、各科室正常运作及各种突发情况下护理岗位技能需求情况进行分析，建立机动护士人才库，为护理岗位的应急调配打下坚实的基础。

(2) 综合分析护理岗位工作内容：选择重点岗位、有代表性的岗位进行现场观察或跟班实践，对护士工作内容进行分析，研究其服务对象、工作量、劳动强度、工作时间、自身技能、工作效果等，以此评价人岗是否匹配，并确认该岗位是否需要进行人员重配。

(3) 岗位重新设置：在对各护理岗位现状、人员配置和岗位内容进行分析的基础上，初步拟定各部门、各科室岗位整合方案，包括是否需要岗位变动、重新设置，明确岗位工作职责、人员定岗情况、技能要求、各项管理制度等。

(4) 护士合理配置：实施岗位优化工作，可能会存在护士的统筹机动使用问题。护理管理者一方面在各科室内部组织协调解决，另一方面在各部门、科室之间进行适度的流动配置。

2. 如何有效地实施护理垂直管理？

医院对各护理岗位进行梳理后，可将护理岗位及护士统一归护理部管理，实施护理垂直管理，从而使护理系统得到最优运转。实施护理垂直管理需要注意以下几个方面：

(1) 取得医院各级领导重视与支持是关键：取得医院管理层的授权、重视与支持，这是护理部实施垂直管理的前提和保障。护理部与院领导充分沟通，使其了解实施护理垂直管理、提高护理服务质量从而带来的社会效益。

(2) 明确护理部在实施垂直管理中的职责：护理部是护理垂直管理直接管理部门，一方面要善于学习先进医院的经验，另一方面要积极探索尝试适用于本医院的管理途径，在实践中不断总结工作经验，为医院顺利实施护理垂直管理夯实基础。

(3) 加强统筹协调管理：实施护理垂直管理涉及医院管理的各个方面，需要各职能科室部门相互协调、大力支持和密切配合，要采用有效的保障措施，确保护理垂直管理成为实施优质护理服务的重要内容，成为调动护士工作积极性的有力抓手。

(4) 制订便捷的操作流程、完善的工作机制和明确的管理目标：护理部要做好调查研究，制订完善的工作制度和工作流程，确保护理垂直管理的顺利实施。

(5) 实施护理垂直管理体现创新性：护理工作与医院的改革步伐要一致，充分体现护理专业特点，体现管理创新性，充分调动各级护士的积极性。

护理垂直管理的实施能在护理管理层面建立流程管理组织，对医院原有护理管理流程的薄弱环节进行梳理与再改造将起到重要作用。医院护理部具有“责、权、利”一体的垂直管理职能，在集中统一管理的同时，需建立规范的规章制度，同时制订、重组、简化、整合一系列护理管理流程，如人员聘用流程、人员配置与调配流程、护理培训流程、护理实践流程、护理绩效考核流程等。

案例 36　岗位评价——一次评分造成的困扰

某三级医院目前开放病床数 1 000 张，共有护士 800 多名。随着医院现代人力资源管理理念的不断推进，医院护理部徐主任决定以全院护理岗位评价为切入点，对院内护理人力资源管理做一些探索和尝试。

首先，护理部根据医院的实际情况，基于四大因素设定了本次岗位评价的评价指标，岗位责任因素、岗位任职因素、岗位环境因素及岗位其他因素分别赋值 25 分，总分 100 分。确定评价指标后，护理部从医院所有副高及以上职称护理人员中随机抽取了 12 名专家，成立了岗位评价专家组，其中护士长 9 人、总护士长 1 人、返聘退休护理人员 2 人，均为女性，年龄 32~57 岁。徐主任为了保证本次岗位评价结果的准确性，亲自带护理部 3 名助理员担任第三方督导小组，负责整个评价工作的指导和监督。另外，考虑到专家组成员对岗位评价流程掌握程度不一，护理部又专门对其进行了 2 天的岗位评价理论培训，具体培训内容包括：岗位评价的意义、岗位评价的方法、选择评分法的原因、岗位评价常出现的问题等。理论培训结束后，护理部“趁热打铁”组织 12 名专家组成员集中 1 天时间对医院所有护理岗位进行打分。最后，护理部徐主任专门邀请了医院信息科 2 名统计专业人员协助对本次岗位评分结果进行统计和分析，通过剔除偏差较大的分数，对所有岗位按统计后的分数进行排序，得到了所有岗位之间的相对价值大小次序。

统计结果形成后，大家对岗位的价值排序非常诧异，她们发现医院一些工作量大、工作难度高、环境复杂的岗位排名较靠后，相反一些被认为“较轻松”的科室排名靠前。到底是什么原因导致这一现象呢？该医院护理部徐主任开始对本次岗位评价的各个环节进行反思。

【问题】

1. 该医院在护理岗位评价的过程中存在哪些问题？导致岗位评价失败的原因是什么？

2. 针对该医院的护理岗位评价工作有什么样的建议？

【知识链接】

1. 岗位评价的概念　岗位评价是在岗位分析的基础上，按照一定的客观衡量标准，对岗位责任、任职条件、岗位环境等因素进行系统衡量、评比和估价，以确定岗位相对价值的过程。护理岗位评价依据各护理岗位对医院的相对价值来确定各岗位的等级，以便形成医院所有护理岗位的价值序列，及设计公平、公正的护理人员绩效考核体系，使不同护理岗位上的护理人员能够在绩效上得到相应的体现与回报，提高工作热情和职业归属感。

2. 岗位评价的意义

（1）护理岗位评价能够对护理工作进行科学的定量测评，以具体的量化值体现各护理岗位的特征，以便比较各护理岗位之间价值的高低。一方面可为科学推进护理岗位管理奠定基础，另一方面可为建立公平合理的工资和奖励制度提供科学的依据，使医院绩效考核制度真正做到"突出岗位，淡化身份，突出业绩，淡化资历"。

（2）护理岗位评价能够较好地体现不同护理岗位所需的知识技能、劳动量差异，真正体现内部公平性，实现按劳分配和薪资公平，使绩效考核制度充分发挥保障和激励作用。同时，护理岗位评价还能够充分体现护理人员能力与贡献之间的相关性，可以有效激励在高风险和高强度岗位工作、具备精湛技能和丰富经验的护理人员。

3. 岗位评价常见问题

（1）岗位评价因素指标不具体：按照职位分类原理，评价岗位的重要性一般需要依据岗位任职资格、岗位复杂程度及岗位责任大小等几大因素评分，并且为了能够准确、科学地评价岗位，一般需要对一级评价因素进行再分解形成若干个二级评价因素，以此作为评价打分的详细参照依据。在岗位评价实践中，对这些评价因素的定义通常太过笼统，评价专家组在判断某一岗位时，由于没有非常明确的评分依据，给出的分值经常会出现差距较大的现象。

（2）评价专家存在主观偏见：在实际岗位评价工作中有时会出现评价专家对某岗位评分过高或过低的现象，可能是由个人对事物判断的偏好和主观判断造成的，所以在选择专家时应注重选择看待问题公平客观者且排除个人对岗位的偏见。

（3）打分时存在晕轮效应：在岗位评价的过程中，当评价专家对某一因素指标打分偏高或偏低时，其他因素的分值往往也会相应的偏高或偏低，影响岗位评价的科学性。所以在制订评价指标时应对所有评价因素做明确的定义或解释，并分层次或级别进行描述，这可在很大程度上避免该现象的发生。

【案例分析】

1. 该医院在护理岗位评价的过程中存在哪些问题？导致岗位评价失败的原因是什么？

该医院在护理岗位评价的过程中存在的问题：岗位评价因素指标过于笼统不够细化；岗位评价专家组人员结构不科学。

导致此次岗位评价失败的原因：①案例中，该医院护理岗位评价因素指标仅有“岗位责任因素、岗位任职因素、岗位环境因素及岗位其他因素”四项主干部分，没有进行分层次进一步细化，这样很容易导致专家评价岗位时“无据可依”或产生“晕轮效应”，从而导致岗位评价结果存在一定的问题；②案例中，护理岗位评价专家组的组建标准仅仅是随机选择副高以上职称的护理人员，缺乏科学的纳入和排除标准。

2. 针对该医院的护理岗位评价工作有什么样的建议？

（1）科学的岗位评价结果能将各岗位重要性以分值的形式表示出来，直观体现各岗位的相对价值。因此，制订科学合理的评分指标体系将对岗位评价结果的准确性起到至关重要的作用。建议该医院将岗位责任因素、岗位任职因素、岗位环境因素及岗位其他因素四大主干评价指标进一步细化和描述，形成相应的二级子因素。比如，将岗位责任因素分解为工作风险责任、工作质量责任、社会效益责任等若干项子因素，将岗位任职因素分解为学历、职称要求、工作经验要求等若干项子因素，将岗位环境因素分解为操作环境、操作时间、操作地点等若干项子因素，将岗位其他因素分解为工作压力、工作紧张程度等若干项子因素，并根据这些子因素的重要性，分别赋予不同的分值，便于评价专家依次给分。

（2）岗位评价专家组成员的素质及成员构成将直接影响岗位评价的结果和质量，因为专家组是岗位评价工作的主体，所有岗位的重要性均由他们评分。建议该医院在专家纳入时充分考虑以下几点：①入选专家应是全院公认的能够客观公正看待问题的护理骨干；②入选专家应对医院各科室的基本情况和工作状况有较为全面的了解；③专家组的所有成员在医院有一定的威信和影响力，这样才能使岗位评价的最终结果更具权威性；④排除在护理岗位评价过程中利益分配中某一群体的代表和直接利益相关者；⑤岗位评价专家人数的多少也是影响评价结果的关键因素之一，建议该医院适当增加专家人数，以提高评价结果的说服力和科学性。

【经验分享】

1. 护理管理者应如何进行护理岗位评价?

护理管理者实施护理岗位评价,需要特别注意以下问题:①医院管理层的重视是护理岗位评价成功的必要条件;②选择包括医院多层级护理人员的岗位评价专家组;③针对不同的护理岗位进行评价时,应确保评价标准的一致性,以保证真实地判断护理岗位的价值,也有助于统一专家组的评价结果;④严格控制护理岗位评价环节的设计,保证评价结果的真实性和可靠性;⑤评价工作的对象是针对各护理岗位,而不是目前在这个岗位上工作的护理人员,应避免感情因素掺杂入护理岗位评价的过程中,遵循“对岗不对人”的评价原则。

首先要充分认识岗位评价工作的系统性和连续性。护理岗位评价是基于前期护理岗位分析,参考既成的护理岗位说明书中对各护理岗位的描述和岗位规范要求,按照一定的衡量标准对医院各护理岗位的岗位责任因素、岗位任职因素、岗位环境因素、岗位其他因素方面进行系统评比与估计,得出不同护理岗位在医院中的价值顺序,并以此作为医院护理人员绩效考评的重要依据。

护理管理者在开展护理岗位评价时要选择合适的岗位评价方法,遵循科学的岗位评价流程。首先,组建一支人数合理、具有权威性的岗位评价专家组,专家的选择要遵循严格的纳入和排除标准,人数宜20人左右。其次,构建护理岗位评价因素指标体系并细化分值,在这个过程中可参考国外先进国家现有的岗位评价方案和标准,但要注意由于社会、文化、组织、员工等各方面差异的存在,选择时应考虑其针对性和适用性,并作出“本土化”修改。在组织评价专家对所有护理岗位打分前,必须对岗位评价的专家小组成员进行统一培训,以达到对岗位评价流程的熟悉,对各项评价因素指标的一致性认识和理解,以免导致偏差。另外,参加护理岗位评价的专家小组成员必须独立完成对各个护理岗位的打分评价,不能相互沟通或协商打分,以确保医院岗位评价的公平性。

2. 岗位评价方法　包括因素比较法、评分法、要素计点法、分类法和排序法等,其中分类法和排序法属于定性评价方法,因素比较法、评分法及要素计点法属于定量评价方法。

(1) 排序法:是在分解工作内容的基础上,评定人员依据自己的主观经验和判断,将各工作岗位的相对价值按高低次序排列,从而确定所有工作岗位的相对位置和相互关系。排序法的优点主要集中在该方法的便捷程度上，运用排序法可以较快确定工资级别，有时为了鉴别工资的不合理差异，该方法也较为方便。但是，排序法的缺点是评定标准过于主观，完全依据个人的经验作出判断，结果较容易受到其他因素的干扰，随意性较大。

（2）分类法：是对排序法的一种改良。在排序法的基础上，分类法进一步制订了一套岗位的级别标准，在评价岗位的相对价值时，将该岗位与所制订的标准进行一一比对，然后将岗位归类到相应级别中。分类法在排序法的基础上更进一步，沿袭了排序法简单易行、耗费较少人力物力的优点，但方法更为灵活，且建立了一定的等级标准，其评价结果相对排序法而言，更具客观性和准确性。此外，如果出现工作变动的情况，排序法可以依循岗位等级标准，较快对岗位进行重新定位。但是，分类法依然是一种比较粗糙的岗位评价方法，对于等级的划分依然存在主观性，只能将岗位简单归类，无法精确衡量一个岗位的相对价值，建立薪酬体系时难以采用该方法的评价结果。

（3）评分法：是一种由要素计点法演化而来的定量评价方法，是对要素计点法的完善。评分法的工作步骤更为细化，对于指标及其等级的解释更为详细和科学，在评分法中，要对评价人员进行培训，并首先选择标杆岗位进行试打分，以检验评价量表的科学性和适用性。因此所设计的评价量表更具有合理性，适用于各类组织。

（4）因素比较法：专业技术、工作职责、工作条件等是许多工作常用到的衡量指标，因素比较法是一种采用这些共同的因素作为评价标准，对不同岗位进行比较和分析，确定其相对重要性的一种岗位评价方法。在评价过程中，依次采用每一种评价因素，对不同岗位进行排序，综合多次排序的结果，得出每一个职位的总排序。因素比较法的前期工作需要确定关键岗位及关键评价要素，运用这两者制订相应的关键岗位排序表。通过将各个岗位与所制订的关键岗位排序表的标准进行对比，来确定这些岗位的工资率。

（5）要素计点法：目前是许多国家选用的一种定量的岗位评价方法，具有广泛性、精确性和复杂性的特点，又被称为点数法或点数加权法。要素计点法首先通过筛选岗位评价的要素并确定各个要素的相应权重，继而对每一种要素划分具体的等级并赋值。在运用要素计点法对岗位进行评分时，所算出的每个岗位的加权计点数就是这个岗位的相对价值。要素计点法是一种主观性较小的定量评价方法，具有更强的可靠性；同时该方法通俗易懂，较为客观，员工易于接受其结果，也较易推广。但是，要素计点法同样是一种较为烦琐的评价方法，需要一定的人力支持；同时筛选评价要素及确定权重需要一定的专业技术知识，因此难度更大；此外，在要素的选择、权重的确定、等级的确定等环节，同样存在一定的主观性。

在实际的岗位管理工作中，护理管理者应选择合适的评价方法，将定性评价与定量评价方法有机结合，通过科学的评价方法评价出各护理岗位的相对价值。

案例 37　岗位分层管理——一次重症患者抢救事件之后

某医院消化科开放病床 34 张，年收治患者 700 余例。科室护士总共 12 名，其中，本科学历 5 名，专科学历 7 名；工作年限 10 年及以上的 3 名，工作年限 5~9 年的 2 名，工作年限 5 年以下的 7 名；主管护师 3 名，护师 2 名，护士 7 名。护士不分学历、经验、技术水平均从事“打针发药”等护理工作，护士缺乏工作热情，责任心不强，患者满意度偏低，护士长对此困惑不已。一次重症患者抢救事件之后，引发了护士长对科室岗位分层管理的思考。

某天 23 点，患者李某因“消化道大出血”收入院。当班护士为小王，毕业 1 年的本科生。夜班值班张医师对李某立刻展开紧急抢救，小王第一次参与重症患者抢救，缺乏经验，故惊慌失措，手忙脚乱，连急救药物放置位置都忘了。5 分钟后，备班护士小赵赶到抢救现场，护师小赵工作 5 年了，对紧急情况的抢救有一定的经验，配合医生抢救较为默契。经过 2 小时的奋力抢救，患者大出血情况控制住了，暂时脱离生命危险。第二天，值班医师向护士长反馈，抢救过程中，护士小王配合医生抢救不够熟练，抢救用物准备费时，抢救流程生疏，全程慌乱。护师小赵虽然与医生抢救配合较好，但对小王的指导出现很多问题，二者没有达成有效的协作。希望护士长加强对护士抢救能力的培训。这次事件引起护士长的高度重视，认为对护士的分层管理、培训及强化各项护理工作流程刻不容缓。

【问题】

1. 该科室在护理岗位分层管理方面存在哪些问题？抢救配合不默契的主要原因是什么？

2. 针对该科室护理现状，护士长该怎样进行护理岗位分层管理？

【知识链接】

1. 护理岗位分层管理的概念　护理岗位分层管理指根据护理岗位的任

务要求，结合医院具体人力配置情况，将护士分成不同的层级进行管理，包括赋予其相应的职责、标准、培训内容，制订相应的绩效考评方案、晋级标准及人力配置方案等，从而全方位调动护士工作积极性，提升医院护理管理的科学化水平，以达到科学统筹人力，保障患者安全。

2. 护理岗位分层管理的内涵

（1）吸引和留住人才是护理分层管理的关键：分层管理是一种人性化、科学化的管理方法，能够使各层护士的付出和贡献得到认可，从而满足各级护士的成就感，体现每一名护士的真正价值，达到吸引、留住、激励、开发所需护理人才的目标。

（2）全员参与是护理分层管理的具体体现：分层管理的系统性、连续性、层次性形成了护士全员参与的良好氛围，主人翁意识进一步增强是促进护理工作质量全面提高的重要措施。

（3）分层培养护理人才是分层管理的有效方法：临床护士结构、职称、年资、临床经验等层次不同，所担任的岗位职责不同，因此分层管理、层次化培训是提高各级护士专业技能的重要手段。

（4）合理使用护士是分层管理的要求：按护理岗位需求、护士结构、职称、职责等合理安排与使用护士，最大限度地发掘每名护士的潜能，充分做到人员使用中的扬长避短，实现团队的优化组合，促进整体目标实现。

3. 护理岗位分层管理的意义　护理岗位分层管理是护理岗位管理的重要组成部分，是护理科学化管理的重要举措，也是优质护理服务一项重要内容。目前，临床护理工作仍然存在无论护士工作经验如何、学历高低，都从事"打针发药"等技术含量相同的工作的现象，不同层次护士的能力得不到很好的发挥、潜力得不到充分的开发，长此以往，势必造成人才流失和人力资源浪费。因此，护士分层次管理就成为当前护理管理的重点，其意义主要体现在以下几方面：

（1）医院方面：医院将护理岗位工作职责要求与护士分层次管理有机结合，对护士实行按学历水平、工作经验、专业技术水平分层次上岗，实现护理管理模式的跨越。这样可以调动临床护士的主观能动性，做到人尽其才，才尽其用，按职取酬，充分发挥不同层次护士的作用，真正实现人才留得住、用得上。

（2）患者方面：患者是护士分层次管理的直接受益者，基础护理、执行医嘱、个性化康复指导及健康教育等工作都有专人负责。由此，患者将得到更全面、更贴切的人性化护理，医院也会得到社会的认可和好评。

（3）护士方面：传统护理管理模式下，高年资、高学历的护士与低年资、低学历的护士无论是在工作内容还是工资待遇上均没有显著差别，这势必造成高年资、高学历护理人员心理不平衡，对未来职业发展感到迷茫。如果实现护士分层次管理，将会有效促进低年资护士积极进取，高年资高学历护士也会信心百倍，从而充分体现自身价值。

（4）护理服务流程方面：实施护理岗位分层管理，可使不同能力、不同层级的护士各就其位，找准自己的定位，明确开展工作的方向，按照各项护理服务流程，为患者提供更高效、更优质的服务。

综上所述，实施护理岗位分层管理，积极探索和逐步推行护士岗位的准入和分层次使用，规范护理工作范围和界定护理工作职能，将岗位工作职责、技术要求与护士的分层次管理有机结合，以提高工作效率，做到人尽其才，才尽其用，并在此过程中配以相应的培训制度、绩效考核制度等，以期在现有护士编制的情况下，进一步稳定护理队伍，提高护理工作满意度，保证患者安全和改善护理质量，为患者提供专业化、人性化的优质护理服务。

【案例分析】

1. 该科室在护理岗位分层管理方面存在哪些问题？抢救配合不默契的主要原因是什么？

该科室在护理岗位分层管理方面存在的主要问题：护士的分层培训不到位；护理分层级岗位职责不明确；护理抢救工作流程需进一步优化。

该科室出现的抢救配合不默契的原因：案例中，急危重症抢救时，年轻护士抢救经验不足、抢救流程不熟悉、医护配合不到位，从而影响抢救的时效。而年资较长的护师虽技能较好，但对新护士的带教流程不熟悉，与新护士配合不到位，在一定程度上也影响抢救工作的顺利开展。护理管理者要高度重视对低年资护士的指导、教育及培训。在传统管理模式下，案例中的现象并不鲜见，高年资护士只顾完成自己每天的工作内容，在对年轻护士带教流程上缺乏主动指导意识。低年资护士每天在忙碌的工作中因为缺乏经验和指导常出现差错，最终导致受到批评，工作情绪低落，甚至发生护理不良事件。此外，本案例还提示，在急危重症抢救时，护士不仅需要掌握熟练的操作技能、扎实的理论知识，具备冷静和临危不乱的心理素质，更需要掌握一整套抢救工作流程，包括快速备齐急救用物、根据不同患者情况实施各项操作、配合医生执行医嘱及单人或多名护士的有效配合等。

2. 针对该科室护理现状，护士长该怎样进行护理岗位分层管理？

针对该科室护理现状，案例中该科室护士长应以护理分层管理为切入点进行护理管理的整改。首先,应分层培训护士。组织科室专业知识学习,提高护士的操作技能,促进护士自主学习,锻炼心理素质及应变能力。通过模拟演练、情景演示、角色扮演等方法,加强技能培训及工作流程梳理;针对每个年轻护士的特点,分派年长护士实行一对一帮扶,开展突发事件的学习演练,如心搏骤停、大出血患者的应急处理。其次,分层级管理护士。病区开展责任制护理,工作1~2年护士一般从事辅助责任护士岗位,以基础护理为主,2~4年护士承担责任护士岗位,分管一般的专科患者,以基础护理和专科护理为主,5~10年护士以承担重症患者的护理为主,10年以上护士在病区承担专业技术强、难度大、疑难危重患者护理及护理质量管理、护理培训、护理科研等。护士长每日检查各个岗位责任制落实情况,及时给予指导,提出整改意见及措施。此外,护士长还应梳理护理工作标准和流程,包括抢救流程、带教流程、责任班工作流程、基础护理流程等,分析目前科室工作流程存在的问题,集思广益,组织护士参与科室工作流程的持续改进,提出优化流程的具体措施,从而提高护士的工作积极性。

【经验分享】

1. 护理部主任应如何进行护理岗位分层管理?

护理岗位分层管理,即将护士分层培训、分层使用,实行能级管理。岗位分层管理是一项确认护理岗位职能、细化护理工作流程,切实推进优质护理服务,以达到能够让社会满意、患者满意、护士满意的可持续发展工程。实施护理岗位分层管理的具体方法包括:

(1)合理配置医院护理人力资源:护理分层管理是应目前我国护理人才资源状况而提出的新的发展思路和趋势,只有合理的护理人力资源配置,才能满足患者多方面的需求,使人性化服务落实到实际工作中,明确各岗位的职能,逐级管理,使各级护士能够发挥其最大的作用,充分开发护理人力资源。

(2)分层组织培训:护理管理者需针对科室护士的年龄结构、能力结构、知识结构和岗位实际需要,确定不同层次培训内容与方法。明确护理工作服务不同层面的工作流程、工作内容需求,将基础护理与专科护理相结合,加强专业知识、操作技能及各项护理工作流程、方法的培训。将理论知识结合临床病例及相应的岗位职责、护理常规进行学习,可采取模拟演练、情景演示、角色扮演等方法,针对不同层次护士的具体特点,分派年长护士或资深护士实行一对一培训模式,使受培训的护士对号入座,强化自身学习体验。

(3)人员分层使用,实行能级管理:对护士分层次使用,包含了按职称上岗这一基本准则，但职称和学历不是唯一准则，而是德、能、勤、绩的综合考核和评估后的综合使用。护理管理者要构建科学合理的护士分层使用体系，明确规定各技术职称、各岗位的职责与任务，积极为护士搭建发挥潜能的平台，真正做到人尽其才、才尽其用，有效提高护士的职业成就感，保证护理人才队伍的稳定性。

（4）新老搭配，优化排班结构：在确保患者安全的前提下简化护理交接班程序，实行弹性排班，有效减少因护士频繁交接班而增加的非直接护理时数，提高护理效率。弹性排班模式注重新老护士搭配，能级搭配合理，保证各班次的护士专业能力和专业护理水平相对均衡，缩小技术力量上的悬殊，避免出现护理薄弱环节，缓解护士工作压力，保障患者安全。

（5）统筹医院资源，分工明确：根据科室需求，必要时开展外勤服务模式。外勤服务模式的开展可为科室提供全程全面的外送内收服务，有效减少医护人员非专业性劳动，使护士能够集中精力管理病房，在提高护理质量的同时，间接降低护理成本。

（6）分层管理，分层奖励：在护理管理过程中，要高度重视人的心理需要，重视人的利益需求，避免只讲奉献不讲利益。奖励可分为不同的形式，如薪酬、工作性质和自我实现等。科室要按层级建立各级护士的奖励制度，在物质奖励的基础上，针对每个护士性格、特长，积极搭建平台，让护士充分展现自我，使其逐渐向学习型、知识型、专家型护士转换，获得自我价值的实现。合理的激励机制能有效调动护士的工作积极性和热情度，增强护士的职业责任感。

本着“合理使用、科学考评、保证质量、促进发展”的原则，医院一般设置临床护理岗位、护理管理岗位和其他护理岗位三种，并分别进行分层管理，为护士构建较为清晰的职业生涯发展路径。专科护士岗位和教学岗位包括在临床护理岗位之中。近年来，多家医院尝试对临床护理岗位进行分层管理，例如，在人事部门职称评定的基础上，依据护士的专科实践工作能力、学历和年资等设定细化的职称评定条件，将护士分为五个层级：护士、护师、主管护师、副主任护师和主任护师。又如，根据护士护理患者的能力、年资及护理教学管理等方面的能力，将护士分成 N0、N1、N2、N3、N4 五个层级。不论哪种分层方法，不同层级护士分管不同病情的患者，患者安全有保障，护士价值有体现。通过护士层级的合理划分，构建了科学的护理人才梯队。专科护士岗位、教学岗位和管理岗位为高层次护理人才提供了发展的平台。一些医院根据这些岗位的工作要求，在学历、职称、工作年限、管理经验、教学水平、外语水平等多方面制订并公布相应的任职标准公开竞聘，使护士在晋升过程中有章可循、有据可依。

2. 新入职护士分层培训的研究应用

不同个体对于知识的掌握能力与水平有所不同，因此在对新入职护士开展培训时有必要依据其水平层次对其进行分层次标准化培训。在开展分层次标准化培训前，医疗卫生机构要做好对新护士的定位工作，依据新护士的学历水平、临床能力与经验等，将其划分为不同的培养批次，并对不同层次新入职护士制订不同的培训目标，最大限度地提升新入职护士培训的有效性。

新入职护士入院后岗前培训的内容主要为理论培训、操作示范及基础临床技能培训，培训方法采用现场培训与在线学习相互结合。0~1 年护士以具备注册护士的资质为目标，重点进行护士职业素质和基础知识、基础操作、基本技能的培训及教育，以护理部和科室内培训为主。每个科室根据专病专科特点制订不同能级护士在职培训方案。1~2 年护士培训以岗位适应教育为主，重点做好"三基"培训，掌握各班次职责和程序，熟悉并逐步掌握一般护理常规和各项工作制度，适应岗位职责要求，主要以导师带教为主，通过操作示范、临床教学情景模拟等方法进行基础和专业理论的学习。2~3 年护士培训以强化基础护理技术操作技能、基本知识，培养扎实的"三基"水平和技能，掌握常见疾病护理常规、观察技能为主，逐步掌握专科护理知识和技能。在具体培训过程中，不同层次的护理人员还可以采用一分钟教师、情景模拟、米勒金字塔模型、以问题为导向的学习等培训方法。例如，对于学习能力较弱的护理人员，可以采用情景模拟法，为其模拟现实的护理环境，帮助其将临床可能遇到的护理问题具象化，从而提升其护理能力。对于学习程度较好的护理人员，则可以采用以问题为导向的学习方式，帮助其掌握临床较为少见的护理事件处理方法，促进其护理水平的进一步提升。

附：

某医院护理部主任岗位说明书

岗位名称：护理部主任　　岗位编号：X-HLB-01

所属部门：护理部　　岗位定员：1

直接上级：分管院长　　工资等级：

直接下级：护理部管理人员、科护士长 / 总护士长　　薪酬类型：

所辖人员：全院各级各类护士　　岗位分析日期：2020 年 2 月

岗位概述：在院党委的领导下，全面主持护理部工作，主要负责全院护理工作质量、护理人员培训和护理科研工作职责任务：

职责一：协助医院领导，参与医院管理与决策
1. 负责组织制订和实施护理发展规划，及时了解和监督护理发展规划的执行情况，提出修订方案 2. 参与医院重大人事、财务、业务问题决策；参与制订医院年度工作计划和预算方案 3. 掌握医院内外护理工作动态，及时向上级汇报，并提出建议
职责二：组织护理部门制订工作计划、制度，完成年度任务目标
1. 根据医院发展情况，对医院的各项护理工作制订系统化、规范化的工作计划与总体目标，并督促检查落实 2. 组织制订本部门重要任务阶段工作计划，并监督、协调实施 3. 组织各护理单元护士长制订年度工作计划，并监督实施 4. 负责拟定和组织修订全院护理规章制度、护理常规、护理技术操作规程，严格督促检查，指导各科室做好护理工作
职责三：参与护理人力资源管理工作
1. 负有院内护士调配的责任，提出初步调配意见，经人力资源部根据工作流程下达调配指令，并由护理部具体实施 2. 协助人力资源部共同做好护士的考核、晋升、奖惩等工作 3. 协助人力资源部做好招聘护士的面试及实际能力的考核工作 4. 建立全院护士业务技术档案及技术考核与评价工作
职责四：负责护理质量管理
1. 负责制订护理质量标准，深入科室检查护理工作质量，督促检查护士执行规章制度，提出具体监控办法 2. 检查各项护理工作落实，减少护理差错和协助控制院内感染，防止护理事故，指导危危重患者的抢救工作 3. 定期主持召开全院护士长会议，组织护士长分析护理质量，相互检查、学习和交流经验，及时提出改进措施，定期总结汇报，不断提高护理质量 4. ……

任职资格：

项目	要求
教育水平	大学本科以上
专业要求	护理专业
性别年龄	性别不限，年龄 55 岁以下
培训要求	管理类培训、护理新业务技能培训、相关法律法规知识培训

续表

项目	要求
执业经历	执业护士,5 年以上护士长工作经验,3 年以上科护士长管理工作经验
职称资格	副主任护师(三级医院)或主管护师(二级医院)以上职称
基本素质	1. 掌握医院管理、护理管理知识及相关技能 2. 身体健康,恪尽职守,具有良好的职业道德素质和团队合作精神 3. 具有较强的领导能力、判断与决策能力、沟通能力、影响力、计划与执行能力
技能技巧	熟练使用自动化办公软件,粗通一门外语
应知法规	国家有关卫生政策法规、卫生行政部门颁布的规章、医院制订的相关工作制度,如《医疗机构管理条例》《医疗事故处理条例》《医院感染管理办法》《医疗废物管理办法》《消毒管理办法》等

工作权限:

1. 本部门行政管理指挥权
2. 全院护理工作监督、检查权
3. 护士岗位调配权
4. 护士奖、惩、升、降建议权

工作环境:独立办公室,工作时间以白班为主。

考核指标:

1. 患者满意度,护理服务投诉率
2. 全院护理工作质量与工作效率
3. 全院护理差错与事故发生情况
4. 全院护理工作检查评价情况
5. 医院各项指令的贯彻执行能力,工作规划能力,工作综合协调能力
6. 本部门总体工作效率,实际完成任务与年度计划任务目标完成情况

(陈丽丽)

第十三章

护理危机管理

护理危机管理是在护理质量管理过程中实施科学管理的重要内容之一，护理管理者增强护理危机意识、提高危机管理能力是护理危机管理的重要基础。护理危机管理是针对医院护理工作可能面临的或正在面临的危机，采取一系列的管理方法和手段加以预防，使之化解、减弱，甚至使危机变为机遇。危机管理的重点在于预防，如果没有事先经过预控，在面对危机时就会变得手足无措。护理部要对护士普及危机管理知识，制订各项护理危机管理制度，组织学习并进行考核，促进护士危机意识的形成，提高全体护士对护理危机的把握能力。对护理工作中现存和潜在的风险因素进行分析，查找安全隐患，减少危机事件的发生，自觉把护理危机管理提高到科室的日常工作中。只有这样，才能对医院潜在的护理危机进行预警、监测和妥善处理，从而使护理工作健康、稳步、持续发展。在护理管理过程中，护理危机既是挑战也是机遇。如何有效预防护理危机，在危机发生后化危机为生机，是护理管理者面临的一个重要课题。

案例 38　危机管理的重要性——谁"对"谁"错"，理性识别护理危机

杨女士带着发热、咳嗽的 5 岁儿子，到某医院急诊科就诊。医生开具治疗医嘱，每日一次给予注射用头孢替唑钠 1g（0.5g/ 支 ×2 支）静脉输注。在治疗的第二天早上 7:45，杨女士带着儿子来到急诊输液，因上班赶时间匆忙中只带了 1 支药。夜班护士王某接过治疗单和药物后，未认真核对，将 0.5g 药物加入液体中即给患儿输注。在液体即将输注完时，杨女士突然发现自己少带了一支药，随即告知护士。这时白班护士李某立即到急诊药房借了 1 支注射用

头孢替唑钠，同时与医生沟通，遵医嘱增加1瓶液体，为患儿补加输注药物，基本未影响患儿的治疗。护士及时向护士长进行了汇报，并按照规定上报护理部。过了两天，杨女士找到护理部，要求给个说法，质疑护士的工作不到位导致用药剂量不正确、治疗时间延长，因此耽误了她的上班时间，造成她上班迟到被扣发奖金。护理部主任接待了家属并答复，表示此事由于家属少拿一支药导致错误发生，家属是有责任的，护士工作很忙难免会出错，也请家属理解。杨女士对此答复不满意，到院长办公室大吵大闹，要求见院长，并只提出一个要求——道歉。

【问题】

1. 本案例中的护理部主任在处理不良风险过程中存在什么问题？
2. 对于该纠纷，您认为护理部主任应如何协调处理？
3. 如何避免或杜绝此类事件发生？

【知识链接】

1. 危机管理相关概念

（1）危机的概念：现代危机干预之父、美国学者卡布兰（Caplan）认为危机是“当一个人在完成重要生活目标的过程中遇到障碍，一时无法以惯常采用的解决问题的方法，来解决当前所面临的困难，因而形成的一种混乱、不舒服的状态”。若将个人转换为一个组织或机构（如医院、护理部或护理单元），我们可以想象当一个组织或机构遇到某个或某些事件，组织或机构中的人无法以过去学得的技能或方法来解决当前所面临的问题时，整个组织或机构可能形成异常的紧张、混乱，甚至是瘫痪的状态，可以说此组织或机构处于危机之中。

（2）危机管理的概念：美国著名危机管理专家巴顿（Barton）认为：“危机是一个会引起潜在负面影响的具有不确定性的大事件”。这种危机事件的结果可能会对组织、员工、服务及声誉造成不可预知的巨大损害。危机管理的概念早期由美国学者提出，主要用于商业及政治领域的公关外交活动，随着后期人们对危机管理意识的增强，危机管理逐步应用于各个组织。目前危机管理的概念尚未统一，但均强调危机管理的目的在于减少或消除危机可能带来的危害。危机管理既需要对危机暴发前进行预警处理，也包括危机暴发后的应急善后处理。

（3）护理危机的概念：只要某一事件的发生存在着两种或两种以上的可

能性,就可以认为该事件存在着风险。医疗护理行业是探索性、认识性行业,是高风险行业,因此风险和危机不可回避,风险无时不在,危机无处不在,并贯穿于整个医疗护理过程中。护理危机指护理工作过程中的不足和缺陷给患者和医院带来较大损失,对医院医疗护理工作正常运行或医院声誉造成潜在影响或破坏的不良事件。护理危机如果处理不当会给医院带来损失,甚至影响到医院的形象和经营。

(4) 护理危机管理的概念:危机管理作为一种管理理念,是现代医院管理不可分割的重要组成部分。因此,护理管理者要将危机管理融入护理管理当中。护理危机管理是现代护理管理工作中的不可或缺的重要环节,护理管理者要有危机意识,要有"先见之明",不断提高危机管理的能力,要有计划、有组织、有系统地在护理危机发生前预防控制危机,并于危机发生后以迅速有效的方法控制和化解危机,尽量消除和降低危机所带来的不良后果和危害,并从中获得有价值的经验和应对措施,纠正工作中偏差,不断完善管理制度,力求医疗护理质量的持续改进。

2. 护理危机产生的原因　护理危机无处不在已经成为护理界一个共识,及时识别护理危机并有效防范,避免各种危机转化为危害是各级护理管理者应对护理危机的目标。护理危机产生的原因主要来自以下几个方面:

(1) 医院管理层面

1) 护理人力资源配置不足:目前国内多数医院床护比达不到国家参考标准及国外同行业标准,且各医院存在实际床护比低于整体床护比、病床使用率过高、护理人力资源短缺、护理人员结构配置不合理等现象。护理人员数量不足、素质不一难以满足患者的护理需求是导致护理危机的主要原因;另外,护理人员长期高强度、超负荷工作,容易导致工作慌乱,降低工作效率,从而导致服务质量退化,大大增加了护理危机的发生率。

2) 护理设备、护理设施、后勤保障无法满足患者需求:护理危机的发生不仅与护理人员技术、态度等有关,还与医院的护理设施落后、配备不足及维护不足等密切相关。

3) 护理质量监管不足:护理管理者未能及时查找临床护理工作中存在的风险隐患,未能及时建立危机管理机构,现场管理不足,对临床关键问题及人员缺乏监管是当前护理管理中存在的巨大隐患。

(2) 护理人员层面

1) 护理人员缺乏护理危机意识:临床护理人员疲于执行各项繁重的临床工作,缺乏参与危机管理的主动性,未能对工作中存在的各种护理危机引起足够重视，进而出现护理不良事件漏报、迟报现象。

2）护理人员法律意识淡薄：部分护理人员由于法律意识淡薄，未能审慎对待工作，出现回答患者及家属的问题不谨慎、护理记录矛盾等情况，进而出现一系列护理危机。

3）护理人员人际沟通能力不足：部分护理人员与患者及家属沟通不讲究技巧和方法，出现只关注患者病情而忽略心理状况的现象，从而引发患者不满，引发护患矛盾。

4）护理人员与医生之间的关系处理不当：临床工作过程中，护理人员与医生之间相互合作，共同救治患者，医护之间的关系是医院内部主要且重要的一种人际关系。若二者关系不融洽，则会出现互相推卸责任，甚至升级危机的情况；若二者关系过于密切，则会出现工作不严谨、职责不清、执行口头医嘱等现象。

（3）社会层面

1）患者及家属维权意识增强：随着社会经济的发展，人们法治意识不断增强。在护理过程中，护理人员如不能充分尊重患者的各项权利，也会引起患者及家属的不满，从而演变为护理危机。

2）患者病情及就医行为不良：患者病情复杂多样、变化多端是造成护理危机的重要因素。同时，患者就医过程中，如若不配合护理工作、故意隐瞒病史、不遵从护理诊疗安排等，也会增加护理危机发生的概率。

3. 护理危机的类型　护理管理中危机表现的类型包括：护患关系危机、护理服务危机、护理缺陷危机、其他护理危机等。

（1）护患关系危机：呈现出两方面的特征，一是护患之间信息不对称，二是社会公众对护士、医生和医院存在矛盾心理。护患关系危机主要表现为护患之间的信任危机，导致护患纠纷逐渐增多。

（2）护理服务危机：指护士在护理过程中，忽略了患者的内心感受和精神需求，陈旧的服务理念和冷淡的服务态度使护患关系逐渐疏远。

（3）护理缺陷危机：指护理工作中因各种原因发生的护理缺陷、不良事件、差错，甚至事故，对患者产生直接或间接的影响，延长治疗时间，影响治疗效果，增加患者痛苦，甚至引发护理危机。

4. 护理危机的影响因素　护理危机的发生一般都有诱发事件，诱发事件可以是单一的，也可以是多发的。护理危机的主要影响因素包括医院内部环境和医院外部环境等。

（1）医院内部环境：指医院的就医设施、秩序、管理流程、医护人员的医疗行为及其他服务人员的服务过程等。具体包括：护理人力资源不足；护理制度不够完善；仪器设备管理不到位；医院网络失控；护理差错；护理记录缺陷；护患沟通不到位；护士的言语行为不规范；护理管理者和护士的法律意识、危机意识、自我保护意识缺乏等。

（2）医院外部环境：包括社会对护理工作缺乏正确的认识；患者及家属自身的维权意识不断增强；患者所患疾病的复杂多变和不可预测性及患者的个体差异，导致其治疗效果与期望值不一致；社会媒体对医院的关注增强；有些媒体的负面报道增多导致公众对医院出现信任危机等。

5. 护理危机管理的特点　护理危机因其发生对象、发生情景的特点，护理危机管理具有不确定性、应急性和预防性。

（1）护理危机管理的不确定性：在于其管理对象的不确定。患者病情多样、对医疗护理工作期望值过高等因素，导致护理人员的护理工作无论何时都带有一定的风险。

（2）护理危机管理的应急性：在于随着互联网的全民覆盖，社会舆论监督力量越来越大，信息传播速度越来越快。因此，无论在危机前兆时期、危机暴发时期还是最后的恢复时期，均须争分夺秒进行处理。

（3）护理危机管理的预防性：在于部分护理危机是可以提前预见的，护理人员在危机发生前通过有效干预，可预防护理危机的发生。

【案例分析】

1. 本案例中的护理部主任在处理不良风险过程中存在什么问题？

本案例中的护理部主任、护士长和护士对自己的问题都没有正确的认识，虽然确实是患儿家属少带药物，但遵照医嘱正确用药是护士的工作职责。护士在用药前没有遵守查对制度认真核对药物，护士要承担主要责任。护理部主任没有认真调查了解此事件的详细经过，一味袒护护士。发生错误后护士长和护士都没有适时向患儿家属道歉，始终在指责家属的错误和责任，因而激化矛盾，导致被投诉。

2. 对于该纠纷，您认为护理部主任应如何协调处理？

对于该纠纷，护理部主任首先应耐心倾听患儿家属对此事的看法和诉求，安抚家属，询问患儿是否康复，请家属留下联系电话，同时承诺待详细了解事情的经过后，一定给家属一个满意的答复。由于护士不够认真，没有做到“三查八对”导致用药错误，确实是护士的责任。护理部主任在了解情况后应及时主动联系家属，首先诚恳地道歉，并表示要对护士进行批评教育，认真总结和反思，在今后的工作中避免此类事件发生，委婉地指出家属带错药，护士还是非常努力地弥补解决，主动到药房借药，基本没有对患儿造成不良的影响，尽可能争取家属的谅解。

3. 如何避免或杜绝此类事件发生？

为避免或杜绝此类事件发生，重要的是在护理过程中全体护士要严格遵守工作制度和工作流程，杜绝差错的发生；应该重新完善急诊科输液流程，尤其是对患者自带药物的检查核对环节加以重视。通过此次投诉，护理部与医院其他部门召开联席会议，分析门急诊患者自带输液药物存在的潜在风险，如何在医院流程和服务方面解决这一问题。此外，进一步完善护理部纠纷管理的服务流程，护理管理者在面对投诉纠纷时应积极化解矛盾不能激怒对方，要耐心倾听，不要指责对方，及时、适时、诚恳道歉在一定程度上可以缓解矛盾。

【经验分享】

1. 加强教育提高风险意识　护理管理者要加强培训和教育，不断提高护士的风险意识。

（1）转变观念，树立以患者为中心的服务理念：护理管理者及全体医务人员要把患者的安全、健康放在首位，重视患者的权利，从根本上转变医疗护理作风，平等地对待患者，重视患者生命权、健康权、平等医疗权、疾病认知权、知情同意权等权利。在全民法律意识日益增强的今天，自觉增强法治观念，时刻树立风险意识。

（2）规范护士的护理行为，加强护理制度建设：落实各项护理工作制度和工作流程，加强并完善护理质量监控体系。加强护理安全教育，提高风险防范意识。

（3）加强职业技能培训，不断提高护理技术操作水平：护理操作技能的提高，可以减少或避免护理风险的发生，因此，护理管理者必须加强护士的操作技能培训，确保临床有一支高水平的专业技术人才队伍。

（4）加强护患沟通：有很多医疗纠纷是由于护士在提供护理服务过程中服务态度不佳、语言不当而导致患者及家属产生强烈不满所引发的。所以，护士在具体工作中，应注意职业素质的培养，认真、耐心地对待患者的要求与疑问，理解他们在患病期间表现的烦躁情绪，加强自身修养，多和患者进行有效的沟通，了解他们的真实想法和内心状态，认真履行护理工作中的各项职责，在融洽护患关系中起到积极、主动作用。

2. 重视患者安全问题及影响因素

(1) 患者安全问题:①用药(血)安全问题,如给药(输血)错误、发生药物(输血)不良反应、药液外渗(包括化疗药物)、局部皮肤坏死等。②意外伤害事件,如跌倒、坠床、管路滑脱、烫伤、冻伤、误伤等。③发生各种并发症,如院内感染、深静脉血栓形成、误吸、压力性损伤等。④手术安全问题,如手术患者、手术部位及术式错误。⑤患者行为事件,如走失、自杀等。

(2) 患者安全的影响因素:①制度管理方面,如护理服务系统不完善、安全管理不到位、质量管理体系不健全等。②硬件设施方面,如医院卫生设施及布局不合理,以及环境、药物、信息及设备因素。③人力资源因素,如护士人力资源缺乏、床护比不足。④护士情感因素,如工作环境差、工作满意度低、情感衰竭与疲溃感高、离职意向高。⑤护士技术因素,如护士基本操作技能不过关、经验不足、安全预防意识不强。⑥护患沟通因素,如护患沟通不畅,互相缺乏理解和信任。

3. 提高护理安全的管理举措　护理管理者要重视护理安全目标的落实,具体管理举措主要有:

(1) 建立并不断完善各项规章制度,包括用药安全制度、输血(输液)安全制度、仪器设备管理制度、患者身份识别制度、医嘱执行查对制度、各项护理操作前告知制度、病房安全制度、无菌物品及一次性使用医疗用品安全管理制度、患者保护性约束制度、手术患者交接制度等,使患者安全管理制度化、规范化。

(2) 实施护理质量监控,建立良好的安全监督机制,通过定期的评审检查等方式监督临床工作中各项患者安全保障措施的落实情况。

(3) 加强护理人力资源的配置,合理配置现有护士,通过弹性排班、分层管理等举措减轻护士的工作负荷。

(4) 通过探索岗位管理、实施护士绩效考核、增加岗位培训、拓展职业发展等方式提高护士的工作满意度,减轻情感倦怠与疲溃,降低离职率。

(5) 加强护理管理者及护士的继续教育,定期开展护理安全教育和相关法律知识培训,提高护士的法律意识和自我保护意识,强化护理风险管理意识;提高护士职业素质、服务技能和沟通能力,避免护理纠纷的发生;加强护士职业素养、专业技术方面的培训,对新护士须严格进行岗位培训,对实习学生及进修人员要加强相关教育。

(6) 护士权责分明,认真履行各级护士的岗位职责。各机构结合自身情况,制订切实可行的各项患者安全保障措施。护士严格执行交接班、差错事故登记报告及分级护理等各项制度，按时巡视病房，认真观察病情变化，发现情况及时报告医生进行抢救处理。严格执行查对制度和无菌技术操作规程，做好消毒隔离工作，预防院内感染。按照护理文书书写要求，客观、真实、准确、及时、完整书写各项护理文件。严格执行医院药品管理制度，确保用药安全等。

（7）依据护理质量评价标准，定期进行自我检查及分析，不断查找患者安全隐患，及时对已发生的安全事件进行根源分析，提出并执行针对性的改进措施，避免患者安全事件的发生。

（8）构建安全文化氛围，鼓励患者参与医疗安全，创造良好的医护、医患和护患关系。

（9）改进护理工作流程，改善硬件设施及布局等因素，加强设备安全管理，进一步保障患者安全。

案例 39　危机管理预案——预案将危机“扼杀于摇篮”

某医院护理部为应对突发事件，制订了各项突发事件的应急预案，并成立了护理部应急护理小组，由护理部主任、总护士长、护士长、护士组成。同时为了使应急管理常态化，制订了相关的工作职责、应急响应流程、听班制度、外出请假制度等。为提高应对突发事件的意识和经验，护理部主任定期组织突发事件的模拟演练，每次演练不同性质的危机事件。

在一次病房突发火情的模拟演练中，应急小组成员被第一时间调来现场参与疏散患者，其中包括病房的 2 名危重患者。应急小组成员将患者转移到安全场所后，发现安全场所未配备危重患者基本急救设备，如吸痰器等，同时发现没有安排接应并继续护理患者的护士。由于其他病房没有空置床位，只能暂时将患者安排在急诊区域。应急演练暴露出了应急预案的不完善内容。

应急演练结束后，护理部主任组织召开参加应急演练的全体护士会议，讨论演练中发现的问题及解决方案。大家讨论了转移疏散后接应人员的安排、疏散安全场所急救设备物品的准备等问题。护理部将增加的、改进的条款逐项落实，修订了应急预案的内容。一个月后，护理部再次组织应急演练，过程顺利流畅合理。

【问题】

1. 此案例对护理管理者有哪些启示?

2. 应急预案如何符合实际并落实,才能防患于未然?

【知识链接】

1. 制订护理危机应急预案　在临床护理管理工作中,护理部应针对可能发生的护理缺陷、护理突发事件等,制订一系列的护理工作应急预案,培训临床护士和相关人员并实施情景演练,使他们能够学会避免、化解和应对危机情形,以避免或降低护理危机造成的不良后果和影响。护理应急预案主要包括:工作环境发生异常的应急预案、护理过程中的应急预案、患者病情发生变化的应急预案、发生自然灾害的应急预案、突发公共卫生事件的应急预案等。

(1) 工作环境发生异常的应急预案:主要有停电、停水、失窃、护士或患者遭遇暴徒等。

(2) 护理过程中的应急预案:主要有紧急封存病历、发生医疗锐器伤、患者突然发生跌倒(坠床、管路滑脱)等。

(3) 患者病情发生变化的应急预案:主要有患者在输液过程中发生肺水肿、突然发生误吸、突然发生消化道大出血、转运途中突然发生病情变化,以及患者发生 / 出现猝死、自杀倾向、自杀、外出不归、药物不良反应、输液(血)反应、化疗药物外渗、精神症状等。

(4) 发生自然灾害的应急预案:主要有火灾、地震、化学药剂泄漏(如汞泄漏)、有毒气体泄漏等。

(5) 突发公共卫生事件的应急预案:主要有传染病流行等。

2. 建立应急预案模拟演练制度　护理危机管理的模拟演练是应对突发事件的有效途径。因此,为了更好地应对各类护理危机,护理部要制订护理危机应急预案模拟演练的相关制度,以保障护理管理者及护理人员真正进行模拟演练,遇到危机不惧不怕,从容面对。护理危机管理是一种超前的管理,所管理的对象大多是虚拟的,因此,模拟危机演练就显得尤为重要。护理危机并非经常发生,大多数护士都缺乏应对护理危机的经验。护理管理者要增强模拟演练的意识,要适时有计划地模拟护理工作中可能发生的各种危机情况,进行针对性的模拟训练。通过模拟护理危机训练,进一步强化全体护士危机管理的意识,提高大家面对护理危机突然来临时的应对和心理应答能力。同时,还可以检验之前制订的危机处置的内容和流程是否合理可行,并不断完善和改进，最终形成工作制度，提高全院护士对护理危机的实际处理能力。模拟演练时，应充分考虑护理危机发生的各方面情况，即从可能出现的最坏、最糟的状况出发，研究出一整套最可行的解决方案。此外，还应注意收集国内外医院处理护理危机成功或失败的案例，吸取他人的经验，检查和发掘自身潜在的危机因素。

3. 构筑护理危机管理的"防火墙"　护理危机直接影响患者及家属乃至公众对医院护理工作的信任感。因此，护理管理者必须高度重视护理危机事件的事后管理工作，分析每一次护理危机中暴露出的问题，提出切实可行的改进措施，改进医疗护理服务和护患沟通，抓住新的机遇，力求在今后的工作中不断提高或重建护理工作者良好的整体形象，减少危机给医院和护理工作带来的延续性的负面影响。护理危机事件不是时时刻刻都在发生，防患于未然的意义更大。护理危机的预防首先要求护理管理者必须具备危机防范意识，营造患者安全的文化，只有重视护理危机管理，才能对潜在的护理危机具有敏感性。其次，注重对管理和服务系统的根源分析，建立预警机制，构筑护理危机管理的"防火墙"，才能有效防范和处理危机，为医院和护理工作赢得信誉和效益，最终从危机中获利。危机管理是一项长期的、持续的、需要逐步完善的工作。

【案例分析】

1. 此案例对护理管理者有哪些启示？

此案例给予护理管理者的启示是：护理危机管理的制度建设非常重要，各项应急预案、应急流程要关注细节，要尊重客观实际，要能够落实在工作中，否则就是一纸空文。护理管理者不能等危机出现端倪才被动进行护理危机管理，而应从日常工作做起，建立健全内部管理机制，建立护理危机管理预案，注重细节管理，强化安全意识，实行护理危机的制度化、科学化、规范化管理，注重培养护士的防范意识，持续改进护理管理制度，才能防患于未然。

2. 应急预案如何符合实际并落实，才能防患于未然？

应急预案符合实际并落实要注重细节管理。细节管理是避免护理危机发生的关键，应急预案同样也要关注细节，演练是应急预案落实细节管理的重要措施。没有经过演练的应急预案往往会有疏漏未被发现，如该案例中的应急预案没有关注患者转移疏散安全的具体细节，所以需要重新修订和改进。细节管理是避免护理危机发生的关键。各项护理工作制度和流程的建立同样也要注重细节，制度和流程要符合客观实际，要能够落实，要经得起检验。

【经验分享】

护士是医院中与患者及家属接触最多最频繁的群体，也是临床一线护理危机最主要的触发者。护理管理者要加强培养护士的危机防范意识，熟知各项护理危机应急预案，并在危机来临时能够正确执行应急预案。同时，要加强护士对护理危机的敏感性和应对能力。通过应急预案的实际演练，从中发现应急预案存在的问题和漏洞，不断完善和修订。应急预案应该是可行的具体行动指南，预案的内容不应是原则性的、粗线条的，而是针对不同科室、不同场合、不同患者的具体行动指南。以火灾应急预案为例，具体行动指南应包括以下内容：

1. 总体明确先救人、后救物的原则　将患者的生命安全放在首位，在火情不能控制时，应尽可能将患者撤离火灾发生区域；若转运能力不足或患者病情不允许，可将患者转运至相对安全的区域，关上防火门，用湿布等密闭门缝，等待救援。

2. 撤离时机的确定　病房发生火灾时，在场人员利用现有工具在 3 分钟内不能将火扑灭或控制火势，就应开始组织、指挥患者撤离。若 3 分钟内已有消防人员到场，则由消防人员作出是否撤离的决定。相邻科室或其他楼层的患者是否撤离，由医院消防中心统一指挥，科室也应主动打电话询问。

3. 人员职责　虽然预案建立了各种组织及其职责，但要求指挥人员在火灾发生后短时间内赶到现场是不现实的（特别是在非工作日），因此，应当由火灾时在场的职位最高或资历最高者作出撤离决定，并负责组织、指挥患者撤离。科室消防小组成员到场后，按预先分工，各司其职，安全、有序地组织患者撤离。医院消防人员或武警消防人员到场后，所有人员应服从消防人员指挥。

4. 撤离路线　科室所在的建筑不同、楼层不同，撤离的路线也应不同。每个科室根据所在位置的具体情况制订本科室的撤离路线。总的原则是利用消防通道将患者向发生火灾楼层的下部楼层转移；消防通道被火、烟封锁时，可将患者转移至外阳台或大楼顶层等待救援。发生火灾时，不可使用电梯（消防电梯除外）。

5. 撤离顺序　先撤离着火点和着火点以上楼层人员，从离着火点最近的房间、楼层开始救援。在组织能自主行走的患者撤离的同时，应组织力量帮助无行走能力的患者撤离。人力不足时，可鼓励患者陪护或有行走能力的患者协助无行走能力的患者撤离。

6. 医疗看护　撤离过程中，医护人员应给予患者必要的看护，以保证其不受额外伤害。时间允许时应进行以下操作:①帮助输液患者拔出输液针头;②手术当中的患者进行止血、包扎切口等;③使用呼吸机的患者使用转运呼吸机或简易呼吸器以维持其呼吸功能。同时应保证撤离至安全区域的患者有专人看护,并进行必要的治疗护理。

7. 注意事项　医护人员应按平时掌握的消防知识,组织患者因地制宜地进行自救。撤离时应有一名人员负责组织患者,另一名人员在消防楼梯口处指引撤离。通过火灾区时,切勿使用氧气。遇有浓烟时,应组织患者戴上防烟面具,或用湿毛巾等捂住口鼻,低姿势行走或匍匐穿过浓烟区。撤离后,应清点患者人数,防止有患者被滞留在火灾区。

8. 物资储备　要真正做到有备无患,还必须进行一定的物资储备,并根据各科室的不同情况,将储备物资配备到科室,如软式担架、防烟面具、转运呼吸机和简易呼吸器等。

9. 医疗救治　医院应成立火灾常备医疗队,主要由急诊科、烧伤科、护理应急小组人员组成,定期进行演练,并将医疗队名单和联系方式在医务部门和院总值班备案。除医疗队外,应就转运、秩序维持和道路疏通等工作进行预先安排。在医院及周边空旷的场地定出检伤分类和现场急救的预备场所,同时制订火灾伤员和撤离出的患者的安置方案。火灾严重,超出医院自身安置能力时,及时上报卫生行政部门请求其他医院援助。

10. 反复培训演练,使预案内容成为行动习惯　仅有应急预案是不够的,长期值守在患者身边的临床一线医护人员必须进行反复培训、演练,使预案内容固化到所有医护人员的思想中,使之成为火灾时现场人员的下意识行动。此外,要将应急预案的角色融入日常的岗位职责中。例如,发生火灾时每个人都明确了解流程和各自职责;牢记本科室的撤离路线和安全出口;熟练掌握灭火器具、消防设施的正确使用方法等。

案例 40　完善制度与流程——规范制度“护人护己”

宋女士预产期来临,在家属陪同下到医院检查,检查并无生产迹象后,医生让其暂时回家休息,直到 17 日才住院待产。住院之后,产妇仍无生产迹象,18 日早上开始静脉输注催产素。当天晚上 9 点左右,产妇表现出急躁情绪,无法正常入睡休息。护士遵医嘱给产妇注射了“针剂”。而就是这一针,在宋女士看来,很有可能是导致婴儿胎死腹中的原因之一,“当时护士并未告知家属和产妇这是什么针剂,后来才称是安定类的针剂。”晚上 11 点 40 左右,婴儿的胎心突然出现异常，心跳从每分钟 140 次骤降到 50 次左右，这时医生赶来抢救。21 日，通过引产生下的婴儿已经死亡。

宋女士强烈认为胎儿死亡是护士注射的不明针剂导致的，虽后期经过鉴定，该针剂确实是护士执行医嘱为患者注射的安定类针剂。宋女士对医院提起诉讼。

医疗鉴定争议的焦点是操作前家属是否被告知药物名称和作用，以及对该患者可能存在的并发症和危险性。

【问题】

1. 此案例说明护理过程中存在着哪些薄弱环节？
2. 在今后的护理过程中，应如何避免此类事件再次发生？

【知识链接】

1. 遵循法规共担风险 护理管理者要组织护士学习医疗相关法律法规。《医疗机构管理条例实施细则》中规定，对于特殊检查、特殊治疗可以遵守利益风险共担原则，可以签署检查操作治疗告知书。特殊检查、特殊治疗包括：有一定危险性，可能产生不良后果的检查和治疗；由于患者体质特殊或者病情危重，可能对患者产生不良后果和危险的检查和治疗；临床试验性检查和治疗；收费可能对患者造成较大经济负担的检查和治疗等。

2. 规范行为告知风险 护理管理者要培养护士的沟通能力，换位思考，规范行为。护理管理者要培养护士与患者及家属的沟通能力，可采取培训授课、场景训练等方式，还可以邀请患者或家属与护士们谈一谈住院经历和感受，也可以让护士“当一天患者”，换位了解患者最需要什么。

随着信息技术的迅速发展，患者了解自身所患疾病的信息更加地便捷和快速，所以医护人员更要加强对患者的沟通，调动患者主动参与的意识。在医院治疗的患者具有知情权，这是患者在治疗过程中被尊重的重要表现。医院要让患者及其家属了解治疗过程和用药信息，特别是在容易引发护理危机的情况下，在治疗前更应该让家属和患者知道治疗的风险。作为护士，要实事求是、详细耐心地向患者及家属告知发病原因、治疗方法和过程、用药情况及医院的收费情况等。同时，对于特殊的、有可能发生危险的治疗，或者病情特殊的患者，要与患者及家属签订风险告知书和知情同意书，绝对不能用单向通知的方式解决治疗问题。

【案例分析】

1. 此案例说明护理过程中存在着哪些薄弱环节?

此案例暴露出的是患者安全的护理管理问题,案例中缺乏特殊操作或对特殊患者进行常规操作时的告知,说明护理过程中没有注意细节管理,忽视了患者和家属的知情权。对于特殊患者,看似简单的护理操作也可能会引发不良反应和后果。医疗护理中有些看似简单的操作和治疗可能会给患者造成不可逆的后果。做任何护理操作前都应该充分评估患者情况、可能发生的后果等,尊重患者及家属的知情权。

2. 在今后的护理过程中,应如何避免此类事件再次发生?

在今后的护理过程中,要避免此类事件再次发生,应加强临床护理规范,应在操作前主动向患者或家属解释药物及操作的目的、作用和可能的不良反应,最后由主管医师和责任护士共同与家属沟通,征得患者同意后再进行相关操作。如果没有告知书,应客观地将告知的内容、参与沟通的人员等记录在病情记录和护理记录中。

【经验分享】

1. 不断完善护理操作流程,设计必要的护理操作风险告知书　现阶段各级护理人员已经意识到护理风险始终贯穿于各类护理操作、患者处置及抢救配合等环节。有时即使是极为简单或者“看似微不足道”的临床活动都带有风险,如导尿、灌肠、留置胃管、引流管固定及患者住院期间外出等均具有一定风险性,护士应尽可能告知患者及家属。因此,护士的告知义务和患者的知情同意已成为护患沟通的桥梁。但由于护士人际沟通技巧差异、工作繁忙程度不一,导致部分护士与家属接触时间短,解释不到位,进而出现护士与患者之间由于解释不到位或操作风险引起的不必要冲突,出现护理危机事件。因此,完善适用的护理风险告知书在临床护理操作过程中尤为重要。告知书的内容可包括患者诊断、拟采取护理操作的措施、护理操作的流程、需要患者配合的事项、可能发生的风险内容、护患签字等。各医院可依据情况不同,制订各类护理风险告知书和护理操作知情同意书,如入院告知书、患者外出风险告知书、约束患者知情同意书等。

2. 严格基础管理,完善护理人员风险告知制度　在患者入院之初便严格实行患者入院、操作等告知及告知书签字制度。在患者病情观察与处置管理上,护士既要善于倾听患者主诉,又要细致入微地观察患者病情变化,发现问题及时上报或处理。在护理文书管理上，要规范护理文书书写，做到客观、真实、准确、及时、完整，使护士知晓护理文书在防范及处理纠纷中的重要性。在完成常规护理治疗操作中，护士要按照操作要求及规范完成，做到向患者宣教操作的必要性及药物治疗的作用等。在突发事件处理管理上，要在护士继续教育学习及岗前培训中增加风险告知相关的培训，有针对性地进行模拟训练，切实提高护士实施护理风险告知的能力。有了规范并且把规范落实到工作中，才能发挥规范的作用，做到“护人护己”。

3. 重视并加强护理安全与护理风险管理　护理安全与护理风险存在着因果关系：护士护理风险意识越低，护理风险系数就越大，护理安全系数就越低；反之，护理风险系数就越小，护理安全系数就越高，护理安全保障可靠性就越大。护士的安全与风险意识可显著预防护理危机事件的发生。护理管理者需根据医院及科室特点，制订相应的护理工作制度，增强护士工作责任心与安全意识，严抓护理风险薄弱环节，对重点护士人群采取重点关注及培养措施，帮助其增强护理责任与安全意识；需重视对患者的风险评估管理，并对高危、高龄、昏迷等特殊患者进行专项评估，及时采取防护措施或预防性告知患者及家属风险情况，做好护理记录，降低护理风险的发生。

案例 41　化解风险——转“危”为“机”

某患者，女性，42 岁，大学本科，因头痛伴恶心来院就诊，MRI 示：胶质瘤。入院后给予控制脑水肿、降低颅内压治疗。在一次静脉输液时，患者询问护士治疗药物的种类，并反映头痛很厉害，护士没有及时回答药物的种类，简单说了一句：“头疼，请你忍一忍！”第一次穿刺失败，护士未做任何解释，就准备第二次穿刺，这时患者对护士非常不满并与护士发生矛盾，导致患者头痛加剧，家属来探视时，患者对家属大发脾气，家属了解情况后非常生气，要求护士当面道歉，同时患者家属将此事发至社交平台，言辞较为激烈，并向医院相关部门提起投诉。

得知此事后，患者所在病房护士长第一时间赶到患者床旁进行解释，与主治医生共同向患者及家属解释患者头痛的原因，除此之外，护士长及主治医生就患者的情况，向患者及家属道歉，同时解释了由于疾病本身问题可能会表现出的相关症状及今后要注意的事项等，护士长还主动关心患者目前遇到的生活及治疗等问题，帮助其寻求解决办法。患者及家属对护士长的关怀表示万分感谢。沟通结束，护士长叫来当事护士共同向患者及家属就护士态度问题再次表示诚挚歉意。患者及家属不好意思，主动撤回了社交平台上发布的内容，并公开解释说明。

【问题】

1. 本案例化解不良风险，您从中获得哪些启示？
2. 面对危机事件，护理管理者如何积极沟通表达诚意？

【知识链接】

1. 护理危机管理的原则

（1）预防控制原则：护理危机暴发前，护理管理者应建立护理信息收集系统和护理危机管理计划系统，拟定护理危机事件处理程序与应对计划，进行护理危机管理教育、培训，在此基础上建立护理危机管理预案。

（2）及时主动的原则：护理危机发生时，护理管理者应在最短的时间内积极主动地投入危机的处理中，寻求最佳解决方案，避免事态进一步恶化。

（3）实事求是的原则：面对护理危机，护理管理者必须本着实事求是的原则主动向患者讲明事实真相，主动承担责任，争取赢得患者的信任和支持；而不能掩盖或隐瞒事实真相，加大危机处理的难度，甚至导致危机进一步恶化。

（4）患者至上的原则：护理管理者在处理危机事件时，应该把患者的利益放在首位，以公众利益为出发点，以实际行动表明解决危机的诚意。尽量为受到影响的患者弥补损失，取得其理解和支持。

（5）积极沟通的原则：在处理危机时，护理管理者应积极主动地同媒体、患者方面及相关团体进行沟通，采取公开、坦诚的方式提供相关情况和事实材料，掌握舆论的主导权。

2. 护理危机处理的原则

（1）承担责任原则：护理危机发生后，公众会关心两方面的问题，一方面是利益的问题，利益是公众关注的焦点，因此无论谁是谁非，护理管理者应该承担责任，即使患者在护理危机发生过程中有一定责任，医院也不应首先追究其责任，否则会各执己见，加深矛盾，引起公众的反感，不利于问题的解决；另一方面是感情问题，公众很在意医院是否在意自己的感受，因此护理管理者应该站在患者的立场上表示同情和安慰。实际上，患者和家属往往在心日中已对医院有心理上的预期，即“医院应该怎样处理，我才会感到满意”。因此医院绝对不能选择对抗，态度至关重要。

（2）真诚沟通原则：护理工作处于危机旋涡中时，千万不要有侥幸心理，企图蒙混过关，而应该主动与患者及家属联系，尽快与其沟通，说明了解事实真相，促使双方互相理解，消除疑虑与不安。真诚沟通是处理危机的基本原则之一。这里的真诚指“三诚”，即诚意、诚恳、诚实。①诚意：在护理危机事件发生后的第一时间，护理管理者应向患者和家属说明调查了解的情况，并致以歉意，体现勇于承担责任、对患者负责的医院文化，赢得患者和家属的同情和理解。②诚恳：一切以患者的利益为重，不回避问题和错误，及时与患者和家属或媒体沟通，向对方说明事件处理的情况和结果，重拾患者和家属的信任和尊重。③诚实：诚实是危机处理最关键也最有效的解决办法。

（3）速度第一原则：在护理危机出现的最初 12~24 小时内，护理管理者必须当机立断，快速反应，果决行动，与患者和家属进行沟通，从而掌握事件发展的主动权，否则会扩大突发危机的范围，甚至可能失去对全局的控制。护理危机发生后，能否首先控制住局面，使其不扩大、不升级、不蔓延，是处理护理危机的关键。

（4）系统运行原则：在逃避一种危险时，不要忽视另一种危险。在进行危机管理时，必须系统运作，绝不可顾此失彼。只有这样才能透过表面现象看本质，创造性地解决问题，化害为利，转危为机。化解危机的系统运作要做好以下几点：

1）以冷对热、以静制动：危机会使人处于焦躁或恐惧之中，所以护理管理者应以“冷”对“热”、以“静”制“动”，镇定自若。

2）统一观点，稳住阵脚：在医院内部相关科室和处室迅速统一观点，达成一致措施，对危机有清醒的认识，从而稳住阵脚。

3）分工明确，各负其责：一般情况下，护理危机处理小组由医务处、纠纷办公室、宣传处等部门成员和护理管理者直接组成。如此，一方面是高效率的保证，另一方面是对外口径一致的保证，使患者和家属对医院处理危机的诚意感到可以信赖。

4）果断决策，迅速实施：由于危机瞬息万变，必须最大限度地集中决策使用资源，迅速作出决策，系统部署，付诸实施。

5）群策群力，借助外力：当危机来临时，应充分和相关职能管理部门配合，本着“大事化小、小事化了、统一意见、保护医院”的目的，合理应对危机。

6）循序渐进，标本兼治：要真正彻底消除危机，需要在控制事件发展后，及时准确地找到危机的症结，对症下药，谋求治本。如果仅仅停留在治标阶段，就会前功尽弃，甚至引发新的危机。

（5）权威证实原则：在危机发生后，可以采取“曲线救国”的方法，请医疗专家帮助在前台说话，使患者解除对护理工作的警戒心理，重获他们的信任。

【案例分析】

1. 本案例化解不良风险，您从中获得哪些启示？

从本案例中可以获得很多启示，化解不良风险最直接的办法是在危机尚未失控的时候迅速采取明确的行动，阻止危机事件进一步发展。护士因为与患者沟通缺乏技巧，态度淡漠，激化了患者和家属的矛盾，导致家属将事件发到社交平台上。护士长在得知危机事件后，第一时间到患者身边，了解具体情况后，安抚患者和家属，倾听诉求，争取最佳解决方案。

2. 面对危机事件，护理管理者如何积极沟通表达诚意？

面对危机事件，护理管理者应积极沟通表达诚意。护理管理者在危机事件发生时，应临危不乱、头脑清醒、处乱不惊，在及时全面掌握危机事件发生的真实情况下，评估危机事件可能给患者造成的损害，换位思考，了解对方的真正目的。如因护士工作态度的问题，要及时向患者及家属表示道歉，以诚恳的态度征求对方意见，争取患者和家属的谅解。同时尽量满足对方提出的合理要求，对于提出的不合理要求也要注意不能立即拒绝，可提出“汇报”“讨论”或第三方责任认定等方式给予答复，以求合理解决。

【经验分享】

1. 正确面对危机　在现实工作中，每一名管理者都不愿看到护理危机事件的发生，但危机的来临却并不以任何人的意志为转移。护理管理者面临护理危机时，必须抛下愤怒、无奈和忧伤，以冷静和坚定的心态直视危机。在与患者及家属沟通时，要及时、主动、适度、有效、坦诚、灵活。

2. 增强危机意识　如果把护理危机比作“火情”，解决和处理护理危机就如同“灭火”，而每一个护士都是护理危机事件的“报警员”。增强危机意识不是某个管理者或某些护士的事，而是全体护士的责任。全员危机意识的树立和强化，将有效提高医院抵御危机的能力，就有可能化解潜在的危机，或及早发现危机，延缓危机的蔓延。在危机事件中，医院全体医护人员是一个利益共同体，医院应重视并加强普及危机管理知识，使每一位员工从思想上做好应对各种危机的准备。

3. 沉着面对危机　护理管理者要努力让自己具备宽容温暖的胸怀、善良真诚的品德、坚韧不拔的力量和美好广博的爱心。面对危机要冷静、沉着，有胆识、讲策略。只要带领护理团队能正确面对“危”，就一定有办法将其转为“机”。

4. 建立健全相关护理危机管理制度并严格督促落实　根据科室特点，建立科室护理危机管理小组，建立健全各种突发事件的应急预案、安全管理制度、危机防范制度等；加强护士教育、严格执行各项规章制度和操作规程、提高专业技术能力、健全各项记录，将管理手段细化，任务个个担，责任人人负，从而有效化解护理危机和风险。

（史冬雷）

第十四章

突发公共卫生事件的应急管理

居安思危、未雨绸缪，才能防患于未然。当前，全球已进入一个突发事件发生频次更高、影响范围更广、应对难度更大的阶段。突发公共卫生事件因其发生隐匿、扩散快速、原因多样、危害直接、不可预测等特点，对国民健康、政治经济、社会稳定和发展影响巨大。突发公共卫生事件的应急管理，是一项复杂的系统工程，涉及跨部门、跨层级、跨领域的协同，融合多目标、多主体、多需求的组织管理，涵盖人员、物资、场所、系统等要素管理，贯穿风险评估、预测预警、应急准备、预案演练、应急处置、善后恢复等全过程，如何系统推进精细化、科学化应急管理策略，提高应急管理的质量和效率，是现代医院管理面临的重要课题。

案例 42　护理应急管理体系——“急中生智”应对疫情

某医院是集中收治某种呼吸系统传染病患者的定点医院。该院制订了此种疾病防治应急预案，开设了 24 小时发热门诊并将传染科改为隔离病区准备收治患者。随后，医院设立了第二发热门诊，安排疑似患者与普通发热患者分开就诊。没多久，医院就成立救治中心，除发热门诊外，设立隔离病房、疑似病房、负压病房、缓冲病房，用于分区分类收治患者。援外医疗队要随时待命，院内患者收治要如常进行，在这种情况下，人力的需求如何有效解决？物资的调配如何精准到位？患者收治如何做到安全畅通？护理质量与安全如何得到保障？一时间，纷繁复杂的问题接连涌现出来。每一个都是亟待解决的问题，每一个问题都需要快速决策，每一个决策都不容出错，到底应该如何做呢？

为了快速应对，高效运转，该医院护理部果断采取“中心化决策”模式，在现有的护理部（副）主任—科护士长—病房护士长三级组织架构体系基础上，设立救治中心总护士长，成立人力资源调配、物资保障与调度、护理质量与安全、患者转运、防护及专业技能培训等多个专项小组，并开展以下系列工作：快速梳理全院护理人力结构，组建抗击疫情外派人力库和院内人力库，形成第一梯队、第二梯队等；开展门、急诊患者预检分诊及住院患者家属/陪护三级筛查，严格体温监测和流行病学调查，建立病房动态日报机制；按照“保重点区域、保重点操作、保重点患者”原则，确定各病区各岗位所需防护用品种类和调配优先等级；实时开展各岗位护理人员培训需求评估，联合开展疫情防控线上线下培训；针对疫情中的临床护理问题，形成以循证为基础的护理管理和临床操作标准。

近半年的时间，医院发热门诊累计接诊约3万人，其中确诊患者25例，疑似病例174人，全部治愈出院，无1例感染患者漏诊，无1例疑似患者被感染。共派出护士160余人外出支援，另有160余人支援院内各病区，实现所有护理人员零感染。

【问题】

1. 该医院应对疫情的护理应急管理体系包括哪些核心要素？护理部为什么要采取中心化决策模式？

2. 根据突发公共卫生事件的动态发展过程，护理应急管理除了做好暴发期的应急响应与处理，还应管好哪些关键环节？

【知识链接】

1. 突发公共卫生事件的概念和特点

（1）突发公共卫生事件的概念：突发事件指突然发生，造成或者可能造成严重社会危害，需要采取应急处置措施予以应对的自然灾害、事故灾难、公共卫生事件和社会安全事件。我国国务院颁布的《突发公共卫生事件应急条例》明确规定：突发公共卫生事件指“突然发生，造成或者可能造成社会公众健康严重损害的重大传染病疫情、群体性不明原因疾病、重大食物和职业中毒，以及其他严重影响公众健康的事件”。

（2）突发公共卫生事件的特点

1）突发性：事件发生的时间、地点、影响面、危害程度等不可预见，扰乱正常的社会秩序。

2）紧急性：通常需要各级各部门立即采取行动，预防其发生，控制其发展，以减少危害。

3）严重性：突发公共卫生事件不仅仅是短期内的危害，不仅仅影响群众的健康安全，而且可能影响经济、政治、社会稳定。

4）不确定性：突发公共卫生事件的“突发”“群体”“严重危害”都是一个相对的、定性的、难以准确定量的概念，应对难度极大。

2. 应急管理的概念和特点

（1）应急管理的概念：应急管理是指政府及其他公共机构在突发事件的事前预防、事发应对、事中处置和善后恢复过程中，通过建立必要的应对机制，采取一系列必要措施，应用科学、技术、规划与管理等手段，保障公众生命、健康和财产安全，促进社会和谐健康发展的有关活动。应急管理、风险管理、危机管理是三个容易混淆的概念，它们均是针对非常态事件发展过程中的管理，风险管理主要针对一般风险事件，应急管理主要针对突发事件，而危机管理的对象通常是极端严重突发事件。如果风险处置失败，“风险事件”转化为“突发事件”，即进入应急管理阶段；如果不能有效、快速遏制突发事件，则可能演变为“危机事件”，即进入危机管理阶段。应急管理、风险管理、危机管理的区别见表 14-1。

表 14-1　应急管理、风险管理、危机管理的区别

维度	应急管理	风险管理	危机管理
管理对象	突发事件：可以包括风险和危机	风险：可能引起突发事件的因素	危机：社会系统基本价值和行为准则产生严重威胁的特殊状态
管理状态	应急管理全过程	应急管理的前期预警	应急管理的特殊状态
管理过程	全面、主动管理：综合集成社会各方面资源，对突发事件进行有效的应对、控制和处理	积极式的管理：系统分析和评估各种危险因素，捕捉突发事件发生的前兆，采取应对措施	战略式管理：从政治、经济和社会稳定的高度看问题，综合多方面因素，对危机事件进行有效的处理
管理目的	最快速度消除危机，最大限度降低危害	规避风险，降低紧急或危机事件发生可能性	最大程度消除危机，保证政治、经济、文化稳定

（2）应急管理的特点

1）前瞻性：应急管理需要通过对事件和问题的前瞻预估并推演可能的解决方式，以减轻事件暴发期的盲目性和不确定性。

2）全程性：应急管理是一个持续的过程，不只是事后管理，而是全面、全

过程的主动管理，现代应急管理贯穿于应急准备、预案演练、预测预警、应急处置、善后恢复等全过程，环环相扣，构成完整的管理链条。

3）强制性：应急管理的一些原则、程序、方式均可能异于常态，权力更集中，决策和行政程序更加简化，一些行为更具强制性。

4）局限性：突发事件的发生具有不确定性，需要在极短时间内指挥协调作出决策，但由于人力、设备、物资等保障难以满足，信息掌握不充分，因此应急管理难免存在局限性。

3. 突发公共卫生事件应急管理的相关理论

（1）生命周期理论：从时间系列的角度分析，突发事件通常遵循一个进程或是发展周期。比较有代表性的分期有：

1）七阶段模型：1976 年，特纳（Turner）依据灾害的影响和后果，将灾害的演化过程划分为开始、孵化、急增、暴发、救援、救助、社会调整七个阶段。

2）四阶段模型：1986 年，史蒂文·芬克（Steven Fink）在 *Crisis Management: Planning for the inevitable* 一书中首次提出危机生命周期理论，将危机的发展划分为激发阶段、急性阶段、延缓阶段和解决阶段。

3）三阶段模型：1995 年，伯克霍尔德（Burkholder）将突发事件以事前、事中、事后加以划分，并在各阶段分别采取相应的应急管理。

4）五阶段模型：我国学者祝江斌等认为突发事件从其生成到消解，通常经历潜伏生成、显现与爆发、持续演进、消解减缓、解除消失五个阶段。与此类似，陈安等也将突发事件划分为孕育期、暴发期、发展期、衰退期和终结期五个阶段。以突发事件的全生命周期为依据，形成应急管理工作的逻辑脉络已基本形成共识。

（2）全面应急管理理论：1978 年，美国州长协会提出针对所有灾难事件的全过程综合应急管理模式，将应急管理活动从过去的只重视准备和反应扩充到预防（prevention）、准备（preparedness）、响应（response）、恢复（recovery）四个阶段，即“PPRR”模式。随后，美国联邦安全管理委员会将其修正为减缓（mitigation）、准备（preparation）、响应（response）、恢复（recovery），即“MPRR”模式。1998 年，美国危机管理专家罗伯特·希斯（Robert Heath）在《危机管理》一书中提出 4R 危机管理理论，即缩减（reduce）、准备（readiness）、反应（response）和恢复（recovery）四个环节，又称“RRRR”模式。我国学者陈安等在对突发事件横向划分五个阶段的同时，提出应急管理机制纵向四层次，即原则层、原理层、流程层、操作层，不同层面对应不同的应急管理重点，特别是在最高层面的操作层，形成风险评估及防控、灾害预测及预警、应急处置及救援、善后处置及恢复重建的全周期应急管理。遵照突发事件应急管理的阶段性和层次性，对应急管理体系加以总体设计，提高应急管理效率至关重要。

（3）医疗保健系统准备度评估框架：也称过负荷能力模型。过负荷能力最早于20世纪90年代为有效应对灾难或紧急情况而提出，随后也用于指代日常医疗工作中的过负荷状态，通常指在发生生物恐怖主义、灾难或其他大规模公共卫生事件时，卫生服务系统在正常的医疗服务之外快速应对，为病员提供合适的场地、合格的救援人员、医疗救助，以及公共卫生服务，以满足过度增长的医疗需求的能力。增加医疗机构的过负荷能力，可以有效缓解重大突发公共卫生事件产生的“后坐力”，充分发挥医疗机构的“稳定器”作用。在早期研究中普遍认为过负荷能力包括救援人员、救援物资及救援场地三大要素。2013年，美国加州大学在此基础上增加系统这一核心要素，将医疗系统应对突发公共卫生事件的准备情况设定为人员（staff）、物资（stuff，supplies，equipement）、结构或场所（structure，space，facilities）和系统（system，management structure）四个核心要素，也可称为4S要素。4S要素涵盖人员的数量和技能、设备物资的数量和质量、场地设施的大小和质量、制度体系的完整性和持续性等（表14-2）。医疗保健系统准备度评估框架将应急准备度中较难评估的概念性度量，转变为针对医疗系统中的绩效度量，可作为医疗系统应急管理体系的基础。

表14-2　**医疗保健系统准备度评估框架的核心要求及其内涵**

构成要素	英文释义	内涵
人员	staff	经过培训且数量足够的专业人员
物资	stuff，supplies and equipment	药品、个人防护设备、仪器设备等
结构或场所	structure，space，facilities	病区、病床、帐篷及实验室等
系统	system，management structure	管理系统、管理体系等

【案例分析】

1. 该医院应对疫情的护理应急管理体系包括哪些核心要素？护理部为什么要采取中心化决策模式？

本案例中，该医院护理部根据“医疗保健系统准备度评估框架”，在应对疫情的护理应急管理体系中成立专项小组，着重管好四个核心要素，即人员、物资、场所和系统。

（1）人员：人员配备的核心不仅包括人员数量的充足性，还包括人员能力的适合性，以及人员输出的持续性。评估人力需求，建立人力外派和院内储备库，形成不同调度梯队，开展防护技能培训和考核，合理排班，完善后勤保障，提供心理支持等都是人力配备的基础。

（2）物资：包括所有的设备和物资耗材，医疗设备、防护设备、药品、消耗性或非消耗性医用耗材和非医用物品等。在应对突发公共卫生事件时，医院应急物资管理最难解决的问题是平衡资源浪费和储备不足的问题，通常应考虑增加医院储备的基线水平，根据不同场所和人员的需求，确定各病区各岗位各人员所需防护用品种类，形成物资调配优先等级，优先满足一线高风险区域的使用。

（3）场所：指医院提供的临时或非临时基础设施，如消毒帐篷、发热门诊、隔离病区等，除了这些有形结构，利用互联网平台，搭建数据监管、培训、信息发布平台，实现信息与资源的及时共享也是非常必要的。

（4）系统：通常指那些通过医院现有资源而使紧急响应过程结构化的事件指挥系统、应急管理计划、工作制度、应急预案、工作手册、标准化流程等。系统是突发公共卫生事件应对中最重要，也最容易被忽视的要素。

为了将这些核心要素有机整合，该医院护理部形成了中心化决策模式。在护理部层面，设置救治中心总护士长，基于四项核心要素成立专项管理小组，其目的在于建立一个统一指挥、协调高效的应急指挥系统，打破不同科室间结构壁垒，实现部门、科室高效协同，推进各项资源的统筹配置和各项工作的精准施策，为全力提高收治率和治愈率奠定基础。图 14-1 显示了某定点医院应对突发公共卫生事件的护理应急组织架构体系。

2. 根据突发公共卫生事件的动态发展过程，护理应急管理除了做好暴发期的应急响应与处理，还应管好哪些关键环节？

在本案例中，该医院应对疫情的护理应急管理主要侧重点在疫情暴发期的紧急应对，其实，根据突发事件的生命周期理论和全面应急管理理论，突发公共卫生事件的护理应急管理应是一个全面、动态发展的过程（图 14-2）。

（1）风险评估：在早期进行快速风险评估，最大程度减少事件的冲击是关键。评估的第一步是明确和实时跟进事件的起始、发生、发展趋势，第二步则是对医院现状进行综合评估，围绕人力资源、仪器设备、医疗物资、制度规范、环境条件等进行综合评估和 SWOT 分析，做好万全准备，为全力应对疫情和危机奠定基础。

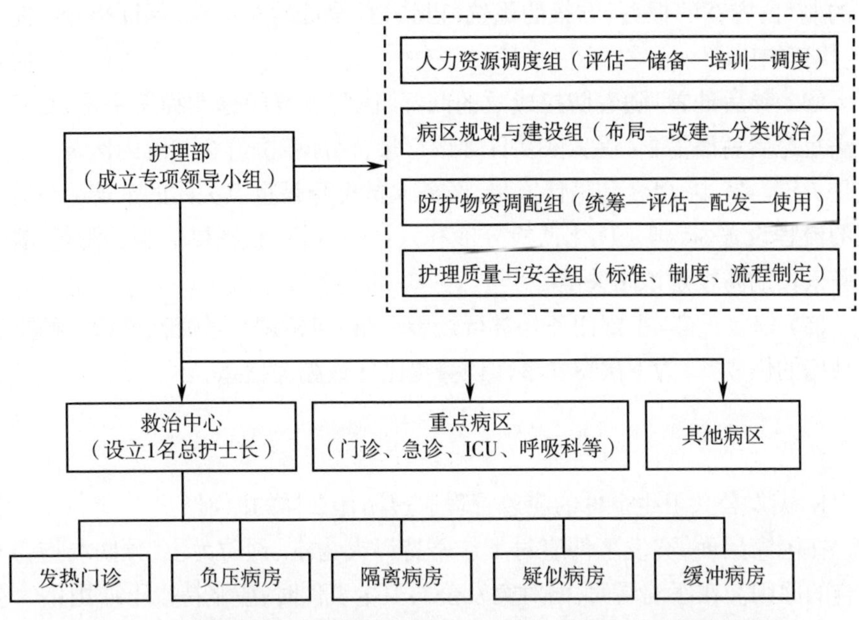

图 14-1　某定点医院应对突发公共卫生事件的护理应急组织架构体系

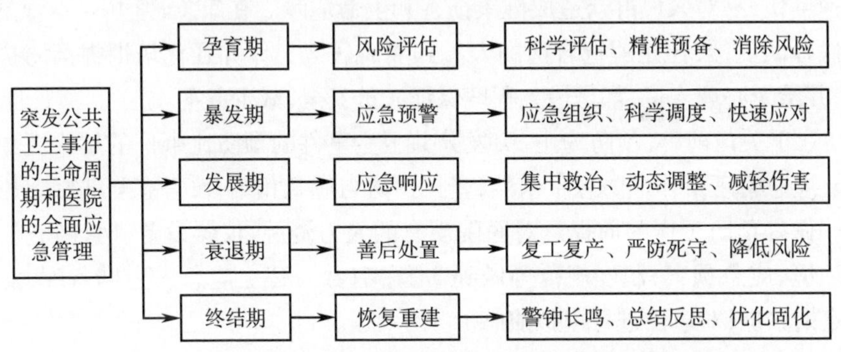

图 14-2　突发公共卫生事件的生命周期和医院的全面应急管理

（2）应急预警：应对突发公共卫生事件，提前预警是“上上策”。应急预警讲求的是“速度”和“精度”，一方面需要建立科学的监测指标体系，综合分析监测信息，一旦捕捉到相关征兆，即可进行分析判断，另一方面需要高度共享信息，规范风险管理流程，提高信息分析、管理和传递效率。预测预警越及时、越准确、越全面，预测预警的效果越好。

（3）应急响应：突发事件的应急决策与处置具有一定的不可逆转性，要求决策者在相当有限的时间里和相当有限的资源下作出重大决策和快速反应，所以对决策者的要求非常高。突发事件的决策包括危机问题的界定、决策目标的制订、方案的拟订、方案的优选，以快速、全面掌控资源，保证指令上达下行，快速响应。

（4）善后处置：随着防控成效的凸显，医院恢复门诊和择期手术，如何有效满足患者就医需求，逐步恢复日常诊疗量，保证就医群众和院内医务人员安全是关键。其中，患者和陪伴人员、医务人员自身是重点关注的人群。依靠合理的流程设置，特别是优化预检分诊和人员筛查机制，提供恰当的防护，提高医务人员的防控意识是关键。

（5）恢复重建：主要任务是进行经验总结，包括调查、评价、整改、奖惩、正常秩序的恢复等，为下次突发事件预警提供一些相关信息。

【经验分享】

1. 突发公共卫生事件的应急管理应遵循什么样的原则？

在国家层面，突发事件应对工作坚持以人为本、预防为主、预防与应急相结合的原则。在医院层面，面对突发公共卫生事件时，应坚持以下原则：

（1）生命至上，以人为本：突发公共卫生事件通常发生隐匿、传染性强、扩散速度快，易对人民群众造成健康损害和生命危险。在应急管理中，不管是外派医疗队支援，还是遴选合适的人员到隔离病区工作并强化培训提高防护技能，并给予心理支持，都是最大程度保证人员安全，减少危害。

（2）关口前移，预防为主：突发公共卫生事件的预防比事件的解决更加重要。应急管理工作应防患于未然，坚持预防与应急相结合，常态与非常态相结合。做好预防工作的前提是对医院现有的人力资源、仪器设备、医疗物资、空间环境、应急预案、制度规范等做到“心中有数”，建立应急人力储备库，对人员定期培训，对事件进行模拟演练。

（3）统一领导，协同负责：建立统一的应急指挥系统，建立健全分类管理、分级负责、条块结合，是确保救治工作迅速行动、有序开展的重要前提。在医院层面，可成立防控工作领导小组和医疗救治专家小组双重组织架构，对疫情监测、预检分诊、医疗救治、应急处置、人员培训、物资储备等工作进行具体安排；在护理部层面，在常规三级组织架构的基础上成立专项管理小组，形成纵横交错的组织管理架构体系，以提高管理的及时性和效率性。

（4）依靠科技，科学应对：采取先进的监测、预警、预防和应急处置技术，充分发挥专家队伍和专业人员作用，提高应对突发事件的科技水平和指挥能力。

2. 如何建立一个高效的、整合的突发公共卫生事件护理应急管理体系？

突发公共卫生事件护理应急管理中最重要的环节就是护理应急管理体系

的构建。四川大学华西医院护理部以危机管理四阶段模型、医疗保健系统准备度评估框架为指导，将华西医院应对疫情的护理经验归纳总结，形成护理应急管理体系“4R4S”模型（图 14-3）。

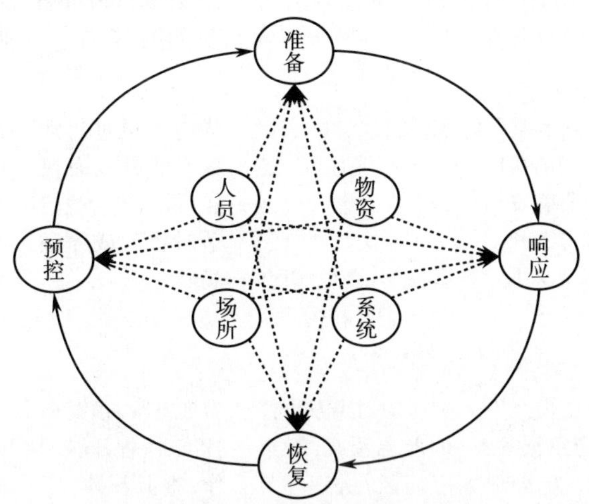

图 14-3　突发公共卫生事件护理应急管理体系的“4R4S”模型

4R 为模型的外环，包括预控、准备、响应和恢复。四个阶段既彼此独立，又相互联系、相互影响，是一个动态的系统循环过程。模型为一个闭合圆环，体现了突发公共卫生事件护理应急管理的周期性。4S 为模型的内部核心，代表着突发公共卫生事件应急管理体系的四个关键要素：人员、物资、场所和系统。“4R4S”模型实现以 4R 为管理流程导向，以 4S 为管理维度基石的突发公共卫生事件全阶段、全要素管理，在此基础上，形成了突发公共卫生事件护理应急管理“4R4S”体系实施框架（表 14-3）。

表 14-3　突发公共卫生事件护理应急管理“4R4S”体系实施框架

	预控	准备	响应	恢复
人员	评估和制订护理人员配置需求，制订人员储备和调配计划，完善人员培训需求和内容，确定人员安全与健康保障机制	组建分层分类应急人力资源库，开展防护技能、患者护理、心理调适培训，完善一线护理人员工作职责	关注高压力或高风险情况的护士，形成一线护士持续支持方案，适时调整支援人员和支援岗位	制订一线护士复工计划，完善一线护士长效关怀和激励机制，形成长效培训和演练机制

续表

	预控	准备	响应	恢复
物资	形成不同风险等级场所物资需求清单，形成物资储备和补充计划	建立不同科室防护物资调配优先等级，形成防护物资调配程序	按需紧急调配防护物资，按需定期补充防护物资	形成防护物资战略性储备，开展防护物资调配优化研究
场所	设定患者救治空间分布，形成隔离病区设置方案，明确发热患者、疑似患者和确诊患者的收治场所	开展楼宇和病区“三区两通道”建设，推行患者分区分类收治，划分隔离病房、疑似病房、负压病房和缓冲病房等	规范人员进出病区动线并动态监控，根据患者收治适时扩大或缩减场所	调整和恢复原有的场所分布，总结病区改建方案，形成长效建设机制
系统	梳理突发公共卫生事件现有应急预案、工作流程、方案现状，分析需求	完善应对突发事件的应急预案，对重点病区/关键环节工作流程进行优化，并让人员知晓	根据方案、预案和标准、流程开展工作，查漏补缺，不断完善，保证执行到位	汇总形成护理应急管理制度、流程、规范、专家共识、指南等

案例 43　突发公共卫生事件人力调度——不只是数字

某三级甲等综合医院是某种呼吸系统传染病患者的定点收治医院。1 月 22 日，该院传染科收治了第一例感染患者，为应对工作量、工作负荷的增加，护理部紧急从门诊部抽调 4 名护士到传染科支援，次日，护理部王主任接到传染科李护士长的电话，询问是否可将其中 2 名退回原科室，追问原因后得知，原来这 2 名护士均无传染科和隔离病房工作经验，临时抽调到传染科后，经过科室评估，认为其基本无法上岗工作，即使上岗也可能是“帮倒忙”。刚接完传染科李护士长的电话，王主任又接到门诊张护士长的电话，询问可否将调出的 4 名护士派回门诊部，同时额外增派 5 名护士到门诊部上岗，因为医院疫情防控策略的需要，门诊部需要增派人力开展患者和家属三级筛检。

经此事后，王主任立刻作出反思，认识到疫情期间，护理人力调度绝不只是一个个数字，任何一个人力的调度失误，可能引起一系列的连锁问题。于是，王主任立即安排护理部干事，开始追溯本院所有完成两年护士规范化培训的人员名单，选取有急诊科、传染科至少半年轮转经验的本院护士，梳理每一个人的学历、职称、工作年限、隔离病区和重点病区工作或轮转经历、灾害救援经历、专科护士资质等，结合其现有科室的工作量和护理人力现状，建立护理人力储备库，征询本人意见后，陆续形成第一批、第二批、第三批人力储备库，同时针对可能的不同工作去向、不同工作内容开展专项培训，合格后上岗，为后续应对外部和内部支援奠定基础。

此后，该医院护理部共计从人力储备库调动 78 人支援院内重点科室，其中，支持发热门诊 15 人、传染科 5 人、重症监护室 30 人、门诊 18 人、呼吸科 5 人、感染科 5 人，并累计调派护士 61 人外出支援。在随后的护理人力调配中，所有护理人员均胜任工作，所有人员零感染。

【问题】

1. 护理部王主任经历“传染科退人”和“门诊部要人”事件，最主要的原因是什么？

2. 在应对突发公共卫生事件中，护理人力调度的核心和要素是什么？

【知识链接】

1. 突发公共卫生事件中的护理人力资源　经验丰富的专业技术人员是有效应对各类突发事件的中坚力量。目前，应对突发公共卫生事件的护理人力来源，主要有两类：一是医院的机动库护士，二是医院的应急人力储备库。

（1）机动库护士：2012 年，卫生部发布《关于实施医院护士岗位管理的指导意见》，指出医院应当建立机动护士人力资源库，确保突发事件及特殊情况下临床护理人力的应急调配。机动库护士通常由护理部统一调配管理，具有灵活性强、应急性强、综合素质较高的特点。与一般护士相比，机动库护士的工作任务包括：①科室明显缺员或工作量突增时的临床增补；②完成重大突发性、突击性的护理任务；③参加临床科室危重患者的抢救、特色技术与手术等护理工作等。目前，全国各级各类医院大多建立了机动护士库，这是医院合理配置护理人力资源的要求之一，也为医院的护理人才培养提供了一个新的方向，但仍存在两大主要问题：一是在实行医院成本核算和护理人力资源相对紧缺的背景下，机动库护士需求的不确定性和工作性质的特殊性，导致其配置在部分医院流于形式；二是在国内，机动库护士常选自新入职护士，且常常作为临床空缺的补充，有时承担一些紧急任务，但持续时间、工作强度、救治的患者人数远远不如突发事件时的群体应对，特别是面对突发的、新发的、传染性强的公共卫生事件，存在应对知识和技能不足，心理承受能力不足等问题。因此，按照什么样的标准配置机动库护士，如何界定机动库护士的工作任务和工作范围，如何让机动库护士在医院人力资源充足或短缺时发挥不同作用，如何保障护理人力资源的整体优化配置，同时提升机动库护士的核心能力，拓宽其职业发展路径，仍是目前待解决的问题。

（2）应急人力储备库：2015 年，国家卫生和计划生育委员会发布《全国医疗机构卫生应急工作规范（试行）》，明确指出二级及以上医疗机构必须建立健全应急组织体系。突发事件一般发生突然，蔓延迅速，如果没有事前存在的、随时可用的应急人力资源库，在短时间内调配大量人力的情况下，很容易出现队伍临时组建、磨合不够，调配人员的专业、层次结构不合理等问题。虽然机动库护士的建立，为突发及重大事件的快速人力补充提供了支撑，但机动库护士不完全等同于应急人力储备库。在机动库护士的基础上，还应组建一支经验丰富、技术过硬且训练有素的护理应急反应队伍，至少涵盖呼吸与急危重症救治领域的临床护理专家、骨干护士，建立程序化的护理专业队伍选拔、培训与认证制度，通过大量案例和情景的实地演练强化队伍应急反应能力，定期、实时评估队伍建设情况。

2. 护理人员应对突发公共卫生事件的能力　在应对突发公共卫生事件的过程中，科学评估人力需求，按需匹配护理人力，是定点医院应对突发事件的有力保障。人员配备的核心不仅包括人员数量的充足性，还包括人员能力的适合性；不仅包括护士的核心能力，也包括护理管理人员的核心能力。

（1）灾害护理核心能力：灾害护理能力是衡量护士救灾能力的关键指标。为了规范全球护理人员的灾害护理能力并明确护士在灾害中的作用，国际护士会（International Council of Nursing，ICN）与 WHO 等国际组织联合开发灾害护理能力框架，分别于 2009 年和 2019 年形成灾害护理核心能力 1.0 版和 2.0 版。其中，1.0 版适用于一般临床护士，包括减灾 / 预防能力、备灾能力、应对能力、恢复 / 康复能力 4 个领域 10 个维度 130 个指标条目。2.0 版适用于一级护士（普通护士）和二级护士（高级或专科护士），包括应对灾害事件的知识、技能和态度，涵盖能力领域包括 8 个维度，分别为：

1）准备和规划：为提高应对灾害事件的准备和信心而采取的行动。

2）沟通：在工作地点或紧急任务中准确、及时传达信息并记录和分享决策。

3）事件管理系统：国家 / 组织 / 机构所需的应急响应结构及使其有效的行动。

4）安全与保障：避免不安全做法，避免增加应对负担。

5）评估、收集数据：为后续干预奠定基础。

6）干预：在灾害事件管理中所采取的临床或其他措施。

7）恢复：为促进个人 / 家庭 / 社区 / 组织恢复职能或将其恢复至更高水平所采取的措施。

8）法律与道德。

（2）护理管理者应对突发公共卫生事件的能力：ICN 提出的灾害护理核心能力，适用于护理人员应对所有灾害事件，包括自然灾害、事故灾难、公共卫生事件和社会安全事件等。在应对突发公共卫生事件的过程中，对于护理管理人员而言，因所承担的责任不同，还应掌握以下能力：

1）判断能力：突发公共卫生事件发生突然、快速，护理管理者需要立即、正确决定是否采取行动，采取什么样的行动，如何进行精准的护理人力需求判断和人力调度。

2）决策能力：决策是考验管理者是否具备对事件敏感性和果断能力的重要指标。决策的优劣是行动成功与否的第一要素，特别是护理管理者，需要在最短的时间内作出最正确的决策。

3）应对能力：突发事件发生后，反应的时间快慢和应对措施是否及时、正确往往决定着行动的效率和成败。

4）领导能力：不仅涉及管理、组织、应急预案的启动、人力物资的保障，还涉及信息控制和传播、科学研究等问题，面对突发事件身先士卒、冲在一线，与广大护理同仁并肩作战也是护理管理者的必要素质。

5）信息控制能力：保证正常信息的有效沟通，使各层次人员有正确的信息来源，减少信息误判，以便采取合理的决断措施，同时排除不确定信息的传播，减少人员恐慌，提高应对能力。

6）研究能力：在事件发生的不同时间，组织团队通过科学研究，给予行动指导和提供科学可行的建议，对控制事件的发展和再发生有着积极意义。

【案例分析】

1. 护理部王主任经历“传染科退人”和“门诊部要人”事件，最主要的原因是什么？

在本案例中，传染科李护士长要求退回前去支援的 2 名护士最主要的原因是支援护士能力与岗位不匹配，而门诊张护士长要求调回外出支援的 4 名护士最主要的原因是工作量临时增加导致护理人力不足。突发公共卫生事件的特殊性，对护理人力的层次结构、专业知识与技能、心理素质均提出了很高要求。人力调度绝不只是简单地补缺口，而首先要储备足够的人力以供调度，其次是保证调度人员能够胜任岗位，因为只有将合适的人调动到合适的位置，才能最大限度地发挥护理人力的智慧和潜能，提高应急管理效率和效能，否则可能适得其反。

在人力调度过程中，为保证调度的正确性和效率性，建议围绕以下 3 点进行：

1）统筹兼顾：及时预判事件发展趋势和储备护理人力资源，在保证医院常规工作正常运行情况下，确保紧急救治和常规医疗双轨救治任务运行的高效和有序。

2）高效安全：一方面要保证充足的人力资源，保证人力资源利用最大化，为持久战保存足够的力量；另一方面要考虑每一位上岗人员，特别是一线人员的任职资质和岗位胜任力，确保患者安全、护理人员安全。

3）动态调整：根据医院内外工作任务需求与变化，在涉及可能的对外支援、病房调整、对内调配时，及时调整护理人员数量，满足各场所、各岗位、各班次护理人员的要求，根据工作量和护士胜任情况及时调整。

2. 在应对突发公共卫生事件中，护理人力调度的核心和要素是什么？

在本案例中，护理部王主任作出反思：在突发事件中，人力调度绝不只是一个个数字，需要考虑很多因素，也需要遵循一定的原则和目标。通常，在应对突发公共卫生事件时，人力调度最重要的是保证护理人员的充足性，护理人员输出的持续性，以及护理人员能力的适合性。要实现这一目标，应做到以下几个方面：

（1）统一指挥是关键：医院应对突发公共卫生事件的治理能力，一方面反映在对危机的快速判断和应急响应，另一方面则体现在资源调动、配置的能力和效率，这就需要各部门、各科室的高效整合。在护理部层面，建立护理应急指挥系统，加强护理队伍协调与管理，是确保救治工作迅速行动、有序开展的重要前提。无论是成立护理防控领导小组和专项工作小组，还是成立垂直化管理应急指挥部，或是建立三级护理防控管理体系，均是“制度靠体系”这一原则在护理应急管理中的体现和实践，其目的是建立统一的应急指挥机制，形成中心化决策或集中式决策模式，以充分实现“应急协同效能最大化”。

（2）需求评估是基础：需求评估是人力资源配置的首要环节。评估应涵盖护理人力的数量、结构和质量，包括护士学历、职称、工作年限、隔离病区和重点病区工作或轮转经历、灾害救援经历、专科护士资质，以及护士个人意愿、家庭支持情况等，这些都应作为人力调配的依据。

（3）分级储备是核心：实施护士分层分级管理，将护理岗位设置与护士的能力、资历、职称相匹配，快速形成人力调配优先等级，明确各级护士准入标准，形成分级人力储备库，才能在突发事件下快速、合理调配护士，使护士快速上岗，实现人岗匹配，保证工作质量和效率。

（4）专项培训是保障：经验丰富的医务人员是有效应对传染病突发事件的主力军。即使是有传染科和隔离病房轮转或工作经历的护理人员，在面对新发的重大传染病时，仍然需要培训。应及时跟进国内、省内和院内患者救治需求，及早预测人力需求的数量和能力要求，开展专项培训，使培训有重点、落到实处。

（5）动态监控与调整是必需：突发事件应急救援具有高度的不确定性和动态性。护理部应持续监控和评估患者收治数量、护理工作难度和工作风险、一线护士心理健康状况等指标，然后动态增减或替换人员，确保工作质量，保证人员安全。

【经验分享】

1. 面对突发公共卫生事件，如何实现护理人力精准调度，应遵循什么程序？

突发公共卫生事件的人力调度是一项复杂的程序，为保证人力调度的科学性、匹配度，通常应遵循以下程序：

（1）需求评估

1）紧急救治任务评估：紧急救援任务工作量直接决定护理人力调度的数量、范围和速度，应每日监测需救治患者的数量，预测救援任务工作量进展。

2）现有工作量评估：评估各病区现有患者总数和护理工作量，科学合理地平衡常规任务和紧急救治任务的人力需求。

3）人力数量和结构评估：评估护理人力数量、结构和质量，包括护士的学历、职称、工作年限、隔离病区和重点病区工作或轮转经历、灾害救援经历、专科护士资质等。

4）病区人力需求等级评估：基于工作任务和护理人力现状评估结果，确定各场所、各病区和各岗位护理人力调配优先等级。

（2）快速分级人力储备：及时启动护理人力储备系统是应对突发公共卫生事件的首要任务与关键措施。其中，人力的数量和质量是保证突发事件紧急救治工作及时、安全的基础。根据救治任务需求，确定人力的纳入标准和优先调配顺序尤为重要，在应急处理时可将不同的人员分为第一梯队、第二梯队、第三梯队等，以便有层次地进行人员替换。表 14-4 呈现了四川大学华西医院护理部“两库四级”护理人力资源调配体系。

表 14-4　“两库四级”护理人力资源调配体系

储备人力库	储备分级	支援对象	人员准入标准
外派人力库	一级	院外医疗机构	①相关专科工作年限≥5 年 ②护师及以上职称 ③年龄＜50 岁 ④身心健康 ⑤呼吸、传染、急危重症、心理、感控专业
院内人力库	二级	隔离病区、发热门诊	①本院工作年限≥5 年 ②相关专科工作年限≥6 个月 ③身心健康 ④呼吸、传染、急危重症、心理、感控专业
	三级	门急诊、呼吸、传染、ICU 等	①本院工作年限≥3 年 ②相关专科工作年限≥3 个月
	四级	其他病区	相关专科工作年限≥3 个月

（3）快速调配：采用“自下而上”与“自上而下”相结合的紧急调配流程，对不同人力需求等级的病区，进行护理人力调配。通常来讲，人力需求等级较高的病区（院外支援机构、院内隔离病区等），可由护理部直接在全院调派人力，“自上而下”完成直接快速调配。而人力需求等级相对较低的病区（院内重点病区、院内普通病区），则由护士长“自下而上”申请，最终由护理部审核通过后完成调配。

（4）动态监控与调整：人力调配是一个系统的、动态的过程，在实施过程中要根据救援任务开展、护理工作量、防护物资储备数量、护理人员身心状况进行动态调整。特别是要及时了解疫情防控一线护理人员工作负荷及健康状况，可使用“日报表”了解各地工作地点的诊疗人数、发热人数及护理人员工作情况、心理状态，做到动态调整护理人力配置，做到“使用有弹性”“关心有温度”。

2. 如何做好突发公共卫生事件中护士的应急培训？

（1）培训组织：在突发公共卫生事件中，除日常的护理部（副）主任—科护士长—病区教学护士长的三级护理培训管理体系外，建议成立专项防护技能培训小组，及时跟进疫情防控需求，预测培训的需求和数量，并开展专项培训，实现培训对象分层化、培训内容进阶化、培训方法多元化，有效保障和落实院内、院外救治任务。

（2）培训内容：应对突发公共卫生事件的培训，与常态培训不同，内容一般应紧扣当下最急需掌握的知识和技能，突出科学性和实用性。比如，在地震灾害救援过程中，培训内容应包括伤员分类、包扎止血、检疫和洗消、现场心理援助等。当然，不同岗位护士需要掌握的护理知识是有差异的，每类护士在不同时段的培训需求也是不同的，因此，应采取分类分层培训策略，以保证在最短时间内培训的有效性和整体性。

（3）培训形式

1）理论培训：采取线下与线上结合的方式进行。通常疫情防控一线护士尽量参加现场培训，以便及时了解培训对象对课程的实时反馈并识别知识的薄弱点，针对薄弱点再进行反复强化，增强应对指导。非防控一线护士则尽量通过直播、录播等方式进行学习，保证学习地点与时间的灵活性，提高培训的覆盖面。

2）操作示教：重点为组织护士学习与练习个人防护用品的穿脱方法和程序，通过录制标准化视频实现在线观看，并对照反复练习。疫情防控一线护士应在出发前由医院组织专项练习并考核过关，其他护士则可利用碎片时间对照视频进行练习，由科室组织专人进行考核，以备不时之需。

3）情景模拟演练：在完成理论培训和个人防护技能操作考核的基础上，还可为护士提供模拟场景下的个人防护技能实践培训。培训的对象可为外派医疗队护士、隔离病区 / 发热门诊护士、病区骨干培训师资等。培训的情景可为发热门诊的分区与布局、发热门诊的进出流程、接诊疑似患者的处置流程及应急预案、隔离病房的分区与布局、接触疑似和确诊患者分泌物的处理、穿脱个人防护用品、隔离技术操作等。

（4）培训考核：在培训过程中，应对培训效果进行评估，以便总结经验、采取对策。评估的方法有调查表法、座谈法、考核法等。为了科学、系统地评价培训是否达到培训目的，还可根据柯氏四级评估模型评价培训效果，以对培训内容、形式等进行动态调整。

（蒋艳　冯梅）

第十五章

护理信息管理

随着计算机与信息技术的飞速发展，如何更高效地利用网络与数字技术、有机整合与利用业务信息和管理信息，已成为卫生管理领域的热点问题。信息化建设已成为提升医院管理水平、提高医疗护理质量的重要手段。作为医院信息系统的重要组成部分，护理信息管理也越来越受到关注。护理信息管理的核心和实质就是结合护理信息的特点，科学地处理在各个护理领域中收集到的相关信息，更好地发挥医学护理信息的功能，为实现护理工作的最终目标服务。护理信息管理的主要任务是建立和完善护理信息管理的服务设施，健全护理信息管理规章制度，提供安全、有效、快捷、灵敏的护理信息管理系统，收集和处理各类护理信息，最大限度地开发护理信息资源，及时为护理管理决策、临床、教学、科研及社区医疗保健提供信息服务。护理信息系统的建设和完善改变了传统护理工作模式，对促进护理管理工作的科学化和规范化、贯彻以患者为中心的护理理念、推行优质护理服务、提高临床护理质量、促进护理学科发展起到积极的推动作用。

案例 44　临床护理信息管理——最后 10 米的信息距离

某医院在全院推行了医院临床信息系统，门诊和病房都配备了医生工作站和护士工作站。在医院门诊挂号看病的患者，病历本上多了一个条形码标签，这个条形码标签是识别患者身份的标志。患者挂号后还没进入诊室，医生就可以从联网的电脑上得知患者姓名和其他基本信息。通过与该院各子系统链接，医生可以尽快掌握患者各种实验室检查和影像学检查结果，全面了解患者的健康状况，从而更快地作出诊断和制订治疗方案。在病房医生和护士的电脑上，患者何时因何病入院、生命体征变化情况、实验室检查结果、手术情况等信息一目了然。如果患者主诉不适,医生可以通过信息系统查询该患者的疾病信息及目前的用药、手术或其他治疗情况,开出新的医嘱;医生记录的患者病情变化和新的医嘱会实时传输至护士工作站。护士借助临床信息系统记载患者的症状体征信息和医嘱执行情况,节省了转抄医嘱的时间,同时也避免了转抄医嘱过程中可能发生的错误。医院的信息系统优化了整个业务流程,提高了医护人员的工作效率,方便了患者,减少了过去种种人为因素带来的不便。

该医院临床信息系统运行三年多以来,医护人员发现了一些问题。护士们反映最强烈的问题是:护士观察到的患者的症状体征和执行医嘱的情况不能即时记录,必须先手工记录,然后回到护士工作站,再将记录的信息转录到医院临床信息系统中。特别是当护士有很多工作需要完成时,往往会将录入信息的工作积累起来最后集中完成。这就导致了护士护理行为的执行时间与记录时间不一致,在收集和传递信息与执行之间存在时间差,容易造成信息转录的差错,也耗费护士更多的时间。该医院护理部张主任在了解到这一情况后,感觉护士与患者之间存在 10 米的信息距离,这一距离虽然不长,但却是提升工作质量的一个瓶颈和障碍。她思索着应该与医院信息中心的李主任谈一谈,看看如何解决这一问题。

【问题】

1. 医院临床信息系统的建立为护士的工作带来了哪些便利?
2. 医院应如何解决护士与患者之间这最后 10 米的信息距离?

【知识链接】

1. 医院信息系统

(1)医院信息系统的概念:医院信息系统(hospital information system,HIS)指利用计算机软硬件技术和网络通信技术等现代化手段,对医院及其各部门的人流、物流、财流进行综合管理,对在医疗活动各阶段产生的数据进行采集、存储、处理、提取、传输、汇总,加工成各种信息,从而为医院的整体运行提供全面的自动化管理及各种服务的信息系统。医院信息系统是一个庞大的、复杂的、多元的信息管理系统,总体可以分为两大类:一类是面向医院临床工作的,与患者的临床医疗护理信息密切相关,称为临床信息系统(clinical information system,CIS),其主要目标是支持医院医护人员具体的临床活动,收集和处理患者的临床信息,并提供临床资讯、辅助诊疗和临床决策,提高医护人员的工作效率，为患者提供更多、更快、更好的服务；另一类是面向医院管理的，称为医院管理信息系统（hospital information management system，HIMS），主要以经济管理为主轴，实现对医院人流、物流、财流的综合管理。HIMS 和 CIS 之间是相互关联的。

（2）临床信息系统及其组成：临床信息系统主要以患者的各种信息为核心，以患者的整个诊疗过程作为主线，医院中所有科室沿此主线开展工作，随着患者在医院中每一步诊疗活动的进行，产生并处理与患者诊疗有关的各种诊疗数据与信息。整个诊疗活动主要由各种与诊疗有关的工作站来完成，并在诊疗过程中对这些临床诊疗信息进行整理、处理、汇总、统计、分析。临床信息系统主要由医生工作站、护士工作站、临床检验系统、医学影像系统、手术室麻醉系统等组成。

1）医生工作站：处于临床信息系统的核心位置，包括门诊医生工作站和住院医生工作站。医生工作站具有以下六种功能：①通过信息系统的查询功能自动获取患者的基本信息、诊疗信息（病史、症状、体征、检查、诊断、治疗等）和费用信息等；②支持对医嘱、处方的处理，支持完成各项诊疗记录，包括录入、审核、确认、打印、签字生效等；③自动划价收费，支持对公费、医保、自费等各类费用的管理；④通过网络自动向各相关部门传送化验、检查、处方、手术、转诊、出院等信息，并自动接收各有关部门传来的实验室检查结果和反馈信息；⑤提供对既往病历、药品字典、诊疗项目等的查询；⑥对于门诊医生工作站，除要求能迅速、便捷地完成上述功能外，还可以增加复诊预约等功能，对住院医生工作站，除上述功能外，还要求对住院床位、出入院、转科、费用等信息进行管理。

门诊医生工作站子系统的主要任务是自动获取门急诊挂号患者的基本信息，方便快捷地调用相关模板来填写和生成患者诊疗的相关信息，实现电子病历的生成与管理；支持医生处理门诊记录、诊断信息等；随时获取门诊药房即时库存情况，并开具各种药品处方及自动核算费用；支持医生根据需要查询历次就诊病历和处方等资料；支持获取和处理各种化验、检查、治疗处置、手术和卫生材料等信息。

住院医生工作站子系统是临床信息系统住院部分的中心所在，其主要任务是处理诊断、处方、检查、检验、治疗处置、手术、护理、卫生材料及会诊、转诊、出院等信息。它可以实现医嘱核对、病房床位管理；病房和其他部门的交互管理；病房内部的分类管理；进行和病房有关的统计查询；协助医生完成病房的日常诊疗工作。

2）护士工作站：是临床信息系统的一个关键平台。在这里，医生开出的大量医嘱被护士进行分类和执行，对患者每天发生的各种情况产生的各种信息进行收集、录入和整理，协助病房护士完成住院患者的日常护理工作。其主要功能有：①通过网络获取患者基本信息、诊疗护理信息（如病史、症状、体征、检查、诊断、护理、治疗等）和费用信息；②支持对各类医嘱、处方的审查、核对、确认、执行、打印功能；③支持录入、生成及打印体温单、医嘱单、护理措施、护理记录等护理文档；④支持对患者的即时后台计费、费用查询、打印明细账单等。

3）临床检验系统：为实验室开展检验工作提供了更加有效的平台和支持系统，可以减少以人工操作的方式来实现信息的转移，减少在接收检查申请、报送检查结果和保存检查记录等各个工作环节中存在的可能会出现的人为误差，协助检验科室更好地完成日常检验工作。其主要功能包括：①预约管理，预约检查时间、打印预约单、提供预约查询及取消预约；②接收检验申请，包括患者信息、检验信息、医生信息、送检日期，确保检验单号的唯一性，避免差错；③检验标本核对，对采集或收集的标本、检验项目、结果报告有严格核查功能；④检验结果处理，检验结果可由仪器数据接口自动输出或手工记录，提示正常值和既往结果比对，核查后打印，可通过网络即时反馈到医生工作站；⑤检验质量控制，支持定期审查检验质量，生成质量控制报表，提示质量控制问题；⑥统计查询功能，支持检验报告、数量、费用的各种统计功能，支持对单个患者、单项检查等多种查询功能。

4）医学影像系统：常称为医学影像计算机存档与传输系统，是临床信息系统中的一个重要组成部分，是使用计算机和网络技术对医学影像进行数字化处理的系统，其目标是用来替代现行的模拟医学影像体系。它主要用于实现医学影像的采集和数字化，图像的存储和管理，数字化医学图像的高速传输，图像的数字化处理和重现，图像信息与其他信息的集成等。

5）手术室麻醉系统：功能包括手术前管理、手术中管理和手术后管理。①手术前管理：由临床科室通过临床信息系统向手术室麻醉系统提供患者基本信息、术前病历信息、术前讨论记录、手术申请、审批报告等信息；由手术室录入术前准备信息，临床科室和手术室完成术前患者身份核查记录；由麻醉科完成并录入会诊记录、麻醉方案、术前用药等信息。②手术中管理：随时提供并显示有关患者、手术、医护人员、麻醉用药、输血等术前信息，动态录入和打印术中信息；术前、术后分别核查患者信息、手术名称、配血报告、器械、纱布、药物等，并逐项进行记录；录入打印麻醉记录单。③手术后管理：录入、打印手术记录，提供并显示手术后患者的体温、心率、血压等信息；记录患者的术后状况和随访情况。

2. 护理信息系统

（1）护理信息系统的概念：护理信息系统是利用信息技术、计算机技术和网络通信技术对护理管理和业务技术信息进行采集、存储、处理、传输、查询等，以提高护理管理质量为目的的信息系统，是医院信息系统的重要子系统。

（2）护理信息的特点：护理信息除了具有信息的一般特征外，还具有专业本身的特点。

1）生物医学属性：护理信息主要是与患者的健康问题有关的信息，因此它具有生物医学属性。在人体这个非常复杂的系统中，由于健康、亚健康和疾病处于动态变化的状态，因此护理信息具有动态性和连续性。

2）公共相关性：护理信息种类繁多，有护理系统内部信息，如护理工作信息、患者病情信息、护理技术信息等；有护理系统外部信息，如医护关系信息、医院各医技部门及科室要求护理配合、参与等工作信息。这些信息往往是相互交错、相互影响的，从而形成其特殊公共相关性。护理信息涉及的部门和人员很多，各方面的密切配合很重要。

3）准确性：护理信息要求必须及时获取、准确判断、迅速反应。由于医院护理信息的收集需要许多部门和人员的配合，加之护士分布广泛，这无疑给信息的收集和传递造成了一定的困难。护理信息中的一部分可以用客观数据来表达，如某日患者出入院人数、护士出勤率、患者的血压和脉搏的变化、患者的平均住院日等；而另一部分则来自患者的主观反应，如病情观察时患者意识的变化、心理状态信息等。患者主观反应的直读性差，需要护士能够准确观察、敏锐判断和综合分析信息。

4）大量性和分散性：护理信息涉及面广，信息量大，种类繁多且分散。有来自临床的护理信息、来自护理管理的信息、来自医生医疗文件的信息，有数据信息、图像信息、声音信息、文本信息、有形和无形信息等，对这些信息正确判断和处理，直接关系到护理质量和管理效率的提高。

3. 智慧护理

（1）智慧护理的概念：智慧护理是在护理信息化业务流程全覆盖的基础上，围绕临床护理、健康教育、智慧病区、患者服务、延续护理等不同的护理业务场景，利用云计算、物联网、人工智能、大数据等新一代信息技术，从门诊、入院到患者出院随诊的整个护理过程建立智能化、标准化、平台化、系统化的新一代护理信息系统，从而实现护理信息的全面感知、智慧处理、医护协同和个性化服务，实现护理服务与护理管理的无纸化、无线化、移动化、智能化、无错化和个性化，最终实现改进护理流程、重塑护理模式、提高服务效率、提升护理精细化管理水平的目标。

（2）智慧护理的意义：智慧护理的应用涵盖了护理工作的全过程，除了传统的患者费用、电子医嘱处理、护理文书电子记录等，信息技术的不断应用和迭代让智慧护理应用的深度和广度无限拓展，为患者提供更优质的院内护理和延续性护理服务。智慧护理信息技术改变了护理信息和资源的利用方式，使信息在整个护理工作中共享和流通，促进了医院的整体化。未来，人工智能技术将在居家照护领域发挥关键作用，可穿戴设备和自动监测设备将在慢性病护理中深入应用，基于大数据和深度学习的临床决策支持系统也将成为医院信息化发展的趋势。随着智慧护理的发展，原来区域健康护理无法实现的数据和信息共享将逐渐为医疗信息技术的发展所解决。区域护理系统平台的搭建可以提供常见病、多发病的基本诊疗信息，慢性病患者的健康指导，危重症的预警方案，形成“小病进社区、大病到医院、康复回社区”的就医格局。

（3）智慧护理的发展趋势：随着新技术的不断出现，智慧护理必将进入快速发展的时代，5G、虚拟化、互联网+、人工智能等技术正在带来信息架构体系的变革，也将使医院护理服务基于信息化手段实现全方位、全对象、全流程、全时空的精准服务和精细管理成为可能。智慧护理将朝着移动化、多元化、智能化、可视化、虚拟化、集成化、区域化与标准化的方向发展。移动化指护理服务与管理全面渗透互联网与移动互联网；多元化指护理信息化应用领域日益多元；智能化是基于物联网的自动采集与处理技术；可视化是护理信息系统界面的可视化体验和护理可视化技术的应用；虚拟化即利用云计算、虚拟化技术实现基于云端的资源存储、信息服务和应用系统管理；集成化指护理各个应用系统的融合、功能整合、数据交互共享，实现互联互通；区域化指院际间的护理服务互联与信息共享；标准化指护理领域信息标准将越来越健全，逐步向标准化程度越来越高的方向发展。

【案例分析】

1. 医院临床信息系统的建立为护士的工作带来了哪些便利？

医院信息化建设的迅速发展给临床护理工作和护理管理工作带来了全新的理念，创立了不同于以往的工作平台。在这一平台的支持下，不仅实现了由传统经验型管理向科学化和现代化管理的转变，还提高了护理管理水平和工作效率。对临床一线的护士来讲，医院临床信息系统的优点可以体现在以下几个方面：

(1) 提高工作效率：医院临床信息系统的建设和运行，让护士减少了很多的手工劳动和重复工作，护士的精力和时间能更多地用到为患者服务上，极大地提高了护理工作效率。例如，医院临床信息系统让护士摆脱了烦琐的转抄医嘱工作，系统中的医嘱套餐、批量停止医嘱、恢复医嘱等功能方便快捷，加快了护士处理医嘱的速度，节省了护士的时间；系统可打印出清晰的治疗服药单，方便护士的查对和执行，明显提高了护士的工作效率。

(2) 减少差错发生：医院临床信息系统的应用使很多手工抄写工作改为电脑自动执行，避免了医嘱抄写过程中书写不清、抄写错误等原因造成的差错。如果护士在处理过程中出现明显差错，可以利用系统报警功能进行提示。打印出来的执行单表格规范、字体清晰、查对方便，减少了差错发生的机会。

(3) 优化工作流程：是信息化建设的主要运行机制。随着信息体系建设的不断深入，护理信息的传递速度极大地提高，护理工作中不符合要求的流程不断被改进和重组，信息化的流程提高了工作的效率，真正做到"患者不动，信息流动"。

(4) 改善护患关系："住院患者费用一日清单"及时提醒患者费用情况，如果患者对任何费用有疑问，可凭住院卡到查询机自行查询各种诊疗护理项目及价格、收费明细、检查结果等信息，消除患者对费用产生的疑问，改善护患关系。

2. 医院应如何解决护士与患者之间这最后10米的信息距离？

针对案例中的问题，护理部可建议信息中心为临床护士配备移动护理信息系统（如PDA）。移动护理信息系统以医院现有的临床信息系统为基础，以移动手持电脑为硬件，配合无线局域网络技术，实现临床信息系统在病房的扩展与延伸，从而为护士提供患者床旁的信息需求。移动护理信息系统通常体积小、携带方便，通过无线局域网与医院临床信息系统数据库链接，配上激光扫描设备可扫描条形码，是一种较为理想的患者床旁信息采集、录入和存储设备。护士利用移动护理信息系统，能在床旁即时查看及执行患者的各种医嘱信息，实时采集患者的生命体征等各种信息，并将数据直接记录在后台数据库中，解决了目前临床信息系统的护士工作站无法实现实时记录的问题，将护士工作站延伸和扩展到患者床旁。

移动护理信息系统的主要功能包括：

(1) 入院评估信息的实时采集：患者入院时制作腕带，生成一个带有患者基本信息的条形码。在住院期间，腕带就是患者的身份证明。护士先用PDA

扫描患者腕带上的条形码，然后将采集的护理数据，如体温、脉搏、血压、体重等信息录入入院评估单中，采集的信息在后台可即时生成体温单、生命体征观察单等体征记录文档。当多次录入生命体征时，后台系统将会对数据进行统计分析，画出曲线图，显示患者生命体征的变化。

（2）医嘱提醒：在临床信息系统中录入医嘱后，系统根据流程需要将医嘱进行拆分，拆分成功后，信息会自动传送到 PDA 上，PDA 会定时提醒护士有新的医嘱，护士可根据提示作出相应的反应。

（3）医嘱核对与执行：护士查询到患者新的医嘱后，先扫描患者腕带上的条形码，然后扫描输液袋、标本容器等相应物品上的条形码，核对正确无误方可执行医嘱，相关数据即可保存在后台数据库中。如果在扫描匹配过程中出现错误，PDA 会自动报警，预防和减少医疗护理差错事故的发生。

（4）护理记录：护士执行医嘱或进行其他护理操作、健康教育、病情观察、护理评估等工作后，即时进行相应信息的记录和保存，保证操作时间与记录时间一致，避免遗忘或差错。

（5）危急值报警：当患者的检查、化验指标出现异常时，服务器会自动向责任护士所使用的 PDA 发送短信，及时告知责任护士该患者的病情，启动相应的危急值报告流程，对患者采取相应的干预措施。

【经验分享】

1. 护理部主任如何配合医院信息系统的建设和推进？

医院信息系统的建设是一项综合工程，需要管理层、门诊、护理、药剂、器械及辅助科室等的积极配合，各部门相互联合，才能发挥该系统的最大功能。作为护理部主任，可从以下几个方面配合医院信息系统的建设和推进：

（1）开展护士培训，为医院信息系统的运行奠定基础：护理部要参与并组织护士参加相关培训工作，就培训内容、培训方式、培训对象等与信息技术部门进行讨论和沟通，制订培训大纲，并结合使用需求及新开发项目等配合计算机工程技术人员完善更新培训内容；指导护士长进行统筹安排，以保证临床护理工作与信息系统培训工作能同步进行；采取分期分批、以点带面，对重点人员进行重点培训，培训合格后作为科室小教员带教其他护士；经常到科室了解系统应用情况，特别是在启用新开发的系统项目时，随时进行现场指导，纠正错误，使护士尽快熟悉工作，做到掌握和处理信息准确、及时。

（2）加强与医院各部门的协调，保证医院信息系统的顺利实施：医院信息系统的建设和推进需要多部门相互配合与沟通，各部门基于本领域的工作内容、工作要求、工作流程提出信息系统建设的需求与建议，共同为医院信息系统的建设献计献策。在医院信息系统建设和推进过程中，作为护理信息系统的关键用户，护理部应与医院信息中心、医务处、后勤、医技、药剂等各部门沟通协调，处理系统推进和流程变革过程中可能会遇到的各种问题，共同推进医院信息化建设的进程。

（3）不断收集意见和建议，协助改进信息系统的应用功能：在医院信息系统的开发、建设和更新过程中，使用者的需求和建议是促进系统不断完善的基础。护理部应参与到医院信息系统的管理与开发中去，根据护理发展目标及实际情况进行需求分析，通过调研和资料收集工作，不断提出信息系统改进意见和建议，协助信息技术部门不断改进和完善信息系统的应用功能，才能使系统配合护理质量管理的需求，更加功能化、个性化。

2. 临床护士使用移动护理信息系统的意愿受哪些因素的影响？

在“生物 - 心理 - 社会”医学模式下，移动护理信息系统的使用在提高护理质量和工作效率等方面发挥了非常重要的作用。临床护士是使用移动护理信息系统最直接、最广大的群体，他们在使用中的感受和使用意愿对移动护理信息系统的推广起着至关重要的作用。因此，护理管理者应重视了解和掌握临床护士在使用移动护理信息系统中的感受和使用意愿，从而采取相应措施减少阻碍因素，促进移动护理信息系统的进一步完善和推广。相关研究表明，临床护士使用移动护理信息系统的意愿受到以下几种因素的影响：

（1）设备因素：硬件设施的不足和软件系统的缺陷均会给临床护士应用移动护理信息系统带来不便，影响护士使用移动护理信息系统的意愿。在临床应用过程中，移动护理信息系统涉及的信息量非常大，如果不能及时升级处理，很容易引起 PDA 界面处理缓慢。同时 PDA 用户界面的方便性、屏幕的大小和敏感性等因素均会影响护士对于移动护理信息系统的使用。管理者应与技术支持部门协调，提供必备的硬件和软件环境，从而满足临床护士日常工作的需要，为患者提供更快、更好的优质护理服务。

（2）个人因素：研究显示，护士的年龄、受教育程度和个人技能如计算机应用经验和技巧等会影响护士应用移动护理信息系统的信心。年轻且受教育程度高的护士对于使用移动护理信息系统多给予积极的评价，并能熟练掌握应用技巧。而计算机技能相对较差的高年资护士在改变工作方式上常更加困难，需要花费更多的时间学习使用移动护理信息系统，因而会有更多的使用压力。但随着应用时间的延长，护士对移动护理信息系统的各项应用技能会逐步提高，原有的计算机应用知识与技能将不再对护士的应用意愿起到突出的作用。

(3) 教育与培训:许多研究显示,护士在使用移动护理信息系统时,对于没有得到足够的培训表示不满。为成功推行移动护理信息系统,建议管理者对护士提供必要的教育与培训。教育与培训的内容应包括推行移动护理信息系统的意义和必要性,以及具体的操作方法,以帮助护士最大程度地使用移动护理信息系统。

(4) 信息技术支持:足够的信息技术支持是成功推行移动护理信息系统的重要因素,管理部门应能为临床一线护士提供随叫随到的信息技术支持来保证移动护理信息系统的顺利实施,而且这种信息技术支持不应只是在移动护理信息系统推行的最初几周内提供。随着系统应用时间的延长,护士可能会遇到不同的问题,需要随时得到足够的技术支持。

(5) 领导支持:优秀的领导和管理支持是影响使用新技术的关键因素。移动护理信息系统对护士而言是一项新技术。有文献报道,组织因素如学习环境、管理者的支持、组织策略等都会影响护士对移动护理信息系统的使用。因此管理者的支持是护士使用移动护理信息系统的保障。

案例 45　护理人力信息管理——善用护理人力资源管理的利器

某医院在护理人力资源管理中尝试建立信息化管理平台,开展了大量探索性工作,将信息化工具作为人力资源管理的辅助手段,发挥了重要作用。该院护理人力资源管理主要从以下几方面实施信息化管理。

1. 人员管理信息化　全院护士从入职直至退休的整个过程中涉及到的个人信息,包括个人基本信息、档案管理、职称变更、职务晋升、学历变化等,均由人力资源管理信息平台存储、传输、处理、记录,可随时根据需要进行查询。个人信息记录集合构成护理人力资源信息库,实现护理人力资源管理的信息化、自动化。

2. 人员招聘信息化　利用互联网,设立护理人力资源招聘模块,及时发布各类用人信息。应聘者可以通过网络了解医院的护理人才需求信息,并通过网络投递电子简历。管理者可对应聘人员信息按人才需求进行分类、分析、汇总,方便快捷,节约招聘成本。

3. 人员培训信息化　充分利用网络平台,发布在线继续教育课程资源,护士可根据自己的时间,在不影响工作的前提下自主安排参加学习的时间,选择培训内容，适应护士培训的个性化需求，并降低培训成本；通过网上数字图书馆，提供各类医学书籍文献查阅下载，为护士的学习、研究提供支持和协助。

4. 绩效考核信息化　利用计算机网络平台，使护理绩效分配指标细化，绩效指标关联到护士的学历、职称、工作岗位、工作强度、技术含量、责任风险、工作质量等，真正做到绩效分配公平、合理。

5. 人力资源动态调配　根据人力资源信息系统提供的临床护士工作量的动态信息及人力资源配置情况，进行护理人力资源的动态调配，尽量保证人力资源的合理配置，减少人力资源紧缺和浪费同时并存的情况。

该院充分利用信息技术实现护理人力资源管理的规范化、科学化、自动化、网络化，给护理人力资源管理带来全新的面貌。

【问题】

1. 与传统的护理人力资源管理相比，电子化的护理人力资源管理系统有哪些优势？

2. 利用人力资源管理系统进行护士调配的意义体现在哪些方面？

【知识链接】

1. 医院管理信息系统

(1) 医院管理信息系统概述：医院管理信息系统是医院信息系统的重要组成部分。医院管理信息系统主要以医院的信息管理为核心，为医院管理工作服务。医院管理信息系统的主要目标是支持医院的行政管理与事务处理业务，辅助医院管理和高层领导决策，减轻事务处理人员的劳动强度，提高医院的工作效率，从而使医院能够以更少的投入获得更好的社会效益与经济效益。

(2) 医院管理信息系统的组成

1) 门急诊挂号、收费系统：有多种功能。①初始化功能：建立诊类、科室、时间、号类、医生名单、医疗保险机构名称等数据库和工作环境参数及定义；②挂号和退号：支持医保、公费、自费等多种身份患者挂号，支持现金、刷卡、记账等多种付费方式，支持预约、窗口、电话、网上等多种挂号方式，支持自动生成挂号信息，打印挂号单，支持退号、退费等；③门诊病历管理：支持建立、回收、注销门诊病历；④查询：支持按患者、按号别、按医生、按科别等进行查询；⑤划价和收费：支持划价收费一体化处理，通过网络自动获取与收费有关的信息，并自动划价计费；⑥退费：支持冲赔式退款，保留工作记录，同时使用发票号和机器生成号等发票监督机制；⑦结算及报表：可按日、月、季、年及各类别分别汇总结算并打印报表；⑧各种收费核算功能及对患者和科室的各种统计功能。

2）住院患者信息管理系统：有多种功能。①住院患者床位管理：为初次入院患者建立个人主索引，办理入院，确认入住科室、病房和病床；为再次入院和预约入院患者从主索引或预约表中查询已有信息，办理入院手续；为住院患者办理病床变更及出院手续。②住院患者费用和财务管理：提供准确、实时的患者住院费用的电子账单和结算；支持公费医疗和医保等特殊身份患者住院费用自付金额的计算。主要包括预交押金的收取和管理；费用接收和记账，完成住院患者特定费用的录入及分类；欠费控制，设定欠费控制金额，传送欠费和催款通知；住院费用结算和中期结账；财务统计和报表，自动生成各种财务报表，支持以科室为单位的成本核算。③住院患者信息查询：为住院患者提供详尽的每日检查、处置、治疗清单及费用明细，包括各项操作的数量、价格、自付比例和费用。

3）药品管理系统：目标是做好药品的品种、数量、价格管理，以及药品库存的控制以达到减少库存资金占用、保障供应、堵塞药品流通中的各种漏洞的目的，并为其他子系统提供药品信息，进行药品使用的统计分析，为合理用药和高层管理服务。①药品库房管理：提供各类药品的入库、出库、调价、调拨、盘点、报损丢失、退药等功能；提供药品的有效期管理、药品的核算功能及各种信息的打印功能。②门诊药房管理：主要完成药品的请领、入库、退库、报损、盘点及门诊患者的取药退药等工作；对药品出入药房情况提供查询和统计功能。③住院药房管理：自动获取药品和住院患者基本信息；分别按患者的临时医嘱和长期医嘱执行确认功能，并自动生成各类摆药单和统领单；提供科室基数药管理与核算统计功能；查询和打印药品出库明细功能。

4）财务管理与经济运行分析系统：实现医院财务核算和各类应收、应付款的管理，对医院的各类费用进行分析，提供各科室工作量、收入和各类医疗材料支出等统计信息，进行效益分析，为实现收支控制提供科学的依据。

5）物资设备管理系统：①支持自动生成采购计划、请购单；②支持库存管理中的出入库管理，具备自动查询等功能；③支持各项结算统计和汇总打印功能；④支持各主设备及附件购入、入库、出库、调配、消减的录入、编辑、查询功能；⑤支持对设备的增值、折旧管理，以及设备使用和经济收益的录入或自动计算；⑥建立设备档案，支持对设备维修情况、维修费用、定期检验情况的管理功能。

6）医院办公自动化系统：是以通信和协同操作、协调运行为技术基础，在这种机制下，日常行政事务，如会议管理、日程安排等功能都在网络环境下实现，收发文也从传统方式向工作流自动化方式进行。每种办公事项都有相应的工作流程，同时对各种文档进行规范化登记和处理，这种基于工作流约束的机制，带来了规范化、制度化的管理理念，可以最大化地减少工作中的人为错误，无形而有效地提高医院的管理水平，提高工作效率，节约办公成本，最大化地利用医院资源。

2. 护理管理信息系统

（1）护理管理信息系统概述：护理管理信息系统是医院管理信息系统的重要组成部分，其主要目标是为护理管理工作提供支持和服务，提高护理管理工作的质量和效率。

（2）护理管理信息系统的组成

1）护理行政管理信息系统：即护理管理办公自动化系统，它的主要功能是实现护理管理工作的办公自动化，网络发布各级各类信息，提交各种资料，节约时间和成本，改变传统的管理思想和组织形式，减少护理管理者处理各种行政事务的时间，优化护理管理工作的办公流程，增加护理管理者直接管理科室的时间，提高护理管理工作的质量和效率，从而提高护理服务的质量和效率。

2）护理人力资源管理信息系统：可方便查询统计全院各科室护士的一般情况、技术考核情况、奖惩记录、进修培训经历等个人信息，为护理管理者制订人员招聘、在职培训计划等提供依据；实现护士基本情况和业务技术档案的无纸化管理。从宏观的角度将医院护士的编制与实际人数进行比较，掌握护士岗位分布情况，并对护士队伍结构、任职情况、离职率情况及健康状况等进行分析，帮助管理者进行人才的甄别和人才需求的预测。

3）护理工作量统计系统：系统通过护士工作站录入的内容，可以自动汇总护士当天的护理工作量。护理管理者通过系统查询获得科室当前最准确的工作量，并以此为依据对科室进行量化考核和全院护士的合理调配。

4）护理教学管理信息系统：主要包括护理理论教学信息管理和护理临床教学信息管理。理论教学主要针对较为先进的教学技术，如远程护理教学、护理模拟技术等；临床教学管理包括新护士上岗培训、护士规范化培训、护士继续教育、护士临床实习等内容。

5）护理科研管理信息系统：是护理科研工作的网络化管理平台，将科研申报、成果登记、获奖查询等信息网络化，形成一个即时更新的科研管理沟通平台，全面、实时、准确地提供有关科研信息，为科研工作者开展科研活动提供方便快捷的服务，为科研管理人员开展工作提供极大的便利，为相关决策者提供辅助支持。

6）护理质量管理系统：根据护理质量管理考核指标体系，调取各护理单元的实时数据，或将质量检查的原始资料录入系统，进行有关资料的分析、汇总、比较，对护理质量状况进行分析，为护理质量控制提供决策依据。

【案例分析】

1. 与传统的护理人力资源管理相比，电子化的护理人力资源管理系统有哪些优势？

电子化的护理人力资源管理系统的优势主要体现在以下几个方面：

（1）提供实时准确的人力资源信息依据，促进护理人力资源配置的科学性：以护理需求为导向的护理工作量配置法是核算护理人力资源编制的科学方法。电子化的护理人力资源管理系统方便对全院各病区护理工作量进行统计和测算，为临床护理人力资源管理提供实时、准确的信息依据，充分体现疾病特点与专科特色，以此为依据进行护理人力资源的调配，作为重新调整各病区护士编制的依据，可以尽可能地避免护理人力资源紧缺与浪费现象并存。由于护理工作量的范围广和不确定性等特点，仅以护理时数和护理次数为标准测量护理工作量是远远不够的，因此在测量护理工作量时应考虑到护理工作技术含量和风险系数等因素的影响，以负荷值的方式统计更为科学、合理。利用临床信息系统中的医嘱信息数据建立护理人力资源动态调配系统，因其可提供准确、真实的数据资料，有助于医院在注重成本、效益的同时通过人力资源的合理利用，保证和提升医疗服务质量，提高管理效能。

（2）提高管理工作效率，降低管理者的劳动强度：护理管理者通过人力资源管理系统直接获取第一手的信息，避免科室上报数据不实带来的问题，使管理工作由被动变为主动。科学合理地利用人力资源是提高工作效率的关键，依托计算机平台，使管理者对全院护士的信息情况一目了然，信息整合能力也随之增强，发现问题作出相应反应也就及时，提高了工作效率。此外，还可以对工作绩效作出评价和工作计划制订等作出微调，使之更加合理和切合实际。电子化的护理人力资源管理系统规范的信息收集、录入、整合、输出，使管理工作更加规范化和公平化，使不必要的人力资源支出得到节省，同时减少了不必要的重复劳动，使护理管理者从复杂的具体事务工作中解脱出来，劳动强度得到减轻。

（3）提高了护士工作、学习的积极性：医院既要注重成本、效益，也要重视服务质量。而服务质量的提高,关键的因素在于人。如果护士的超负荷工作得到承认,或者在收入上对工作量大的护士有所偏重,就能充分调动每位护士的工作积极性,其结果必然是提高护理工作效率和护理工作质量。另外,信息化管理的手段使得对护士的学习、工作、考核、薪酬等做到了公平化、合理化、公开化,也可以提高护士的工作满意度和工作积极性。

2. 利用人力资源管理系统进行护士调配的意义体现在哪些方面?

(1) 临床信息系统为护理人力资源管理系统的开发提供必要的信息来源:随着信息系统在医院的广泛应用,信息化管理受到管理者的重视。医院信息系统中收集了大量的信息,涉及医院日常业务的各个领域,如人力资源、财务管理、物资供应、药品、患者的各种诊疗信息等,使利用计算机进行护理人力资源管理成为可能。

(2) 护理工作量统计是进行护理人力资源合理配置的重要基础:针对护理工作量进行统计分析,可以考察临床科室、病房的工作状况,即工作量量化管理可以科学反映各专业科室之间的护理劳动差别,是护理人力资源调配的重要指标。准确、全面、便捷的工作量统计工具可以为科学、合理调配人力资源提供可靠的数据支持。

(3) 临床工作中护理工作项目、数量及强度的差异在医院信息系统中会有所体现:在医院信息系统中,护理工作项目、数量等同时被录入医嘱处理系统,但此类数据目前仅被医院信息系统用来进行医疗护理项目的收费及查询。如果采集这些医嘱信息,通过数据挖掘技术就可以科学地进行护理工作量的统计,再由护理部统计、分析护理工作量的静态构成和动态变化,可为全院护理人力资源的常规配置及动态调配提供科学、可靠的依据。

(4) 护士的合理配置与患者结局和护理质量密切相关:国内外护理管理领域的研究者对护理人力配置与护理结局和护理质量的关系做了大量的调查研究,结果均提示护士人力配置与医源性感染、压力性损伤发生率、抢救成功率、患者平均住院日、患者死亡率等患者结局指标密切相关,表明护士的合理配置与患者结局和护理质量密切相关,显示出护理人力资源合理配置的重要意义。

【经验分享】

1. 依托医院信息系统,护理部主任可以实现哪些护理管理工作?

医院信息系统不仅是临床护理工作的助手,在护理管理方面也可以发挥重要作用,护理部主任可以依托医院信息系统,推进护理管理工作。

（1）护士工作量的统计与考核：护士随身携带PDA，所执行的操作、观察到的病情、治疗和护理等情况可以准时、精确地记录于PDA上，有利于科学、准确地记录护士的工作量，为科室建立考评制度奠定了数据基础。

（2）护士业务技术档案管理：护士的信息管理是当前医院科学化管理的一个重要组成部分，是护理管理的核心内容。系统强大的查询功能有助于管理者全面掌握每个护士的信息，从而了解全院护理队伍的层次结构，为人才管理监控、计划、指导提供可靠的依据。

（3）护理成本管理：包括对人工成本、材料成本、设备成本、药品成本、作业成本、行政管理成本、教学科研成本的综合管理。随着医院管理成本化意识的不断增强，越来越多的管理者认识到护理是重要的成本中心。医院信息系统作为护理成本管理的平台为护理管理者降低护理成本，实现护理资源的优化配置提供了可能。

（4）护理质量管理：在护理工作中运用计算机进行护理质量管理，标志着护理管理手段的现代化，同时对于提高护士的知识层次，减轻护士的劳动强度，提高工作效率和质量有着现实意义。护理质量管理的关键是将质量控制指标体系和原始数据标准化，并赋予一定的权值，建立字典库，将护理质量控制检查结果准确、及时地录入计算机，完成对这些信息的存储、分析及评价。护理管理者可以及时了解护理单元的护理质量状况，发现存在的问题，并及时纠正，进行环节质量控制，减少护理差错事故的发生率，提高患者满意度。

（5）护理教学科研管理：教学信息处理的计算机化、网络化，也是实现医院现代化和信息化的重要内容。一个及时更新的科研数据中心和科研管理沟通平台，可全面、实时、准确地提供有关科研信息，为科研决策提供辅助支持，为研究者开展科研活动提供方便快捷的服务，为科研管理人员开展工作提供极大的便利。

2. 护理管理者在提出临床护理信息系统建设需求时，如何实现与护理质量管理监测系统的对接？

在医院信息系统建设中，临床信息系统与管理信息系统不是孤立的，两者密不可分，且在使用过程中常常需要进行数据资源的共享，因此在进行临床护理信息系统开发和建设过程中，应考虑到临床护理信息系统与护理管理信息系统的对接。

护理管理者在向技术支持部门提出临床护理信息建设需求时，为有效对接护理质量管理监测系统，应对卫生系统各级各类护理质量管理与控制指标进行梳理，明确各项质量监测指标的内涵，掌握各项指标的评审程序和评审方法,确定各项数据指标的采集方法,向技术部门提出数据采集需求,并与其沟通这些数据指标采集的可行性和实施策略。同时,应将质量监测指标数据采集的任务分解到护理质量管理部门和临床科室,要求各部门进行质量监测数据采集和网上填报,并要求技术部门在信息系统中实现质量监测指标的查询、提取、汇总、排序等功能。通过移动信息技术还可以实现护理质量管理的实时数据采集。另外,应考虑到系统的持续运行、维护和发展完善,当护理质量管理监测指标发生变化时,应及时与技术支持部门进行沟通,对信息系统进行调整和更新,以适应护理质量控制工作的需求。

(侯淑肖)

第十六章

护理创新管理

护理创新是将创新理论和技术转化为能够提高护理技术与拓展服务项目的实际操作，应用创新知识和技术，改变资源的产出效率，创造出更高价值的新理念、新产品、新流程、新方法。护理创新管理是一种旨在通过一系列管理手段激发团队的创造力，推动护理理念、方法和技术等方面的创新，进而提高护理质量和护理效率、保障患者安全的过程。为调动广大护士开展创新工作的积极性，各医院应积极营造创新环境，建立医院内部创新机制，规范医院创新项目的管理行为。

案例 46　护理器具创新——卧床患者也可以“器械锻炼”了！

某医院肠瘘专科病房，一位慢性重症肠瘘患者在接受肠内营养治疗时，身体评估发现体重有所增加，出现腹部脂肪堆积现象，上臂皮褶厚度增加，但肌力没有变化。为了预防该卧床患者骶尾部发生压力性损伤和下肢深静脉血栓形成，护士每 2 小时给患者翻身、叩背、挤捏腓肠肌，并制订了“患者床上运动计划”，床上运动包括足踝运动、抬腿和抬臀运动。随着时间推移，患者主动锻炼不足，依赖护士提醒和督促，甚至有敷衍现象。阶段性营养监测结果提示，患者上下肢肌肉萎缩、肌力下降、功能废用，尤其是深呼吸、咳嗽无力及肺功能下降，影响下一步肠瘘确定性手术治疗。护士们力气出了不少，日复一日，腰酸背痛，甚至还患上了腰椎病。

马护士长看在眼里，为此没少花时间在患者床边琢磨。在患者称体重当日，在使用“电子床秤”时，护士们通过显示屏上读数、记录体重，而马护士长却仔细上下打量“电子床秤”的结构。“电子床秤”有液压部分，根据患者需求可以升降；有前后支架的吊杆，可自由伸缩；若添加锻炼器具，岂不是一个多功能“卧床锻炼器”。经过和医疗组的反复商讨，结合“加速康复外科新理念”，马护士长带着团队，创新改进出“卧床患者多功能锻炼器”——集吊环、哑铃、脚踏蹬车等运动于一体的锻炼器械。患者在卧床休息时就可以拉伸上下肢和躯体，从而增加肌肉的强度；通过活动肢体关节，从而保持肢体长度的一致性和增强肢体的柔韧度。为进一步发挥卧床锻炼器功能，马护士长与护士们总结出“卧床患者锻炼八步操”，采用循序渐进法，让患者的营养与体能状况快速康复。

该医院护理部主任借此时机，采用“专题教学查房”形式，组织全院护士们现场参观、学习和讨论，并创建虚拟学术组织——创新学组，开展护理创新活动。创新学组成员由各科教学、科研、高学历的护士参与，每月开展创新理论培训和创新实践活动；邀请医学院校教授、杂志社主编讲解科学创新思维、选题来源及某一领域前沿知识及进展；聘请医学工程科主任兼作器具设计指导，让获得专利成果科室介绍成功经验。几年来，该医院各科室护理器具创新、改革及专利成果近百项，护理部年终进行创新成果评比、评优和颁发荣誉证书，极大地鼓励护士在平凡岗位用“心”做事，用“心”思考，创新“好点子”“金点子”变成服务患者的“非凡利器”，护士们成为“奇思妙想”临床一线护理器具创新的高手。

【问题】

护理器具创新属于什么创新，其创新的价值和创新成果管理的意义有哪些？

【知识链接】

1. 创新的概念与护理创新内涵

（1）创新的概念：创新指以现有的思维模式提出的有别于常规或常人思路的见解为导向，利用现有的知识和物质，在特定环境中，本着理想化需要或为满足社会需求而改进或创造新的事物，包括但不限于各种产品、方法、元素、路径、环境，并能获得一定有益效果的行为。

（2）护理创新：护理学是一门以人的健康为中心的学科和专业，护士将是大健康背景下实现健康中国目标的重要力量，护理的终极目标是提供个性化精准管理和健康教育，护士应充分认识不健康行为形成和改变的规律、影响因素，甚至其基因基础，承担起新时代赋予的使命。同时，需要培养具有创新精神和创新能力的护理人才，为实现个性化精准健康管理和指导提供理论基础，在实现健康中国目标的主战场发挥作用。因此，护理学科要超前识变、积极应变、主动求变，急需通过多学科交叉、医工跨界融合，培养出层次高、专业精的复合型护理人才，丰富护理学科知识体系，这是护理学科创新自身发展和改革的必由之路。

2. 创新的形式与类型

（1）创新的形式：①引入新的产品，即消费者还不熟悉的产品或者已有产品的新特性；②采用新的生产方法；③开辟新的市场；④开拓并利用新的原材料或半成品作为供给来源；⑤采用新的组织方法。这五种创新中，前两种属于技术创新，后三种则包含有制度创新和管理创新的内容。

（2）创新的类型

1）技术创新：指企业应用创新的知识和新技术、新工艺，采用新的生产方式和经营管理模式，提高产品质量，开发生产新的产品，提供新的服务，占据市场并实现市场价值。产品创新指对产品的原理、结构、用途、性能、原材料等方面进行创新。广义的产品包括服。技术创新和产品创新既有密切关系，又有所区别。

2）制度创新：指在人们现有的生产和生活环境条件下，通过创设新的、更能有效激励人们行为的制度、规范体系来实现社会的持续发展和变革的创新。所有创新活动都有赖于制度创新的积淀和持续激励，通过制度创新得以固化，并以制度化的方式持续发挥着自己的作用，这是制度创新的积极意义所在。制度创新的核心内容是社会政治、经济和管理等制度的革新，是支配人们行为和相互关系的规则的变更，是组织与其外部环境相互关系的变更，其直接结果是激发人们的创造性和积极性，最终推动社会的进步。

3）管理创新：主要解决目标和现状之间的关系问题，其创新成果表现为当目标落后于现状时，提出一个新目标，当现状偏离目标时，提出一个使现状回归目标的新途径，当目标确定后提出如何完成从现状到目标的转化。

管理创新过程是一个渐进的过程，分为以下四个阶段：

第一阶段，是员工对企业原有管理模式的不满或企业遭遇到前所未有的发展危机而导致组织和员工在认识上与原有管理理论思想的冲突。

第二阶段，是因为员工认识到企业现有管理手段、方法的落后，而对新的管理理念和成功经验主动去认知，有借鉴和学习的意愿。这个过程需要大量的理论基础和案例支持。

第三阶段，是创新过程的实施阶段，这个阶段是将先进的管理理论和成功的创新案例组合到一起，加以总结、提炼、加工，在重复、渐进的不断尝试中寻求一个最佳创新方案。

第四阶段，是创新后的管理体系要得到组织内部和外部的一致认可，包括对创新内容的适应过程。管理创新的最初阶段首先要得到组织内部的一致认可，这是管理创新得以执行的基本前提。

3. 创新管理的概念与组织形式　全面创新管理（total innovation management，TIM）以构建和提高核心能力为中心，以价值创造和增加为目标，以战略为导向，以技术创新为核心，以组织的各种创新（战略创新、组织创新、市场创新、管理创新、文化创新、制度创新等）的有机组合与协同创新为手段，凭借有效的创新管理机制和方法，做到人人创新，事事创新，时时创新，处处创新。

（1）创新管理有三种互有联系的不同含义：管理的创新；对创新活动的管理；创新型管理。管理的创新指企业把新的管理要素（如新的管理方法、新的管理手段、新的管理模式等）引入企业管理系统以更有效地实现组织目标的创新活动。对创新活动的管理，即为激发员工创新的积极性和主动性，鼓励员工立足岗位发明创造，促进创新活动常态化、规范化、制度化、科学化而制订管理方法。创新型管理，则是把创新体现在管理过程中，要求整个组织和成员都是创新型的，并由单项创新到综合创新（全方位创新）、个人创新转向群体创新。

（2）创新管理的组织形式：包括观念创新、理论创新、科学创新、技术创新、产品创新、工艺创新、体制创新、市场创新、组织创新、管理创新等。团队是创新的组织保证，组建创新团队具有重要意义。创新团队建设能有效提升学科水平，支撑学科发展。创新团队应具备的创新能力包括：

1）思维创新能力：即思维方式创新的能力。思维方式是人们观察、认识和考虑问题的方式。作为一个创新团队，要敢于适应时代发展的要求，率先突破传统思想的束缚和禁锢，善于从新的视角，采用新的方式来思考问题、观察问题、处理问题；在实际的工作中，保持科学的创新精神和求实精神，面对层出不穷的新问题，勇于探索，大胆突破。在创新型团队中，思维方式的转变和突破会带给团队全新的创新理念和行为方式。

2）规范创新能力：规范创新是对一个团队内部管理准则的更新，确立规范是一个团队得以存在和发展的重要前提，也是一个团队工作规范化、有序化的重要保证，一个创新团队对制度创新的洞察力越强，制度创新的自觉性就越强，在团队规范的设计和实施上的效果就越好，团队创新能力也就越高。

3）观念创新能力：观念创新的前提是必须开放自己的思想，具有创新力的团队应该能够避免各种对创造力的妨碍，特别是自己无意中对自己的束缚，并能充分运用创造能力改造工作、学习和生活的各个层面。在团队的观念创新过程中，有必要自觉破除枷锁，使团队处于有利于观念创新的状态中。

4）工作创新能力：首先，应善于发挥团队成员的积极性和创造性；其次，团队应当重视成员提出的有价值的创新性观点，即使是处于初始阶段、不成熟和不完善的；再次，创新团队内部应当营造一种宽容的氛围，使大家畅所欲言，防止相互诋毁和拆台。

（3）创新管理各种制度建设：完善的制度是确保创新活动和谐进行的保障。创新管理的组织结构要在相对稳定的基础上，着眼于未来的发展，坚持稳定性与适应性的统一，组织结构要保持稳定性，其机构设置、工作流程、人员构成、规章制度不能随意更改，组织设计时要坚持弹性原则，保持组织结构的应变力。创新管理中，人事制度应该坚持平等、公开、竞争、科学的原则。

4. 创新成果的管理与专利知识产权　创新成果指根据企业运营管理的客观发展需要，运用科学理论或理念、模式及相应的管理方式、方法等所作出的、具有创新性的改进、改革和改造，并经实际应用证明，对企业技术水平有明显提升价值的成果。其主要内容包括但不限于：现代企业制度建设、企业信息化建设、经营机制转换、战略管理、集团管理、人力资源开发管理、收入管理、成本管理、资金资产管理、市场营销管理、网络运行管理、质量管理、物流管理、风险管理、知识管理、信用管理、企业文化建设、国际化经营等方面。创新成果主要把握三个要素：①前提是必须属于企业管理的范畴，对于不属于企业管理范畴的创新，如技术革新、技术进步、技术发明创造等应通过技术进步科技成果进行申报；②核心是创新，必须是有创新的办法和措施，有明显作用和效果；③必须经过实践检验，实施的成果能够给企业带来显著变化，对同行业有启示、借鉴和典型示范作用，具有导向和推广价值。

创新成果的标准主要有三条，必须同时具备，缺一不可，即创新性、效益性和推广性。从我国总体情况看，护士发明、创新及专利数量非常稀少。以护理器具为例，文献报道，我国护理器具从属于医疗器械类，产品多集中在低端复制形式，高端护理器具多来自进口，迫切需要发展具有自主产权的护理器具。同时，还需注重专利转化。

【案例分析】

护理器具创新属于什么创新，其创新的价值和创新成果管理的意义有哪些？

1. 护理器具创新是把感悟和技术转化为能够提高护理服务水平，体现护士的价值、提高服务对象生存质量的新产品，是人性化服务患者的具体体现；也是护理艺术最直接的表达方式。护理器具已不仅仅是一件物品，还承载着对患者个性的尊重和关怀。随着生命科学的发展，护理范畴和内涵逐步扩大，护理新技术、新业务越来越多地被临床应用，对护理器具的作用改革、形态完善是满足患者生理、心理需求的相应举措。同时，它也满足护理流程创新，必然促进护理工作新模式的发展，更是现代护理新模式发展的趋势。护理器具创新，还可以提高护士的工作效率，节约时间和降低劳动强度，为合理配置人力资源提供保障。

2. 本案中不论是护理器具改进或创新，还是形成的创新成果，管理者运用相关理论与知识，指导护士实践与支持护士创新的积极性，使护士对创新成果与知识产权有较好认识。在现代市场经济体系中，知识产权有着举足轻重的作用，它为其所有者的创新成果提供法律层面的保护；为创新事业的发展提供支撑；为技术持续进步和经济良性运转提供重要保障。因此，护士在临床护理活动中，对发明与创新及成果的保护，有着十分重要的意义。

（1）转变创新管理理念，激发护士创新活力

1）建立创新管理机制，提升护理技术与器具创新的重要性：护理器具的创新，是满足患者需求、完善优质护理、丰富整体护理内涵、促进患者快速康复的具体体现，以创新的服务理念、革新的器具带动和促进医院护理质量全面持续改进。本案中，护士长带着团队将吊环、哑铃、脚踏蹬车等运动器具巧妙组合，创新发明了“卧床患者多功能锻炼器”，说明护士不仅要在临床工作中帮助患者积极康复，更重要的是，要勤于观察、主动思考、不断学习创新思维，提升实践能力。

2）加强创新管理实践，健全创新团队科学研究的规范性：成立护理创新学组，护理部主任担任组长，科护士长和科研能力较强的护士长担任组员，小组全面负责护士有关创新理论的培训，制订活动计划及评比方案，与医学工程科、信息科等相关部门建立协作关系，帮助科室解决技术难题，提供指导和支持。对带有普遍性的创新，经论证和试用后全院推广，对价值高的护理创新，指导协助申报护理研究课题。

3）完善创新管理制度，推动竞争与激励机制并存的可行性：激励护理人员积极参与护理创新项目的研究。护理部每年组织创新竞赛活动，评选优秀创新项目，拿出部分经费用于改革创新中，与外单位协作、改革创新产品的试验、申请专利及发表文章等。奖励获得国家级专利和发表科研论文的护士，并作为晋升、晋级的参考条件。对有创新思维的护理人员及创新成果，医院除物质奖励外，还在院内通报表扬。同时，选派优秀护理人员参加境内外培训、交流和学习。

（2）实践创新管理理论，加大护理创新培训

1）理论培训与实践应用相结合：护理器具的改革创新是科研的一种形式，理论培训重点是护理科研的概念、选题、程序及方法等。引导护士在工作中关注每个护理环节中的问题，从基本的护理器具开始，从方便患者、提高舒适、加快康复、省时节力等角度着手。例如，危重患者服饰创新、一次性精密尿量计的设计、卧床患者多功能锻炼器、多功能患者转运电瓶车、安全约束带等发明。

2）全员培训和重点培训相结合：全员培训是对护士分批进行创新理论的培训。选送护士长和专科骨干外出进修学习，开阔眼界，交流科研创新的方法与成效。对有创新意识的护士，给予重点培训和指导，建立课题设计、进展汇报制度，帮助其快速成长。

3）定期总结和专题讨论相结合：创新学组每月组织召开专题会议，对临床发现的问题，提出设想，互相启发。例如，护理器具存在使用缺陷，边用边改，在较短时间内产生、获得更多的发明创造新设想。

（3）推进护理创新项目，加速完善创新流程

1）临床试用完善：护理创新项目一定是在应用的基础上产生的。所以，项目在研制过程中，必须经过临床试用阶段。

2）专利权申请：与专利代理公司取得联系，向国家专利局提出专利申请。

3）临床推广应用：对护理创新项目的思路、可行性和临床实用价值，组织相关医疗、护理专家进行创新成果评价，形成决议，在临床推广应用。创新器具经过临床验证，有专利保护，受益于广大患者，充分体现出护理创新服务的价值。

【经验分享】

如何撰写护理器具专利申请书？专利申请书主要内容是什么？

创新成果的推广与保护及规范其应用，须撰写护理器具专利申请书。专

利申请书的主要内容须认真、严谨、实事求是地填写名称、特征摘要、权利要求及专利说明书。专利说明书要详述技术领域、背景技术、发明内容等。可由个人或专利代理公司合作申报。以“卧床患者多功能锻炼器”专利申请为例。

卧床患者多功能锻炼器专利申请书

发明名称：卧床患者多功能锻炼器

发明人：× × ×

摘要：卧床患者多功能锻炼器，其特征为：一个由四根立柱（1）、一个四边形上框架（2）和两根下连杆（3）组成的框架结构；四边形上框架（2）与四根立柱（1）的上端相连，每根下连杆（3）的两端分别连接病床同侧方向的两根立柱（1），四根立柱（1）的下部均安装了带有自锁功能的万向轮（4）；在四边形上框架（2）上与卧床患者上肢相对位置处安装有上肢练习器械安装上横梁（5）；在四边形上框架（2）上与卧床患者脚部相对位置处安装有下肢练习器械安装下横梁（6）；上肢练习器械安装上横梁（5）上安装有两个吊环（7）和 / 或弹性拉力器（8）；在下肢练习器械安装下横梁（6）上安装有拉簧（10），拉簧（10）的下端连接有用于固定患者脚部的绷带（11）。本发明结构简单，造价低，有利于危重、卧床患者康复锻炼。

权利要求书

1. 卧床患者多功能锻炼器，其特征同上述摘要。

2. 根据权利要求，所述的卧床患者多功能锻炼器，其特征是所述的四边形上框架（2）由四根连杆和四个三通接头组成，三通接头的两个水平的接头分别与四根连杆中的两根相连，另一个向下的接头与四根立柱（1）中对应的立柱的上端插接相连。

3. 根据权利要求，所述的卧床患者多功能锻炼器，其特征是所述的两根下连杆（3）之间、靠近病床尾部一端处连接有增加强度的加强梁（12），在立柱（1）与上框架（2）之间设有斜向加强筋（13）。

4. 根据权利要求，所述的卧床患者多功能锻炼器，其特征是所述的四边形上框架（2）的四个边、上肢练习器械安装上横梁（5）、下肢练习器械安装下横梁（6）均由两根或两根以上的空心或实心杆件连接而成，在它们的连接处均为有锁紧件。

5. 根据权利要求，所述的卧床患者多功能锻炼器，其特征是所述的上肢练习器械安装上横梁（5）上还拴装有握力器（9）。

6. 根据权利要求，所述的卧床患者多功能锻炼器，其特征是所述的四边形上框架（2）上还安装有悬挂视屏梁（14），悬挂视屏梁（14）上安装有可左右移动定位的移动滑夹（20）。

7. 根据权利要求，所述的卧床患者多功能锻炼器，其特征是所述的上肢练习器械安装上横梁（5）、下肢练习器械安装下横梁（6）及悬挂视屏梁（14）的两端分别与对应的定位旋拧器（15）相连，所述的定位旋拧器（15）套装在四边形上框架（2）的边框上并通过T型移动夹（16）定位，以实现位置的任意调节。

8. 根据权利要求，所述的卧床患者多功能锻炼器，其特征是所述的吊环（7）和拉簧（10）的上端均与对应的吊钩（17）相连，吊钩（17）固定在移动滑夹（18）上，移动滑夹（18）套装在对应的横梁上并通过定位旋拧器（19）定位在对应的横梁上。

卧床患者多功能锻炼器说明书

技术领域［0001］本发明涉及一种医疗器械，具体说，是卧床患者多功能锻炼器。

背景技术［0002］目前，在重症病房、内外科病房有大量长期卧床的患者，这些患者由于手术或病情原因只能长期卧床疗养，身体各部位得不到应有的运动，不仅不利于康复，长此以往还会造成肌肉萎缩、免疫功能低下。虽然护士可帮助患者进行适当的肢体运动，但因忙于治疗而容易遗漏或疏忽。当然，协助患者功能锻炼也会消耗护士的大量体力，活动力度很难把握，给患者带来不适。因此，部分患者宁愿延缓康复也不愿意进行锻炼。设计一种适合卧床患者使用的上肢、下肢锻炼的运动器，是减轻护士劳动负荷，减少卧床患者并发症，帮助患者康复的方便途径之一。

发明内容［0003］本发明的目的是针对重症卧床患者，因缺乏相应的锻炼器而导致组织器官功能退化、血液循环延缓，甚至深静脉血栓形成、延长康复周期等问题，设计一种既可供患者锻炼加快康复，又能减轻护士体力劳动负荷的卧床患者多功能锻炼器。

技术方案［0004—0012］是具体描述卧床患者多功能锻炼器，其特征、每一结构之间的连接要求、作用，以求组合成安全、适用、方便的器械以确保良好使用效果。

有益效果［0013—0014］本发明针对卧床患者的特点，将原先必须在健身房中锻炼的相关器械，集中到一个框架式结构上，使患者可根据自身条件，进行适当的下肢、上肢运动进而带动全身运动，这不仅可使患者自主运动，还能减轻护士劳动强度，有助于患者的康复，防止机体因长期不运动而发生退化性病变、避免废用性肌萎缩，有效预防深静脉血栓，同时，通过锻炼改善患者的精神状态，提高患者战胜疾病、克服困难的信心，经实验统计，使用卧床功能锻炼器的患者，可减少平均住院天数。

其他说明［0015—0018］使用方便，可横跨于卧床患者的病床上，既可锻炼，又不影响原有的卧床状态，尤其是不会影响原有治疗设备和器械的安装使用，卧床患者达到能够进行自我康复锻炼的状态即可，由患者自行选择锻炼项目。同时，还可利用吊环的作用，使患者自己将背部提升离开床面，便于更换床单或相关医疗设备，还可减轻医护人员的劳动负荷。患者脚部拉起可做空中漫步、上下左右用力蹬腿运动。本发明还可设计成可快速装拆的结构，便于收纳和运输，各连接部位均可采用常规的螺钉固定。本发明不仅适用于重症病房，也可用于普通病房，甚至家庭卧床患者。

附图说明［0019］图 16-1。

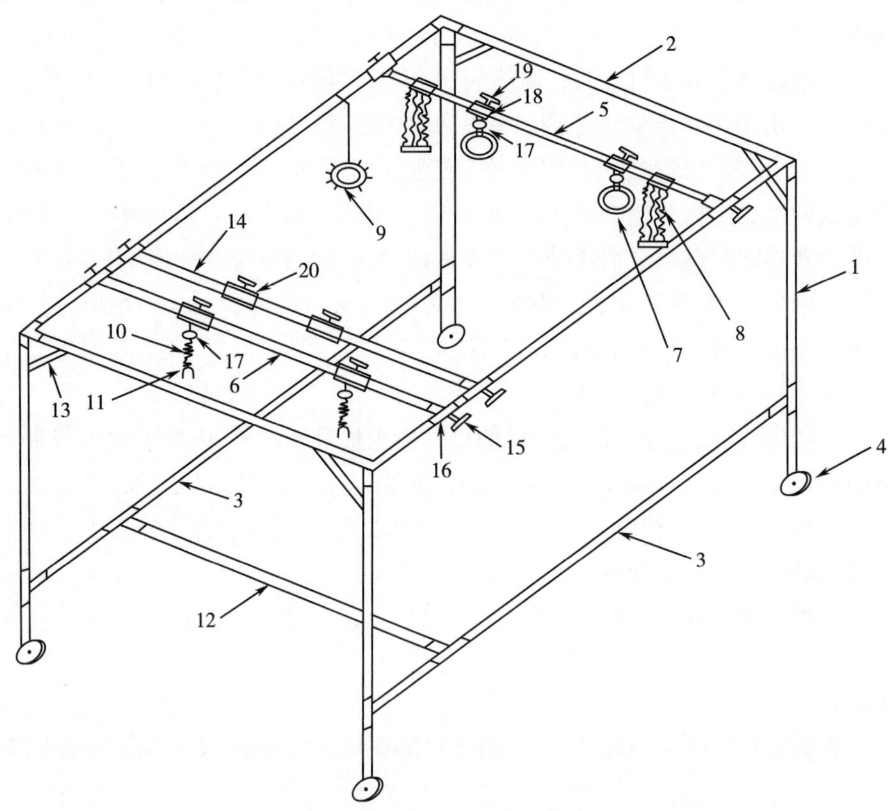

图 16-1　**卧床患者多功能锻炼器的结构示意图**

案例 47　人才培养使用创新——让她们"飞"得更高更远

某小区,一条红色醒目的横幅上写着"临床营养专科护士走进社区",一张张精美大幅健康教育展板以通俗易懂的图片,介绍营养知识、养生和饮食指导。这是某医院营养专科护士小黄、小李等护士为社区居民进行"营养"主题义诊活动现场。黄护士讲解各种疾病饮食与营养调理知识;李护士发放各种健康教育处方;测营养指数、身高体重;测血压、血糖,解答居民们的疑惑。热心的居民王大妈,忙着倒水,跑前跑后。她突然想起邻居李大爷,半年前做了喉癌手术,带着"营养管"回家。王大妈急速跑去李大爷家,李大爷女儿闻讯赶来咨询,黄护士约好上门诊疗时间。隔天,营养医生和护士带着营养监测仪器来到李大爷家,不仅为李大爷进行营养评估、监测,调整营养方案,还给予营养管路维护,李大爷全家感动不已。两个月里,黄护士坚持电话随访,并详细绘制营养指标变化图,边观察边调整,李大爷腹胀、腹泻等症状逐渐好转,精神状态、营养指标明显改善,因而家属给医院送了锦旗和感谢信。

护理部在医院信息网看到了锦旗和感谢信,赞扬和肯定专科护士的做法,召开专题办公会,重新修改专科护士使用、考核、培养指标:设立专科护士岗位、职责;开设专科护士门诊及会诊制度;在考核方面,与普通护士三班倒、夜班数及"三基"考核相区别;以专家型护士或临床护理专家为目标,培养该专业学科带头人、院内营养护理质控监督人及疑难问题会诊决策人;设定申报科研项目、继续教育、学术交流及科研论文等高层次护理人才的要求。护理部对专科护士培养及使用的管理思路,尤其为专科护士搭建施展专项技能平台的做法,受到上级及同行称赞;同时,使年轻护士深受鼓舞,积极申报在职培训与学习。

【问题】

1. 本案例说明该院在专科护士培养、使用方面有哪些创新管理方法?

2. 护理部主任应用哪些创新管理理论,为专科护士提供更广阔的发展平台?

【知识链接】

1. 创新人才理论及内涵　所谓创新人才,就是具有创新意识、创新精神、创新知识、创新能力、创新思维并具有良好的创新人格，能够通过自己的创造性劳动取得创新成果，在某一领域、某一行业、某一工作上为社会发展和人类进步作出创新贡献的人。

（1）创新意识：指人们根据社会生活发展的需要，引起创造前所未有的事物或观念的动机，并在创造活动中表现出的意向、愿望和设想。它是人类意识活动中的一种积极的、富有成果性的表现形式，是人们进行创造活动的出发点和内在动力，是创造性思维和创造力的前提。

（2）创新思维：就是打破一切常规，不人云亦云，在处理新的问题时，能提供一条更高效、更省时省力省资源解决方案的思维方式。

（3）广义的知识创新：泛指对知识的创造性、新颖性变革。知识创新指通过科学研究，包括基础研究和应用研究，获得新的基础科学和技术科学知识的过程。科学研究是知识创新的主要活动和手段。知识创新包括科学知识创新、技术知识特别是高技术创新和科技知识系统集成创新等。知识创新的目的是追求新发现、探索新规律、创立新学说、创造新方法、积累新知识。

（4）创新能力：是技术和各种实践活动领域中不断提供具有经济价值、社会价值、生态价值的新思想、新理论、新方法和新发明的能力。

（5）创新思维：指以新颖独创的方法解决问题的思维过程，通过这种思维能突破常规思维的界限，以超常规，甚至反常规的方法、视角去思考问题，提出与众不同的解决方案，从而产生新颖的、独到的、有社会意义的思维成果。

2. 创新思维及能力的论述　创新思维的本质在于用新的角度、新的思考方法来解决现有的问题。其特性有：思维的能动性、思维的变通性、思维的独特性、思维的敏感性。创新思维基本类型包括：差异性创新思维、探索式创新思维、优化式创新思维、否定型创新思维。管理者需要具备以下能力，以提升创新思维能力：

（1）观察和洞悉能力：创新者往往拥有一双慧眼，能发现被人忽略的细节，挖掘出潜在的创新机会，并观察客户，找寻未说出来的潜在需求，能观察使用程序，发现出人意料的或异常的事件，观察环境，洞悉人、产品 / 服务和环境的互动关联。

（2）发问和质疑能力：创新者要勇于质疑和发问，并不断变换角度去思考，找出产生现状的原因，跳脱出现实的种种制约，搜索具有颠覆性创新和破坏性创新的解决方案。通过思维革命带来现实产业中的革命。

（3）探索和解决问题能力：创新者需要把困难不断分解，将步骤和零件结构、矛盾点和问题点，逐个分析破解。

（4）跨界交流和整合能力：当问题和矛盾拆解得足够小的时候，可以发现不同的产业或领域碰到的问题和矛盾是类似的，在某些领域已经被使用的解决方案可以应用于创新者苦苦探索的领域。如果，创新者可以形成一个社交圈，从不同背景的人身上迅速获得不同的观点，快速整合各种资源，创新者将如虎添翼。

3. 创新管理中善用人才的方式

（1）注重创新人才的思维和技法培训：开展创新教育，使员工理解什么是创造学，如何开发自身的潜能；将中心放在岗位创新活动上，特别是结合岗位发现急需改进、完善的问题；通过培训，收到既解决实际问题又开启人的创造性思维的双重效果。

（2）善于使用创新人才：根据德鲁克的观点，"企业家精神"的本质是有目的、有组织的系统创新。只有自身具有创新精神的管理者，才会支持、鼓励员工的创新行为，才会把有思想、不盲从、爱独立思考的有创新才能的人看成最宝贵的财富，才能在工作中善于鼓励下属进行创新，发挥创新潜能。

（3）使用创新人才时应注意：①让组织中最具有创新性的人去解决组织中最难的问题，问题越难，工作越有挑战性，越能发挥人才的创造力和积极性；②用具有创新能力的人去激发那些缺乏创新热情的人，对创新行为和创新成果给予大力的表彰，使创新者得到激励，缺乏创新热情者受到激发，形成推动组织创新的氛围。

（4）强化和完善对人才的激励机制，搭建人才成长平台：采取合理的激励形式，寻求真正的激励因素，建立以业绩为核心，由品德、知识、能力等要素构成的人才评价指标体系。激励人才创新意识，鼓励技术革新和技术创造，组织课题研究和技术攻关。建立拔尖人才评选制度，结合年度考核与评比，对评选出的拔尖人才予以表彰、奖励。

（5）注重在实践中使用人才：努力寻找事业发展和个人成长的结合点，把人才放在重点工程、重点项目和重点岗位进行锻炼，派往急、难、险、阻的工作岗位进行锻炼，有计划地开展多岗位锻炼，激发工作潜能。

4. 创新管理中人才成长环境与要求

（1）定岗位：按照科室的工作量和护士的人员配备，确定专科护士的名额，设立专科护士岗位。

（2）定职责：根据科室和专科护士的类别，确定本专科护士具体工作职责。①立足临床护理，负责全院患者营养风险的筛查；②进行患者的机体组成及能量代谢测定，为医疗提供监测结果来调整营养方案；③负责全院护士的营养知识培训及护理指南应用，对于筛查出的高营养风险患者，推荐护理处理原则；④负责营养管路的维护与操作培训；⑤负责全院患者营养护理问题与难点进行会诊，现场处置和指导；⑥制订营养护理关键技术操作流程，应用循证护理原则，及时修订及持续护理质量改进。

（3）定人员（以营养专科护士为例）

1）任职条件：有10年以上护理专业经历，5年以上专项操作经验，本科以上学历，具备一定的教学、管理、科研及沟通能力，取得专科护士培训合格资格证书。

2）选拔方式：通过德、能、绩综合素质考评，经过初选、终选、公示等方式评定出优秀者聘用上岗。

（4）定考核：实行聘期考核制度，采用年终述职报告，护理部及科室根据岗位职责对专科护士进行评定，根据三年综合考核成绩，决定是否续聘。

（5）定激励：岗位补贴、晋升、晋级、深造等。

【案例分析】

1. 本案例说明该院在专科护士培养、使用方面有哪些创新管理方法？

本案例中小黄、小李等营养专科护士经过专业训练和临床资质考核，不仅做好院内的临床营养护理工作，还发挥了专科护士的专业技能，将健康知识、科普教育传播到社区，得到众人一致赞扬和认可。对此，护理部认识到创新管理方法在专科护士培养、使用方面上的重要性，立即召开专题办公会，重新修改专科护士使用、考核、培养指标：设立专科护士岗位、职责；开设专科护士门诊及会诊制度；在考核方面，与普通护士三班倒、夜班数及"三基"考核相区别；以专家型护士或临床护理专家为目标，培养该专业学科带头人、院内营养护理质控监督人及疑难问题会诊决策人；设定申报科研项目、继续教育、学术交流及科研论文等高层次护理人才的要求。护理部对专科护士培养及使用的管理思路，尤其为专科护士搭建施展专项技能平台的做法，受到上级及同行称赞；同时，使年轻护士深受鼓舞，积极申报在职培训与学习。

2. 护理部主任应用哪些创新管理理论，为专科护士提供更广阔的发展平台？

（1）创新管理和使用专科护士：护理队伍健康发展的必然要求，是建立科学合理使用机制，才能激发专科护士队伍活力。护理部主任应充分认识到专科护理工作的重要性，不断更新管理理念，制订切实可行的专科护士管理方案，培养与使用相辅相成，真正发挥专科护士的作用与价值。①在岗位设置上，为专科护士成长搭建平台。例如，某院将临床护士分为 N1~N4 四个层级，N4 为临床护理岗位中最高层级，而获得专科护士资格为 N4 级护士任职基本条件之一，使专科护士能有更好的平台发挥各自的作用；②在职责设定上，专科护士作为本专科的业务骨干，需要对他们有明确的任务要求和考核要求，如专科护士需要承担疑难重症患者的护理、下级护士及学生带教、病房专科教学及授课、延伸护理及健康教育、护理科研等。此外，随着社会和群众对专科护理门诊需求量的增大，专科护士在临床护理中将扮演越来越重要的角色。护理部主任应进一步建立完善专科护士管理制度，有计划、分层次培养专科护士，并在临床中科学合理地使用。

（2）创新管理与科学有效认证专科护士

1）创新制度管人，高度重视专科护士的作用：护理部主任要重视专科护士的作用，在人才培养、继续教育方面，加大对护士的投入，积极支持护士外出进行学术交流、进修，从而有效激发护士的工作积极性和职业荣誉感。此外，护理部应对专科护士在外出进修学习、职称晋升、中高级岗位设置、选拔护理技术骨干及人员配备等方面适当倾斜。

2）创新培训育人，提高护理人员学历层次：根据全院专科的设置制订各专科理论知识学习和专科技能训练计划。对不同层次、不同年龄的护士提出不同的要求和目标，使专科护士有明确的学习方向。例如，对入职 3 年内的护士每季度考核一次“三基”理论知识，加入 10%~20% 专科理论知识。对工作 3 年以上的护士，每半年考核一次，以专科知识为主，加入 10%~20% 与专科有关的基础理论知识。鼓励大家积极参加院内外的继续教育活动，提高护理人员的基本素质，坚持 1 次 / 周的专科学习，内容可为特殊病例的诊断、治疗、护理或医护业务的新进展，有关专科护理的护理技术操作，也可以是常见专科疾病的护理程序、抢救程序的演示等。对从事本专科工作 5 年以上的护士，选拔优秀人员外出参加学术交流，或到上一级医院进修，了解和掌握本专科发展的新知识、新技能。

3）创新激励用人，采取多种形式培养人才：护理部主任应采取多种形式给专科护士提供学习机会。鼓励每个人主动学习钻研专业知识，或外派进修学习本专业本专科新业务、新技术、新进展。回院后将自己的学习情况制成幻灯片向全院护理同道汇报，以便大家都能了解新的信息及专科新理论、新技术、新进展，作为护理骨干带领低年资护士共同做好本专科护理，致力于科室护理队伍的建设与发展。

案例 48 技能考核创新——“独占鳌头”的团队如何练成？

某医院“平、战结合医护一体化综合技能考核”是落实全年培训与考核计划的重头戏。对于此项工作，年初护理部大胆提出改革和创新考核模式。长期以来，医生、护士培训内容多，传统的培训与考核多为医生、护士“各自为战”“医护分离”。虽然各自考核成绩“斐然”，但临床急救与处置突发事件总有操作和配合“不协调”的缺陷发生。护理部与科室查找原因，在整改措施中，提出“医护合练、组合作战、团队取胜”的“平、战结合医护一体化综合技能考核”新模式。但实施过程中出现了问题，医生参训时间不确定，护士掌控合练亦很困难，甚至有异议，担心“医护合练不成而影响护士自身训练”。就此，该模式在争议中推进。面对年终验收考核新模式，护理部主任有信心但又忐忑不安。

以下为年终验收考核情况：

考核地点为该医院沙漠丛林网篷下的“平、战结合医护一体化综合技能考核”现场。监考随机抽考 5 名人员（2 名医生，3 名护士）。大屏幕显示：“患者病情；选手根据提供的病例资料、情景，给患者采取正确的处理措施；时间 5 分钟；操作完毕后，须回答问题原因。”

急救科战队出场，主治李医生立即评估：“患者外伤导致脾破裂 4 小时，因出血引起血压下降，患者神志恍惚，双侧瞳孔对光反射弱，动脉搏动微弱，呈休克状态”，即下指令：“张护士，心电监护，监测生命体征！”“是”，张护士立刻给患者连接各心电导联。张护士：“心电监护显示患者心率 150 次 /min，呼吸 35 次 /min，血氧饱和度 88%，血压 50/30mmHg”。李医生：“王护士，立刻建立两条静脉通路，给予快速扩容！”“丁护士，负责抢救记录与配合”。李医生、吴医生开放气道，简易呼吸球囊加压给氧 8L/min，准备气管插管连接呼吸机辅助呼吸，通知普外科会诊，准备急诊手术。“是”“静脉通路已建立。”“呼吸机准备完毕。”当大家正在有条不紊地抢救时，突然张护士说道：“李医生，患者心电监护显示心率为 0，我已检查心电监护导联未脱离，患者大动脉搏动消失！”吴医生立即实施胸外心脏按压……“张护士，肾上腺素 1mg 静脉推注！”“是！”“准备除颤！”“360J 充电准备完毕，离开床边，放电！”“恢复窦性心律，50 次 /min，继续胸外心脏按压。”张护士：“大动脉搏动恢复，自主呼吸 30 次 /min，窦性心律 60 次 /min。”李医生：“报告，操作完毕！”

此时，大屏幕时间读数4分45秒。观摩台上护理部主任眉宇舒展，露出笑容，看到护士们与医生完美的合作演示，这3个月医护一体化综合技能训练没有遗憾，大家辛勤付出，成绩优异……

【问题】

1. 与传统培训相比，平、战结合医护一体化综合技能考核有哪些创新管理亮点？

2. 护理部创新管理中，组织医护之间训练模式有哪些益处？

【知识链接】

1. 创新管理中，培训与考核模式的现实意义　21世纪医疗行业的竞争，实际上是人才、技术、管理的竞争，而人才是医院生存发展的关键。医院提高救治技术、培养人才、凝聚人才若仅仅依靠提高医护人员待遇是远远不够的，应当采取一定的方法和措施来提高医护人员各方面的素质，医护人员的培训与考核就是其中一个必不可少的环节。近年来，医院医护人员培训与考核有了长足的进步，许多医院针对专科特色和医生、护士岗位特点，在提高医护人员职业素质，增强技术操作竞争力方面，有其独特的做法，取得成效，但仍存在困惑和问题，主要表现在：医护培训工作还不能适应市场经济发展的要求；未能充分调动医护人员参加培训的主观能动性和积极性；培训效果反馈机制不够健全，无法保证培训效果和质量；医护组合技术训练不足，少数科室没有充分认识到市场经济条件下的医疗技术竞争危机，以“忙”为理由忽略了对医护人员知识和技术的培训。面对医护人员培训与考核存在的问题，管理者应重视以下几点：

（1）医护人员培训与考核需要创新

1）观念创新是做好医护培训与考核的前提：要实现新时期医院培训与考核工作的创新，应着重做好以下几点：①提高医护人员素质，必须打破惯性思维，重新认识和定位培训与考核工作，无论是在激励约束机制、实施措施上，还是培训与考核内容和方法上，都要重新审视是否符合医院新的发展目标、工作要求和岗位实际需求，有针对性地进行探索和创新，这样才能建设一支高素质的医护队伍。②培训的效果在很大程度上取决于考核方法的选择。当前，国内各家医院培训与考核的方法有很多种，不同的培训方法具有不同的特点，各有优势。针对特殊技术，如应对突发事件的快速反应、急救技术、应急预案等，管理者要选择合适有效的培训方法，需要考虑培训的目的、培训的内容、培训对象的自身特点及医院具备的培训与考核资源等因素。

2）考核内涵创新，是检验医护人员培训效果的根本途径：医护人员培训教学是相互交流的过程，在这个过程中，既有医生、护士“各练各兵”技术特色，又有创新“医护合作”操作特点，“平、战结合培训与考核”改变传统模式，使参训者处于决定性的地位，体现以人为本的观念，激发参训者的学习兴趣，发挥其学习的主动性，提高学习兴趣和主动性，符合创新原则。

（2）“合练”培训创新：①培训与考核思路创新，这就要在培训与考核的思路上，围绕从“要我学”的点名培训向“我要学”的按需培训转化，从应急培训“要我会”向“我要会”常态培训转化；②培训内容创新，培训要反映在医疗救治条件下医院管理创新、技术创新的新内容，同时要注重学以致用，解决应急处置中的现实问题，满足救治患者的需要，还要适应竞争激烈的医疗救治水平和新科技革命面向未来的超前培训；③培训方法创新，由于医护人员素质培训涉及面广，需要根据不同培训对象和内容，制订培训计划、考核要求和措施，既要符合实际，因地制宜，紧贴患者需求，又要精心设计和选择诸如讨论式、观摩式、情景模拟、安全分析等灵活多样的培训方法，充分发挥参训者的主动性；④培训手段创新，长期以来，许多医院都有行之有效的医护培训方式，如专项操作训练、短期轮训、委托培训、分层培训等，在新的条件下，既要继承过去好的培训方式，又要广泛运用各种先进培训手段和电子化教学设备，利用多媒体进行交互式学习；⑤培训制度创新，建立一套与之相适应的管理制度，诸如培训项目策划制度、培训项目主持人制度、工作协调制度、检查考核制度等。

（3）“角色”培训创新

1）讲授法：属于传统模式的培训方式，指培训老师通过语言表达，系统地向参训者传授知识，期望参训者能记住其中的重要观念与特定知识。这种学习效果易受培训老师讲授的水平影响，由于是单向性的信息传递，参训者缺乏交流和反馈，学过的知识不易巩固，故常被运用于一些理念性知识的培训。

2）岗位轮换法：这是一种在职培训的方法，指让参训者在预定的时期内变换岗位角色，使其获得不同岗位的工作经验，一般主要用于新入职医护人员。现在很多医院采用工作轮换培养新入职的年轻人员。这种工作轮换，能丰富培训对象的工作经历，从而更好地开发参训者所长，增进培训对象对各科室工作的了解，扩展参训者的知识面，为参训对象以后完成跨科室、合作性的医疗护理打下基础。

3）工作指导法或教练 / 实习法：这种方法是由一位有经验的技术能手或直接主管人员在工作岗位上对参训者进行培训。如果是单个的一对一的现场个别培训,则被称作师带徒培训,给参训者提出如何做、如何做好的建议,并对参训者进行鼓励。这种方法一定要有详细、完整的教学计划,但应注意培训的要点:一是对关键工作环节的要求;二是坚持工作的原则和利用好工作技巧;三是须避免、防止的问题和错误。这种方法应用广泛,可用于科室新入职人员。这种方法优点在于施训者与受训者之间形成良好的关系,有助于工作的开展,一旦师傅调动、提升、退休或辞职时,能有训练有素的人员顶上。不足之处就是不容易挑选到合格的教练或师傅。需储备或挑选具有较强沟通能力、监督和指导能力及宽广胸怀的教练。

4)研讨法:按照费用与操作的复杂程序又可分成一般研讨会与小组讨论两种方式。它的优点在于强调参训者的积极参与,鼓励参训者积极思考,主动提出问题,表达个人的感受,有助于激发学习兴趣。讨论过程中,施训者与参训者之间、参训者与参训者之间的信息可以多向传递,知识和经验可以相互交流、启发,取长补短,有利于参训者发现自己的不足,开阔思路,加深对知识的理解,促进能力的提高。据研究,这种方法对提高参训者的责任感或改变工作态度特别有效。不足之处在于,运用时对培训指导教师的要求较高,讨论课题选择好坏将直接影响培训的效果,参训人员自身的水平也会影响培训的效果,不利于参训人员系统地掌握知识和技能。

5)视听技术法:就是利用现代视听技术(如投影仪、录像、电视、电影、电脑等工具)对参训者进行培训。此法的优点:由于视听培训是运用视觉和听觉的感知方式,直观鲜明,所以比讲授或讨论给人更深的印象。缺点:视听设备和教材的成本较高,内容易过时,选择合适的视听教材不太容易,参训者处于消极的地位,反馈和实践较差,一般可作为培训的辅助手段。

6)具体案例研究法:指为参加培训的人员提供参训者或组织如何处理棘手问题的书面描述,让参训者分析和评价案例,提出解决问题的建议和方案的培训方法。这种方法在专业性强的医院较为常用,它的优点在于参与性强,变参训者被动接受为主动参与,教学方式生动具体,直观易学,容易养成积极参与和向他人学习的习惯。缺点是案例的准备时间较长,且对培训老师和参训者的要求都比较高。

7)角色扮演法:指在一个模拟的工作环境中,指定参加者扮演某种角色,借助角色的演练来理解角色的内容,模拟性地处理工作事务,从而提高处理各种问题的能力。这种方法的优点是参训者参与性强,参训者与培训老师之间的互动交流充分,可以提高参训者培训的积极性,通过扮演和观察其他人员的扮演行为,学习各种交流技能,通过模拟后指导,可以及时认识自身存在的问题并改正。不足之处在于，角色扮演法效果的好坏主要取决于培训教师的水平，扮演中的问题分析限于个人，不具有普遍性，容易影响参训者的态度、而不易影响其行为。

8）医院内部电脑网络培训法：这是一种新型的计算机网络信息培训方式，主要将文字、图片及影音文件等培训资料放在内部网络上，形成网上资料馆、网上课堂供医护人员进行课程学习。这种方式由于具有信息量大，新知识、新观念传递优势明显，是培训发展的一个必然趋势。优点在于使用灵活，符合分散式学习的新趋势，参训者可灵活选择学习进度、学习的时间和地点，灵活选择学习内容，节省集中培训的时间与费用。在网上培训，内容易修改，无须重新准备教材或其他教学工具，也可及时、低成本地更新培训内容，还可充分利用网络大量的声音、图片和影音文件等资源，增强课堂教学的趣味性，提高学员的学习效率。存在的不足是网上培训要求医院建立良好的网络培训系统，这需要培训资金，且不适用于人际交流的技能培训。

护理培训与考核要实现科学技术融合发展及协同创新，需要在人才培养、技术合作等方面进行新的突破和探索。当前全球人口老龄化、环境改变和新发传染病不断出现，世界比以往任何时候都更需要护士充分运用教育和培训的手段更新知识，提升能力，促进科技和护理培训的融合。

2. 创新管理中，培训与考核模式的技能竞争意义 在创新管理的视角下，护理培训与考核模式的技能竞争具有重要的意义。这不仅关乎护理人员提高专业能力，也有助于建立一支高素质、高效率、适应性强的护理队伍。

（1）提升专业技能：通过标准化、系统化的培训流程，确保每位护理人员都能获得一致且高质量的教育，从而提升整体服务水平。另外，这一模式可鼓励护理人员终身学习，不断更新知识和技能，以适应快速发展的医疗技术。

（2）促进服务质量：通过定期的考核和评估，强化护理人员的安全意识和操作规范，减少医疗差错，确保护理人员的服务质量符合行业标准，保障患者安全。

（3）增强团队协作：促进不同部门之间的跨学科沟通和合作，提高团队的整体效能，帮助医务人员更好地理解自己的职责，以及如何与其他医疗专业人员有效协作。

（4）激发个人潜能：通过创新性的护理培训与考核模式，为护理人员提供职业成长的机会，如晋升通道、专业认证等，并激励他们不断提升自我；提出改进措施和服务创新，促进护理实践的发展。

（5）应对变化挑战：面对突发公共卫生事件时，创新性的护理培训与考核模式，能够快速调整培训和考核方案，保持技能服务的灵活性、连续性和有效性。此外，此模式可充分利用新技术（如虚拟现实、人工智能等）进行模拟训练，提高医护人员的学习效率和效果。

3. 创新管理中，培训与考核模式的合作制胜精神　团队的核心是共同奉献。有效的医护职业培训与考核，是全面提升医院综合竞争力的过程。事实上，培训的效果并不取决于受训者个人，而恰恰相反，医院组织本身作为一个有机体的团队状态，起着至关重要的作用。创新团队合作精神有益于：

（1）增强医护人员对医院的归属感和主人翁意识。就医院而言，医生护士团结合作越紧密越充分，越具有吸引力，越能发挥人力资源的高增值性，从而为医院创造更多的声誉。团队意识不仅能够提高医护人员的合作技能，更能提高医护人员对自身价值的认识，使之对团队奋进目标有更好的理解。

（2）促进医院与医护人员、管理层与被管理者的双向沟通，增强医院向心力和凝聚力，塑造优秀的医院文化，增强医生护士团队意识、合作意识、质量意识、创新意识，形成上下级之间、同道之间、部门之间学技术、强本领的竞争合力，实现创新团队精神“召之即来、来之能战、战之必胜”。

（3）提高医护人员综合素质，提高工作效率和服务水平，树立医院良好形象。

（4）适应市场变化、增强竞争优势，培养医院的后备力量，保持医院争创一流技术的生命力。

【案例分析】

1. 与传统培训相比，平、战结合医护一体化综合技能考核有哪些创新管理亮点？

（1）突出以整体护理为主线、利用护理程序的方法，要求医生、护理人员结合案例提供信息资料（评估：看到什么？）

（2）能准确判断患者存在的主要问题（诊断、计划：想到什么？），并给予正确护理措施（怎么做？）

（3）通过设置一定的突发情景，要求相关医生护士能够正确判断、处理病情变化（效果评价：为什么这么做？），医生、护士的应急心理、敏锐思维和清晰应对能力，适应实战状态。

（4）提高医生、护士的沟通能力，培养团队精神，可以进一步拓展医生、护士临床工作思维（医护合练：达到的预期目的是什么？）。护理部看到实战演练取得初步效果，看到改革创新信心，更有进步空间。

2. 护理部创新管理中，组织医护之间训练模式有哪些益处？

医院有着竞争、创新、发展理念，为提高医疗救治水平，需要建立特殊技术培训和考核机制。医护人员要规范并熟练掌握急救技能，提高抢救成功率，每个医护人员都必须参加不同层级的培训和考核。通过“平、战结合医护一体化综合技能考核”，强化医护人员对生命“黄金八分钟”意义的理解，同时判断培训效果和改进不足。技能培训也给参训者带来其他益处，如紧急情况下保持沉着镇定和思维清晰的训练机会。

【经验分享】

1. 本案“平、战结合医护一体化综合技能考核”是创新管理中培养与考核机制实践的第一步。当今时代，市场竞争归根结底是人才、技术及管理竞争，谁拥有一流的优秀团队，谁就掌握了竞争的主动权。优质团队开发的核心内容是团队合作能力建设，在“培养、考核、使用”三个关键环节中，关键是人才的培养及训练。团队合作与团队精神是树立人才资源开发的“大培训观”和“大教育观”，建立创新培养体系和机制、提升群体素质的重要举措。

2. 提升参训者培训与考核效果，需要具备以下四项创新：

（1）培训与考核的观念要创新：必须转变培训与考核是费时、费人、费力、费财、费物的观念，要认识到培训与考核是医院的一种投资行为，是可以使医院获得长期综合收益的行为，其重要性比医疗设备投资更有价值，尤其综合训练、平战结合、医护合作，比单一培训考核更有价值。

（2）培训与考核的形式要创新：必须改变你说我听，课后考试的传统培训与考核模式。在培训与考核方式上，要体现人员的合作性、层次性，多样性，要拉开梯度。采用不同性质、不同水平的培训，灵活、生动、活泼、贴近实情实景，易于被参训者接受。要紧密联系实际，形成各方良性互动。

（3）培训与考核的计划要创新：在注重针对性的前提下，必须体现出系统的前瞻性。人员培训与考核不仅仅是为了目前的需要，更要考虑将来的长远发展。要根据医院的现状及目标，系统制订各科室、岗位的培训发展计划。要根据不同人员、不同层次、不同岗位制订交叉、重叠、合作、分组等多样的培训与考核主题，在培训与考核的内容上体现不同的深度。制订涵盖医院所有人员的、持续的、经常性的培训与考核机制。

（4）培训与考核授课者的选择要创新：培训与考核老师的选择非常重要，医院内部指定资深人员成为培训与考核老师在相互的认同上更为亲近。其优势为：他们既具有专业知识又具有宝贵的实际经验；能保证培训及考核内容与工作有关,并有足够的工作能力受到同事的尊敬;善于人际沟通;愿与别人分享自己的经验与能力;关心医院的发展,在培训中频繁接触,一种团队精神便在组织中自然形成,也锻炼了参训者本人的领导才能。

(彭南海)

第十七章

临床教学管理

临床教学是护理教育的重要环节，是将理论转化为实践能力的重要阶段，是衔接院校教学与临床实践的纽带，其质量好坏直接关系到护理人才的培养。临床教学管理要以目标、内容、管理、评价、保障为要素，构建一个完整、严谨、科学的临床护理教学体系，规范和强化理论与实践教学结合环节。随着护理学科飞速发展，教学内容、教学方法与教学管理模式不断创新，临床护理教育者要在如何培养高素质、复合型护理人才上做更多思考和探索，谋划未来护理临床教育发展道路，充分发挥医院的实践教学作用。通过优化临床教学管理体系，加大临床教学改革力度，提高临床教学质量，推动护理人才的培养，为维护人民健康提供人才保障。

案例 49　临床教学组织管理——教学质量下降的反思

今年的临床教学质量评估结果出来了，某医院的教学质量不太理想。大致问题就是教学工作制度落实不严，带教老师对教学知识、技能掌握不够，教学积极性不高，学生投诉带教老师的事件较多，护生相关的护理不良事件较多。新上任的护理部刘主任愁眉不展，于是到临床科室进行深入调研，听到带教秘书抱怨“上班那么忙，哪有精力教学生”“备课、教学查房、教学工作总结、出科考，做这么多事还不加奖金，才不要免费劳动”“现在的学生就是要求多，我以前都是老师干啥我学啥，都没挑的”等。经过梳理实习生投诉事件，大多也就是投诉带教老师“上班坐着，指挥实习生干活，如换吊瓶、拿快递”“老师太年轻了，自己都不会还带学生”等。

针对这些问题，刘主任查阅近几年的带教老师选拔、培训、考核记录，还有教学记录，发现带教老师的选拔流程简单，只要本科学历、工作满 5 年即可申请，岗前培训只涉及临床实习生带教相关制度规范、每年组织一次理论考试。教学管理制度的落实和教学师资的管理是临床教学组织管理的重要方面，如何在实习生和带教老师数量逐年增多的情况下，完善临床教学组织管理，高效、科学地实施高质量的临床护理教学是一大问题。

【问题】

1. 刘主任所在医院临床护理教学组织管理方面存在什么问题？
2. 你对该医院的临床护理教学组织管理有哪些建议？

【知识链接】

1. 临床教学组织管理　是按照临床教学过程的规律制订教学工作的顺序、建立相应的方法，以保障临床教学系统有序、规范、高效运行的活动。临床教学组织管理是临床教学活动能否正常进行的重要保障。临床教学组织管理内容包括临床教学基地、教学组织机构、师资队伍、教学管理制度和规范。

2. 临床护理教学基地　是培养医学人才的主阵地之一，是高质量医学教育的重要载体，按其与医学院的关系及所承担的任务，基本上可以分为附属医院、教学医院和实习医院三类。根据教育部发布的《普通高等学校本科专业类教学质量国家标准》，本科护理学类专业临床护理实践必须有不少于 1 所三级甲等综合性医院的附属医院、社区卫生服务中心、精神卫生中心或精神科作为基地。要求护理学类专业在校学生数与学生实习使用的床位数比例应达到 1∶1；科室设置齐全，能满足临床教学的需要。此外，临床教学基地必须成立专门机构，配备专职人员，负责临床教学的领导与管理工作，建立临床教学管理制度和教学档案，加强教学质量监控工作。

2010 年，护理硕士专业学位获批后，部分院校随即发布了关于护理专业学位硕士研究生的临床实践基地要求，如福建医科大学护理学院要求护理硕士临床实践基地是福建医科大学附属协和医院、福建医科大学附属第一医院等具有较强的临床教学、科研和临床护理能力的三级甲等综合性医院。医疗卫生服务机构在教学、科研及人才培养等方面有较稳定的合作关系，能为培养护理硕士提供较好的社会实践与教学场所，提供和保障护理硕士开展实践的条件，确保实践教学质量。

3. 临床护理教学组织机构　为加强临床护理教学管理，保证教学质量，圆满完成护理学生的临床教学任务，医院设有临床护理教研室，分设内科、外科、妇产科、儿科护理教研组，由护理部主任担任教研室主任，负责管理全院的护理教学工作，由科护士长担任各教研组组长，负责本专科的临床护理教学工作。科室指定教学秘书一名，负责日常临床护理教学管理工作。各科室设有带教老师若干名，负责落实开展本科室的教学工作。

4. 临床护理教学师资　临床护理教师指在临床护理教学开展的过程中，通过榜样示范和教学活动，教授或增强护学生的认知、情感和临床技能，促进护生职业行为发展的护理专业人员。我国临床护理教师大多由临床护士担任，专、本科生的护理带教老师除学历、工龄、职称等要求外，还要有丰富临床工作经验、专业实践能力、临床教学能力、临床教学管理能力和人际沟通能力等。护理硕士专业学位研究生的临床护理教师一般由具有丰富经验、副高及以上职称的临床专科护理人员作为兼职指导教师，协助指导专业学位研究生临床实践。有的基地要求临床带教老师具备较高的学历、高校教师资格证、丰富的临床工作与带教经验，还需具备一定的科研指导能力，负责科研课题，以满足不同护理硕士专业学位研究生的教学需求。

5. 临床护理教学工作制度　是临床护理教学工作正常运转且各级人员（教学管理者、带教老师及各类学生等）必须遵循的基本准则和行为规范。临床护理教学工作制度涉及组织、师资管理、教学工作等方方面面的内容，各项教学工作应该按照规章制度具体推进，严格执行。教学工作制度是进行教学管理的直接依据，是实现教学管理科学化的基础。明确的、具体的、具有可操作性的教学工作制度有助于建立有效的教学秩序，保证教学工作稳定性和连续性，提高教学管理效率。教学工作制度通过整合协调人、财、物等相关资源，充分调动教师与学生的主动性和积极性。同时教学工作制度具有约束力，违反教学工作制度者，应承担必要的责任，同时应及时纠正错误，促使教师与学生、管理者与被管理者自觉遵守各类教学工作制度。目前常用的临床护理教学工作制度如下：

（1）组织管理制度：包括护理教学管理体制制度、护理教学人员岗位职责、护理临床教学质量管理监控与评价办法等。

（2）师资管理制度：包括护理教学秘书与带教老师准入制度、选拔制度、培训制度、教学工作业绩考核制度、护理技能带教规范和护理教学查房管理规范等。

（3）学生管理制度：包括实习护士守则、护理实习生工作职责、护理实习生考核制度、请假制度等。

【案例分析】

1. 刘主任所在医院临床护理教学组织管理方面存在什么问题?

(1) 师资管理不到位:带教老师上岗前仅培训了相关制度,这说明临床护理教师的教学培训针对性不够,医院存在“轻培训,重使用”的现象,出现培训与使用脱节的现象。

(2) 激励机制不完善:临床带教工作复杂,带教老师需要更多的精力准备带教、承担更多的责任,但是医院层面并没有给予相应的激励措施,导致积极性低,带教老师完成教学任务时心存不满。

(3) 教学工作制度不完善:该医院的带教师资准入、培训和考核均较简单随意,体现教学工作制度的不完善。带教老师对学生的教学工作存在“坐着指挥”的现象,临床带教没有做到“放手不放眼”,而实习生管理的制度中明确实习生不能在离开带教老师指导的情况下单独操作,体现管理制度落实不到位。

2. 你对该医院的临床护理教学组织管理有哪些建议?

(1) 为保障教师师资队伍的稳定和护理教学事业发展,医院管理部门必须重视临床护理教学培训,健全师资培训制度。临床护理教师培训内容应更具针对性和系统性。培训内容设置应该以教学需求为依据,结合实习大纲,对带教相关制度、教学方法、教学内容和知识技能等进行培训。

(2) 适当的激励是对临床教学工作的认可,可以促进带教老师或学生的主动性和积极性。常见的激励方法有评先评优、提高薪酬绩效。

(3) 建立并完善教学工作制度,在制订制度时,要结合本院实际情况,尽可能调动教学参与者的积极性,公开调研,征求多方意见,组织深入讨论,建立科学、合理、有效的制度。建立完善的督促机制,保障制度的执行,同时建立完善的考核、评价机制。

【经验分享】

如何实施临床护理教学管理?

1. 健全临床护理教学组织架构　从护理部、科室和带教老师入手,搭建分层级教学构架,明确教研室职责,细化临床护理带教标准要求与工作流程,促进系统化护理教学管理,不断完善组织架构与层级管理体制。定期开展学习班与各科室学习活动等,总结学习先进的管理经验,不断提升小组成员的管理能力与教学水平。同时定期召开师生总结与评估会议,制订与审查各层次护生的教学计划及完成情况，开展规范化带教工作，对各科室承担的教学工作质量进行评估，纳入考核制度，提高教师的教学积极性。

2. 加强临床护理实践基地建设　加强实践基地建设，努力挖掘医教研合作着力点，将任务升级为主动创新，积极参加学校改革活动，加强校院沟通及合作，构架高水准、一致性的临床护理教学体系，加强基地之间的联系，探索共享型实习基地建设，提升实习效果，深化产教融合，打通护理人才培养供给侧和产业需求侧。

3. 构建临床带教师资管理和培训体系　开展临床带教师资培训、定期考核、层层落实，建设一支结构优化、精干高效、相对稳定的临床护理带教队伍。

（1）临床带教老师的选拔与准入：临床教师的选拔应当从基准性能力和鉴别性能力两方面出发。基准性能力包括教学能力、专业能力、科研能力，鉴别性能力包括基本素质、沟通和协调能力、解决问题的能力、评判性思维能力。

（2）师资培训：临床教学师资的培训内容主要包括教学管理、教学技能、教学方法和教学评价等。以“临床技能与教学能力并重”为宗旨培养临床带教老师，坚持“请进来，送出去，强内训”三位一体的师资队伍建设体系。培训可采取多种形式，如专题讲座、教学查房、讲课比赛等。培训过程中要灵活运用多种培训形式，采取集中学习与分散自学相结合、面授与远程培训相结合、教学示范与教学实践相结合、课堂教学与现场考察相结合等多种形式。

（3）完善激励机制：为保证临床教学的教学质量，调动教师参与教学的积极性，需建立带教老师激励机制。将教学工作与绩效考评、年终评优、带教津贴和奖金发放、职称晋升等方面挂钩，对教师的带教起到明显的激励作用，推动带教工作向良性循环方向发展。

（4）完善考评体系：根据带教老师出席医院教学会议情况、培训出勤情况、理论知识及操作技能考评、各类教学工作计划、学生评价等角度对带教老师进行多维度、全方位的评价，选拔优秀、综合素质高的临床带教老师，为构建强大师资提供保障。

4. 完善临床教学工作制度　俗话说“没有规矩，不成方圆”，护理管理者要不断完善临床教学管理规范，把它作为基础性、根本性工作。护理管理者要重视每一次带教考核、每一次带教工作会议等机会，发现教学过程中的问题，思考制度的可行性和新增制度的必要性。临床教学工作制度建设要遵循一定的医学教育和人才培养的客观规律，符合相关法律法规的要求。制订临床实践教学工作制度的主要参考依据包括：国家制定的关于卫生或教育的相关方针、政策及法规；省市级卫生或教育行政部门制定的相关文件；相关合作院校或教学基地教学管理制度或经验；实践基地自身教学实践经验。当医疗卫生、医学教育、人才培养等工作发生新变化、出现新要求时，要与上级政策法规保持一致，并根据教学要求及时修订或删减制度，以满足和适应新的发展需要。

案例 50　临床教学过程管理——不一样的实习经历

小刘和小吴是大学同学，他们在不同医院实习。一天，他们在一家医院的招聘考试上相遇。小刘自信满满，而小吴心事重重，因为他觉得自己什么都不会。

考试结束后，他们相聚一家咖啡馆，各自聊起了自己的实习经历。说起实习，小刘对自己实习的医院非常满意，他说："实习的时候没有在学校时自由，不能随便缺勤，不过有事情的时候可以向老师请假""我们医院的老师超级好，他们不会自己闲着使唤我们干活，平时就算很忙，也会带着我们一起操作，所以我实习的时候学到了不少呢，出科时带教工作评价的时候都是好评啊""实习安排的科室也是综合性的，我去过呼吸内科、普外科、儿科、妇科、重症医学科、急诊科等""我们医院采取的是一对一的师生带教模式，有丰富多彩的教学活动。刚入院时，进行了 2 周的岗前培训，实习轮转科室都有入科教育、护理查房、小讲课、迷你临床演练等""为了帮助我们解决实习时焦虑、紧张等不适宜问题，护理部还组织小组活动……"小刘说起实习医院的"系列活动"真是滔滔不绝。

一旁的小吴不禁叹了口气，同样的实习生，不同的待遇啊！"到院第一天报到，领了实习轮转表就到新科室报到，第二天正式实习""虽说也是一人一带教，但是带教老师从来不敢放手让我操作，轮转了一个又一个科室，都是让我多看多听，没有动手机会""我每天主要帮老师换点滴、抽药、测生命体征，早上跟着做晨间护理，都是些基础的""实习都快结束了，好像还是什么都不会"。

过了一段时间，医院招聘考试结果出来了：小刘因成绩优异被录取，而小吴的理论知识尚不错，但是临床综合实践能力测评结果较差，因而没有被录取。

【问题】

1. 导致小吴没有被录取的临床教学相关因素有哪些？
2. 小刘的实习医院有哪些做法是值得借鉴的？

【知识链接】

1. 临床护理教学过程管理　临床护理教学过程管理应按照教学过程规律来决定教学工作的顺序，建立相应的方法，实现临床护理教学目标。临床护理教学过程管理侧重教学目标、方法、内容的具体细化落实。

2. 临床护理教学目标　根据护生的护理教学大纲制订临床实习教学目标，临床实习教学的目标包括实习总的教学目标和各专科实习具体教学目标。临床护理教学的目标主要包含两个方面：一是掌握基本理论知识；二是高层次认知技能，即运用基本理论知识来指导临床实践，用批判性思维等高层次认知技能分析问题、解决问题。学历层次、学习阶段、实习医院和科室不同，教学目标也要相应地调整，应当尽量创造护生科研能力培养的机会和条件。

护理硕士研究生作为护理专业的高素质人才，是高级护理实践活动的主要承担者，当前我国护理硕士专业学位的主要目标是培养高级实践护士中的临床护理专家。2011 年 5 月，全国医学专业学位研究生教育指导委员会下发的《护理硕士专业学位研究生指导性培养方案》指出，护理专业学位研究生的教学目标是培养热爱护理专业，愿为护理事业而奉献，直接参与临床护理实践的高层次、应用型、专科型护理人才。护理专业学位研究生应是专业型、临床实践型人才，注重理论与实际结合，以解决临床实际问题。

3. 临床护理教学内容　在临床护理教学过程中要渗透思政教育，全面落实立德树人根本任务，加强专业思政和课程思政建设，以学生发展为中心，着力深化教育教学改革，全面提升人才培养质量。不同学历层次的护理实习生因教学目标不同，在临床教学内容安排上也会有所不同。

（1）专、本科生临床实践能力培养：根据《护理学类专业教学质量国家标准》中护理学类专业实践基本标准，制订实习计划和标准，使学生早期、持续接触临床。为确保学生获得足够的护理学实践技能，毕业实习安排不少于 40 周，实习科目包括内科、外科、妇产科、儿科、急诊科、重症监护室、精神科、社区卫生服务中心等。护理学实践技能包括护理学基本技术和专科护理技术、常用诊疗技术的配合、健康评估技术、常见病与多发病的病情观察；运用护理程序实施整体护理、急危重症的抢救配合、常见慢性病的预防及康复护理等；具有评判性思维和临床决策能力、沟通能力、健康教育能力和护理对象管理能力等。

（2）护理专业型硕士实践能力培养：根据教育部相关规定和全国护理硕士专业学位培养具体情况，结合专业方向，注重专业实践能力培养，规定 3 年制护理硕士专业学位研究生临床轮转时间为18~24个月;2年制护理硕士专业学位研究生临床科室的轮转时间不少于12个月,轮转科室不少于3个。管理方向专业学位研究生临床科室的轮转时间不少于12个月。临床轮转实习内容分为基础实践与专科实践。

基础实践:在内科、外科、妇产科、儿科中选择科室进行轮转,原则上不在学生所选定专业方向的科室进行轮转,每个科室管理床位数2~3张。基础培训包括基本理论知识及常见临床护理操作技术培训,通过上岗理论培训及临床基本技能培训,熟悉法律法规、规范标准、规章制度、安全管理、护理文书、沟通技巧、医学人文及职业素养等基础理论。

专科实践:在学生所选定专业方向的专科及相关科室进行轮转,专科相关领域的轮转科室不少于3个,每个科室管理床位数3~5张。通过实践培训,能熟练掌握所在专科的护理基本理论、基本技能,熟悉常见疾病护理,注重理论与实践的结合;掌握所选专科急危重症患者的救治原则与技能;掌握健康评估技能及护理病历书写,并在所选专科领域完成不少于2份完整的护理病历书写;熟悉所在专科护理领域的护理管理特点;同时,可通过小讲课、护理查房、读书报告等,参与所在专科的理论与实践教学工作。

4. 教学设计　在教学目标的框架下,通过系统的方法设计教学基本程序。

(1) 制订目标:制订教学的预期目标,分析教学任务。

(2) 评估状态:确定学生起点状态。

(3) 分析能力:分析学生从起点状态过渡到终点状态应掌握的知识、技能、态度、行为习惯等。

(4) 呈现与指导:考虑用什么方式和方法给学生呈现教材和学习指导。

(5) 引导与反馈:考虑用什么方法引导学生的反应并提供反馈。

(6) 决策与评价:考虑如何对教学结果进行科学的决策和评价。

5. 教学方法　根据教学过程的主体不同,临床带教可以分为老师为导向的教学法和学生为导向的教学法。根据临床护理教学活动发生的环境不同,又可以分为课堂环境、临床环境、实验室环境。

临床护理带教过程中要根据不同的场景,灵活选择不同的教学方法。带教老师在理论教学过程中要充分结合提问、讨论、案例分析,增加学生的参与性及师生之间的互动,如基于问题的教学法(problem-based learning,PBL)、案例教学法(case-based learning,CBL)等。带教老师在临床中实行带教,仍然是一种行之有效的师带徒模式,但是在带教过程中也要融入一些新的教学法,如角色扮演法、床旁查房、标准化参考能力考核、多维度互动式教学模式等。实验室能够为护生提供模拟的临床环境，可以将各种模拟操作、解决问题、情感和人际交往的技术结合运用于临床环境，以达到认知领域知识运用训练，常用教学方法有演示法、学习实验室、模拟法、角色扮演法。

此外，护理硕士专业学位研究生可采用主题研讨会、阅读相关文献资料、组织讨论等方式，提升其自主学习、沟通交流、团队协作等能力，同时也能突出护理硕士专业学位研究生的优势及特色，为护理硕士专业学位研究生将来进入临床实习提供保障。

【案例分析】

1. 导致小吴没有被录取的临床教学相关因素有哪些？

小吴临床综合实践能力较差的原因：

（1）实习安排不合理：报到第二天即实习上岗，此时的实习生基本上还没有进入到实习状态，一些必要的管理规范、实习流程、知识技巧和常见的实习问题都不清楚，直接上岗将会使实习盲目，后期有潜在危机，如知识掌握不够、易出护理差错等。

（2）教学方式单一：传统的教学方式还是老师做、学生看（或老师讲、学生听），侧重理论知识的讲解，学生被动接受知识输入，而没有转化应用，不能真实有效地感受临床工作，影响学生专业知识技能的掌握。

（3）教学内容简单：实习阶段可分为临床初期、中期和末期，各阶段实习生的需求都是不同的，而小吴的实习医院让学生操作的内容仅限于基础技能，如测体温、晨间护理等，整个实习过程临近结束，学生都觉得自己所学甚少。

2. 小刘的实习医院有哪些做法是值得借鉴的？

（1）教学安排合理：如实习岗前培训、入科教育、结合实习要求的临床轮转安排等。刚进入临床实习的护生会有很多迷茫，如实习怎么安排、如何保证实习安全、如何与患者沟通等，这些问题通过实习岗前培训使护生对其有全面的了解，为今后实习过程中遇到的问题起到“提前扫盲”的作用，减少实习过程的盲目感和焦虑。每轮转一个科室，都有一段“破冰”时间，入科教育能帮助实习生尽快地熟悉新科室环境、工作安排、人员等情况。一份精心安排的轮转表体现了护理管理者对实习生实习内容、学习时间的把握。护生通过轮转表可以了解到自己需要去的科室、需要学的专科内容和时长，并能保证每个学生有一对一的带教。

（2）教学方式多样化：同样是一对一的带教方式，但是小刘的实习带教老师就会随做随教，将临床与教学紧密结合。护理部层面也组织了许多教学活动，采取多样的教学方式帮助学生强化临床实践。随着护理学科的发展，护理人才的培养不仅仅是理论和操作两方面，还涉及心理、沟通等多方面的综合素质。每种教学方式都有其特点与适用性，单一的教学方式无法满足所有的教学需求，因此在临床教学过程中，要借助多种多样的教学方式，着眼于培养实习生综合的素质能力，从而塑造多层次、复合型的护理人才。

【经验分享】

如何开展临床护理实践教学？

1. 大专、本科护理实践教学　大专、本科护理临床实践教学包含临床见习、预实习、实习这一连续的渐进式教学体系。

在见习阶段，充分利用强大的附属医院教学资源，特别是附属医院与学校空间距离近的优势，开展护理学基础、护理心理学、护理学导论及各临床护理课程的课间见习模式。带领学生认识各种常见病、多发病，了解临床工作的基本程序和各项临床操作能力，培养学生理论联系实际和临床思维能力。

在预实习阶段，进行实习岗前培训，了解医院环境和病区环境，了解职业安全防范意识、人文关怀、人际沟通技巧，了解常见护理技术操作流程，如生命体征测量、各种注射技术等，帮助学生适应临床环境，减轻焦虑心理，缓解实习压力。

在实习阶段，安排 40~42 周的实习时间，开展包括精神科护理学、社区护理学、内科护理学、外科护理学、妇产科护理学、儿科护理学、急危重症护理学、手术室等相关内容的毕业实习，以“岗位胜任力”为导向，培养具有临床护理能力、评判性思维能力、人际沟通能力和专业发展能力的护理人才。

实习进度分为实习初期、实习中期、实习末期。护生的教学过程实施可结合护生的学习进度安排。

实习初期：护理部要制订科室轮转计划，安排医院层面的专题讲座、小讲课、教学查房，科室要制订科室层面的实习计划。掌握学生的基本情况，要注重护生的角色转换，关注护生的心理变化，做好归属感培养。这一阶段可从医院概况、环境、实习手续办理、实习安排、主要规章制度、教学活动、质量评价等方面为护生提供指导，做好岗前培训和始业教育。

实习中期：护理部、科室（教学秘书）、带教老师要“三位一体”，形成闭环模式，全程关注学生的工作、生活、思想，努力促进护生多种能力的培养。①护理部和科室要采用多种形式的教学法，如工作日志和关怀、反思日志、PBL 教学、CBL 教学、翻转课堂，促进学生临床能力培养；②组织开展各类文体活动、志愿服务活动、技能比赛、优秀护生评选，促进学生综合素质的培养；③组织贯穿实习全过程的论文撰写，从科研培训、论文指导老师安排、确定毕业论文方向、论文撰写、汇报评比等方面，让护生初涉护理科研，激发科研思维，促进科研能力的培养。

实习末期：要关注学生的心理变化，防止实习倦怠，注重教学成效考核的同时，帮助学生开展就业培训，开展模拟招聘会、择业面试讲座等。

2. 护理硕士专业学位研究生临床实践　目前没有统一的护理硕士专业学位研究生实践方案。近几年，护理硕士专业学位研究生的临床实践与护士规范化培训、专科护士培养相结合。在实践过程中，研究生的临床实践分阶段进行，包含专科实践阶段和基础实践阶段。第一阶段是专科实践阶段，根据专科方向选择科室或导师所在科室进行临床实践，选定课题及开题；第二阶段是基础实践阶段，主要参加规范化培训轮转，研究生在此期要指导本科或专科学生完成临床实践，锻炼临床实践能力和临床教学能力，同时增强组织管理能力；第三阶段是专科阶段，主要是强化本专科知识技能，参加临床教学和管理培训，在此阶段完成毕业综合技能考核和发表论文。

为强化护理研究生临床思维能力，还可在临床护理实践中增加临床医疗实践内容，整个实践过程分三个阶段：第一阶段（基础护理实践），轮转内、外科病房，ICU 和急诊，在指导教师指导下开展临床护理实践，应用护理学知识和技能正确处理和解决患者的健康问题；第二阶段（临床医疗实践），根据研究方向选择相应的临床科室，跟随一名具有副主任或以上职称的医师参加医疗实践，学习常见病及多发病的诊断和处理原则、常用诊疗操作技术，培养分析问题、处理问题的能力及临床思维能力；第三阶段（专科护理实践），根据研究方向在相应的专科病房进行深入的临床实践，实习具体科室由学生与导师共同商定。由临床导师具体制订专科护理实践的学习和工作安排计划，学习系统的专科护理知识，培养独立解决本专科领域内常见的护理问题的能力。在此期间，重点培养学生的专科技能，将护理管理、教学、科研、循证护理等能力培养贯穿于整个实践过程，突出个性化培养。

案例 51　临床教学评价——一致好评的困惑

某医院是一所高校的附属医院，随着医院和护理学科的发展，来这里实习的护生逐渐增多。今年，新入院实习的护生约有 300 名。与往年一样，这一批新来的护生按照实习安排表轮转临床科室，每一轮出科和实习结束时都会有出科考核，考试形式为理论考核和操作考核。每个科室根据本科室相关知识点设置理论考核试题和护理操作项目。实习期刚过去 2 个多月，学生们就发现在出科或实习结束考核前，简单复习单项操作和理论知识重点，即可轻松通过考试。对于这么多数量的护生，如此考核评价方式显得高效快捷，而且每位学生都能得到较好的评分。

但是最近一次教学秘书会议上，教学秘书就反映这样的考核方式带来很多问题，如新入科的学生临床能力参差不齐，而上一轮的考评结果不能提供有价值的参考，带教老师需要更多时间去了解学生；学生的学习积极性一批不如一批，一到出科前就背考题、练操作，不能专心实习；有的学生认为带教老师给的评定结果不公平公正等。

有的带教秘书则为学生分配老师的事情犯难。由于今年实习生的数量较往年多，部分科室同期轮转的实习生较多，新晋的带教老师也较多。每个同学都希望有一个优秀的带教老师，年轻带教老师的能力受到质疑。经过一段时间的实习，同学们会互相讨论哪个老师好，哪个老师不好。那些风评较好的带教老师自然就成了这个科室的“明星带教”，于是就出现了许多同学“抢”带教老师的现象。每一轮实习结束后，护理部都会发放问卷，调查实习生满意度，结果都是一致好评，为什么分配老师的时候就出现问题了？

【问题】

1. 案例中医院在护理临床教学评价的过程中存在哪些问题？
2. 针对该医院的情况，应从哪些方面入手开展护理临床教学评价？

【知识链接】

1. 教学评价的目的　教学评价指按照一定的教学目标，运用科学合理并可行的评价方法，对教学过程和教学效果给予价值上的判断，并为改进教学、提高教学质量提供可靠的信息和依据。教学评价的对象是特定的教学本身及参与教学活动的教师和教学对象。教学评价的目的是评判教学效果，发现教学问题，确保教学方向和提升教学质量。通过对师资教学质量的评价，促进师资强化服务意识，不断提高教学水平，并对教学过程的各个环节进行有效的控制。通过对学生学习效果的评价，促进学生发挥主观能动性，努力达到教学目标。因此，构建一套科学、系统、行之有效的护理教学评价体系对于加强护理教学管理、提高护理教学质量具有重要意义。

2. 教学评价的类型　教学评价按评价标准分为绝对评价和相对评价，按评价主体分为自我评价和他人评价。教学评价还可以按评价功能和时间分为诊断性评价、形成性评价和终结性评价。

（1）诊断性评价：是护理教学活动之前的评价，一般在新的学习阶段或学习新章节之前，对教学背景及学术各方面情况的评价。

（2）形成性评价：指在教学过程中的评价，对学生日常学习过程中的表现、所取得的成绩及反映出的情感、态度、策略等方面作出评价。持续性的形成性评价能帮助确定学生当前拥有的关于某个主题的知识和信念。护理查房、个案护理汇报、反思日记、情景模拟、文件夹评价法等都属于形成性评价。

（3）终结性评价：在教学之后实施，指在教学活动结束后为判断其效果而进行的评价。终结性评价可用于确定学生是否掌握了某一课程的内容。护理行为六维度量表、迷你临床演练、客观结构化临床考试（OSCE）、360 度多维评价法等都属于终结性评价。

与传统的终结性评价相比，形成性评价有评价周期短、评价方式多样、反馈及时等优点，可以使教师及时了解学生的知识掌握情况，及时有效调整教学方法和内容，同时也改变了传统单一注重学生终结性考试结果的评价方式。

3. 教学评价的指标　目前护理教学的评价指标既有主观指标又有客观指标，既有教师的评价质量指标，如评价临床教学质量的指标有职业素质、业务知识水平、关心尊重学生、带教能力、完成教学情况等方面的内容，又有对实习生的评价，内容包括仪容仪表、劳动纪律、沟通合作、理论知识、操作技能、护理文书等。对护理硕士专业学位研究生的评价内容包括专业能力、科研能力、专业发展能力、评判性思维能力和人文素养等。

4. 教学评价的制订　教学评价是临床教学的一个核心要素，既要以学生能力评价为主，也要兼顾对带教老师、实习科室、实习管理的评价，评价形式要灵活多样、综合全面，评价方法应具备信度、标准化、效度和实用性。可以通过教师上岗考核、对带教老师和学生的随机提问、师生双向评价、科室教学资料和台账检查、学生座谈会、满意度调查等考核评价方式。针对不同的评价目的和对象，选择不同的评价方法，如学生对带教老师作出的评价、学生的互评和老师的互评等往往采用问卷调查法；对教学质量存在的客观问题常采用访谈法进行研究分析；对学生的出科理论考试和实习结束理论考试为笔试测验法。每种评价方法都有其长处与短处，应依据评估内容针对性选择，并将不同方法加以排列组合来评估不同的能力指标，同时考虑其信度、效度、对于未来学习与工作的帮助、参与者的接受程度及成本等因素。

【案例分析】

1. 案例中医院在护理临床教学评价的过程中存在哪些问题？

（1）评价方式单一：局限于理论和操作考核，由带教老师考核。学生熟悉出科考核的“套路”，在出科前花大量的时间复习单项操作和理论知识应付考试，临床实习的精力和关注度也受到了影响。对带教老师的考核局限于护生满意度调查，无法体现教师的教学水平。

（2）评价指标单一：单纯的理论和单项操作考核分数不能体现学生的能力。教学的内容不应仅局限于理论的传授和技能的掌握，也要逐渐注重培养学生的评判性思维能力、沟通与合作能力、评估与观察能力等。对带教老师的评价仅依靠问卷调查结果，但临床带教老师的“好坏”是体现在多方面的，如教学态度、教学技能、专业知识和操作技能等。

（3）评价方式不客观：每位教学秘书对于“好、中、差”的标准不一致。学生对带教老师的评价方式采用调查问卷形式，这种主观的评价方式容易受到内外环境干扰，造成结果都是一致偏好，但是并不具备参考价值，导致实际分配时，护生会“抢”优秀的带教老师。

2. 针对该医院的情况，应从哪些方面入手开展护理临床教学评价？

针对该医院护理教学评价现状，首先，要根据目前护理教学的目标，对教学评价的指标、方法作出调整。随着护理教育改革不断深入，素质教育全面推行，护理教学的目标不仅仅是掌握理论知识和技能操作，而是从临床知识、技能、学习态度、评判性思维、临床护理能力等方面开展教学评价。培养高素质的综合性护理人才离不开带教老师，因而带教老师的选拔也同样重要，要通过科学合理的带教老师教学行为评价，对教学活动进行监督、改进。其次，要开展多元的教学评价，对教学评价方法进行改进。积极探索合适的教学评价方法，将教学评价贯穿于教学过程，保持动态性和连续性，采用形成性评价与终结性评价、自我评价和他人评价相结合等方式，在理论与操作考核的基础上，结合新的考核方法，使教学过程得到有效、客观、真实的评价，为提高教学质量提供参考。

【经验分享】

1. 护理管理者如何进行护理临床教学评价？

中共中央、国务院印发的《深化新时代教育评价改革总体方案》指出“坚持科学有效，改进结果评价，强化过程评价，探索增值评价，健全综合评价，充分利用信息技术，提高教育评价的科学性、专业性、客观性。”这提醒护理管理者在教学评价过程中，需要打破原有思路，重新构建符合现代教学方法特点的、科学有效的评价系统。建立由教研室、教师和实习生组成的三方互评的教学质量监督体系，多方位、灵活测评，保证教学质量。临床护理教研室设有护理教学质控组，负责临床护理教学质量检查，建立层层质控的管理体系，完善各层次教学的质量控制，从教学管理、教师质量、学生质量三个维度，加强各环节带教老师的质量管理。同时建立双向多维教学反馈评价体系，通过全面动态评价教学质量，根据问题及时进行整改，调整教学方法，在实习结束后，总结综合量化评估。

随着多层次临床护理教学体系的发展，临床护理教学对象可能并存大专、本科和研究生，如何安排好不同层次的护理临床教学评价是一个挑战。护理管理者要认识多元评价的重要性和必要性，在以学生为中心的教育教学改革的总体要求下，没有任何一种单一的评价方法可以对教育教学的效果和学生的综合能力作出全面的评价，因此在评价主体、标准、内容、方法等方面都要兼顾各个层面，评价方法要坚持定性和定量、形成性评价和终结性评价、自我评价与他人评价相结合，形成多元化的教学评价体系，从多方面、多角度全面客观地评价教育教学效果，保证教学评价结果的真实性和有效性，进而发挥评价过程对教育教学的促进作用。

护理学大专生、本科生培养与专业学位研究生培养在培养目标、要求上明显不同，因此在对不同层次的学生开展临床教学评价时的侧重点应有所不同。以往单纯的理论和技能考核给出的考试成绩不足以作为学生学习结果和教师教学活动的评价依据，护理教学评价应是基于前期理论考核与操作考核的基础上，对学生评判性思维、临床护理能力、人际沟通能力、团队协作能力与创新科研能力等进行评价。不仅评价学生在知识、技能、智力和能力等认知方面的发展，还要评价情感、意志、个性、人格等非认知因素的发展。对学生的评价一般采取自我评价和他人评价相结合的办法，自我评价即学生本人的评价。他人评价的主体可以是临床带教老师、护士长、患者和同学等。需要注意的是，护理硕士专业学位研究生的教学评价主体应根据研究生培养目标和专业方向选择对该领域相对熟悉的人员，从各个方面、不同层次收集相关资料。临床护理、护理管理、伦理决策和教育等能力的考核应以临床教师为主、专家小组为辅；对科研能力的考评应以学院导师为主、临床专家小组为辅。

对于教师的评价也不只是通过学生反馈的满意度，更应涉及评价教师的教学态度、教学行为、教学质量和专业素质等方方面面。可靠的评价同教学紧密相连，既反映教育目标也指导教学策略，做好多维度评价工作将对教学活动起到重要的反馈作用。实行“阶段性评价与终结性评价”“知识、能力和素质”相结合的办法，以强化对实习教学质量的监督与管理。

教育活动的复杂性、多因素制约性及评价技术和手段的局限性，使得任何一种教育评价方法都不可能是万能的，每一种评价方法都有自己的特点、长处和缺陷，都有特定的适用范围和界限。因此，把各种评价方法结合起来，既可以充分发挥各种评价方法的优势和特长，又可以互相弥补其缺陷和不足，从而使评价的结果更加客观、公正。

2. 护理教学评价方法

（1）常用于评价学生的方法

1）文件夹评价法：又称档案袋评价法，其强调学习与评价一体化，每次评价都是上一次评价的进阶与发展。教师需要对文件夹内收到的反馈资料进行整合、调整，从而对护生形成动态可调控的“再反馈”，护生根据“再反馈”来改进学习方向，提升临床能力。因此，可以持续地促进护生及教师主动参与护理临床能力评价，但仍存在标准化、客观化程度低，需要经费投入的缺点。

2）360 度多维评价法：传统的教学评价多是由带教老师评定，近年来已逐渐加入护生的评价，但是护生临床实践过程中的其他参与者却往往被忽视，如患者、家属、医生、学生同伴、其他护士，患者 / 家属的评估体现了护生的护理质量及护患关系，医护团队工作人员的评估有利于鼓励护生参与团队合作和共同领导，同伴的评价促使护生合作学习，自我评价鼓励护生从反思和诚实的角度对自己的学习负责，360 度多维评价法体现了一定的全面性、综合性、激励性。但是该评价法操作过程复杂、耗费时间和人力，评价者的参与积极性及评分真实性也存在一定的问题。

3）护理行为六维度量表：包括领导能力、危重护理能力、教学与合作能力、计划与评估能力、人际沟通能力、专业发展能力 6 个维度，共 52 个条目，通过自评、他评、自评与他评配对的方式评价护生的临床能力。

4）客观结构化临床考试（OSCE）和迷你临床演练（mini-CEX）：是两种广泛应用于护理教育领域的临床技能评估方法。OSCE 通过一系列标准化的站点模拟真实临床情境，全面客观地评估学生的各项临床技能和沟通能力，每个站点都有明确的评分标准来确保评估的一致性。mini-CEX 则侧重在真实的临床环境中直接观察学生的表现，通过即时反馈帮助学生改进临床技能和职业行为，这种方法更加灵活，能够针对学生的具体情况进行评估。两者结合使用，可以为护理学生提供一个全面、公正的技能评估和反馈机制，以促进其专业能力的发展。

（2）常用于评价教师的方法

1）教学行为评价工具：教学行为被认为是临床带教老师为了促使学生把所学的医疗、护理的基本理论转变为实践能力所采取的一系列有目的的行动。常用于临床护理教师教学行为的评价工具有临床教师特征量表、临床护理教师有效教学行为量表和护理教师临床环境中教学行为的观察量表等。

2）考评数据库和软件应用：计算机网格化管理使考核评价便捷透明，考核过程易操作，起到了督促与激励作用。如建立临床护理教学质量评价数据库，将护生对临床护理教学的评价结果列为临床护理教师教学质量的考评成绩，将护生提名的最佳教师、最差教师录入数据库中，作为评定优秀教师的重要指标之一。

3）各类考核评价指标体系：目前国内对临床教师教学评价尚未形成有效、统一的评价标准，护理教育管理者正探索规范、系统的考核评价指标体系，如临床护理教师核心能力评价模型、临床教师胜任特征结构模型、护理硕士专业学位研究生临床能力评价体系和本科护生临床教师教学质量评价指标体系等。

（孙彩霞）

第十八章

护理培训管理

护理人才的培养与医学教育改革密切相关,经历了以科学为基础的课程设置,以问题为中心的教学创新,目前主要是以岗位需求为导向的专科人才培养。以岗位胜任力为核心的创新性培训,是全国卫生技术人员规范化培训的重要组成部分,是护理学科发展进步的重要环节,也是护理人才梯队建设的重要任务之一。近年来,我国大力开展并积极推进新入职护士规范化培训、专科护士培训和护士分层培训,强调护理队伍建设,落实毕业后继续医学教育,促进学校教育与临床护理的有效衔接,凸显护士的专业角色,培养临床实践型护理人才,助力推进健康中国建设,为人民提供全方位全周期健康服务。护理培训管理指对护理人员进行培训所做的管理,有效的管理可以使护士在知识、技能和态度上不断提高,最大限度地使护士的职能与现任或者预期的职能相匹配,进而提高护理工作绩效。

案例 52 新入职护士规范化培训——一例患者引发的纠纷

小王是一名新护士,刚刚轮转到心内科。一天午后,她正在为患者测量体温。此时,21 床的男性患者监护仪上心电图出现异常报警,家属急忙呼叫小王。她迅速赶到病床前,发现患者口唇发绀且呼之不应。见此情景,小王心中一惊,赶紧跑出去呼叫高年资护士。呼叫完毕后,她意识到该患者可能需要抢救,便再次冲出病房推抢救车。当把抢救车推到患者床旁时,她突然想起需要医生开医嘱,于是又一次跑出病房,前往医生值班室通知医生。

就在小王离开病房的同时,高年资护士也赶到了。她发现患者的呼吸心搏已经停止,于是立刻启动了院内心肺复苏流程。幸运的是,经过及时抢救,患者成功脱离了危险。然而，尽管抢救成功，但家属对此仍有意见。他们认为不仅医生的手术效果不理想，护士在患者呼吸心搏停止时也没有第一时间开展抢救，耽误了最佳救治时机。家属情绪激动，在护士站大吵大闹，要求封存病历，准备打官司。

小王面对这样的情况，心里感到无比害怕。尽管在学校和实习期间她曾练习过院内心肺复苏，但在真实患者身上应用还是第一次。在紧张的情况下，她下意识地想找“老师”求助。这一事件在她心中留下了深深的阴影，之后每次踏入科室，她脑中便会浮现出抢救患者及家属在护士站大吵大闹的画面，仿佛耳边响起一个声音在不断指责她：“你不是一个好护士！”渐渐地，她开始萌生了放弃护理工作的念头。

了解到小王的情况后，护理部及时对她进行了心理疏导，医院的心理咨询小组也专门安排了人员跟进帮助。同时，护理部主任对现行的新护士培训方案进行了反思：新护士入职培训时，已包含危重患者抢救流程的内容，心肺复苏和除颤等操作项目是必学必考的，为什么在真实的临床场景中，护士会不知所措，从而导致抢救时机的延误？护理部认为有必要对新护士培训方案进行调整，以提高新护士在实际工作中的应对能力。

【问题】

1. 案例中小王在抢救过程中存在什么问题？
2. 针对案例中的情况，护理部该如何制订新护士的培训方案？

【知识链接】

1. 护士规范化培训的意义　开展规范化培训是完成毕业后教育的重要形式，是新护士进入临床独立工作的过渡阶段，是让新护士迅速适应临床环境，快速掌握临床技能，促进护士职业成长的重要环节。2016 年 2 月，国家卫生和计划生育委员会办公厅印发《新入职护士培训大纲（试行）》的通知，明确指出“各医疗机构必须高度重视新入职护士的规范化培训”。

2. 护士规范化培训的目的　规范化培训以“岗位胜任力”为目标，提高新护士的综合素质，保障护理安全，提高服务质量，旨在帮助新入职护士掌握从事临床护理工作的基础理论、基本知识和基本技能，培养良好的职业道德素养、沟通交流能力、应急处理能力，以及落实责任制整体护理所需的专业照顾、病情观察、协助治疗、心理护理、健康教育、康复指导等护理服务能力，增强人文关怀和责任意识，能够独立、规范地为患者提供护理服务。

3. 护士规范化培训的方案

（1）培训对象：原卫生部《临床护士规范化培训试行办法》中，规定培训的对象为护理专业院校毕业后在医院从事临床护理工作的护士，即新毕业护士（简称新护士）。新护士一般指院校毕业后，进入护理岗位工作1~2年内的护士，主要为专科、本科生及研究生。

（2）培训周期：各医院的培训周期不同，分为1~5年不等。一般为2个阶段，岗前培训阶段和岗位规范化培训阶段。

（3）培训内容：包括政治思想、职业素质、医德医风、临床操作技能、专科理论知识等。根据不同培训阶段分期，可以安排不同的培训内容。岗前培训包括相关法律法规、医院规章制度、服务理念、医德医风及医患沟通等内容；岗位规范化培训应当包括岗位职责与素质要求、诊疗护理规范和标准、责任制整体护理的要求及临床护理技术等，以临床科室实践带教方式为主，在医院内科、外科等大科系进行轮转培训。

（4）培训师资：高素质、高水平、高胜任力的临床师资是培训质量的保障。国内大多数医院依据学历、职称、年资、带教经验、个人素质、知识结构和能力结构等建立师资选拔标准，并通过对教学评价和教学质量检查反馈，建立师资准入及退出机制。

（5）培训方式：理论知识培训和临床实践能力培训相结合。随着教学方法的日益增多，新入职护士规范化培训的形式变得丰富多样，主要有导师制、临床演练、翻转课堂、案例教学、情景模拟教学、临床多站培训、体验式教学等。

（6）考核评价：一般采用理论与操作技能考核相结合的方式。考核时间包括岗前培训后初期考核，出科前阶段性考核和临床实践终结性考核。理论考核的方式，主要借助计算机题库或者网络平台进行考核。操作技能考核可以是单项的操作项目，也可以是迷你临床演练、客观结构化临床考试等。

【案例分析】

1. 案例中小王在抢救过程中存在什么问题?

小王在抢救过程中主要存在的问题是缺乏在真实的临床情境下的应急处理能力。小王是刚参加工作的新护士，对抢救流程不熟悉，遇到问题第一时间要寻求高年资护士的帮助，说明还不能单独胜任抢救工作，缺乏临床思维。小王发现患者口唇发绀，呼之不应，第一次跑出去呼叫高年资护士，说明她还没有完全从“学生”的角色转变过来，因此，护理部需要组织培训，强化新护士的临床角色意识。之后，小王因推抢救车和找医生开医嘱，跑进跑出病房，说明小王已经有了抢救和医嘱执行的概念，但是这个概念很机械，可能是基于以往学校教学的“模拟患者”或者“标准化患者”而获得，她还没有意识到模拟病例与真实患者之间的差异，此时患者的生命安全应该是第一位的，应当就地抢救，同时寻求他人帮助。

2. 针对案例中的情况，护理部该如何制订新护士的培训方案？

从案例中发现，新护士的培训内容，已涉及危重患者紧急处理的相关内容，但是在真实的临床情境下，新护士难以很好地将理论和操作技能应用起来，说明针对新护士的培训仍旧存在不足之处。临床工作情境是复杂多变的，在制订新护士培训方案时，要注重临床实用性，密切结合新护士的特点和需求，制订培训目标，选择多样化的培训方式，并评价培训效果。培训的内容应涉及临床应用的方方面面，包括基础理论知识（法律法规、规范标准、规章制度、护理文书）、临床护理操作技术（心肺复苏、除颤、静脉采血及输液）、专科理论与实践能力（心肌梗死、心律失常、心源性休克）、沟通交流能力、抢救及应急处理能力等。培训考核方式可以多种多样。为了提高新护士的临床情境应用能力，需要护理带教老师结合临床实际情况，设置特殊情境下的护理知识和技能应用场景，提高新护士的临床实战能力，如设置只有一名护士在场的抢救模拟演练案例。

【经验分享】

1. 如何建立具有专科特色的新护士规范化培训方案——以 ICU 为例

我国经过多年的新护士规范化培训，各医疗机构基本形成一套较为完善的培训体系，即从基本理论知识、操作技能、专科护理方面进行系统培训。同时，各专科也在尝试制订符合专科特色及专科岗位需求的规范化培训方案，如重症监护室、急诊科和手术室护士规范化培训等。其中，重症监护室规范化培训是新护士规范化培训中的重要组成部分，因其患者病情危重复杂，所需生命支持设备较多，对护士的能力要求高，新护士往往需要较长时间适应。因此，建立系统、完善的重症监护室新护士规范化培训体系，有利于对新护士实施科学系统的规范化培训，帮助新护士提高岗位胜任力，促进职业能力提升。

（1）设定明确的培训目标：首先要分析 ICU 专科需求，再设定明确的培训目标。ICU 新护士规范化培训目标，包括熟悉 ICU 的设置及工作任务，熟悉 ICU 的各项管理制度，掌握各种急危重症病例的治疗和护理，提高病情观察和处理的能力,掌握危重症监护的各项技术操作,掌握现有仪器与设备的正确使用方法。

（2）应用多元的培训方法:入科第一个月实行首位带教老师负责制,即一名新护士对应一名带教老师,入科一个月内新护士的培训工作由带教老师总负责。新入职护士的培训不能局限于灌输式教学,而要着眼于综合能力的培养,采用护理业务查房、专科理论小讲课、案例教学法(可参照表 18-1)和网络微课等多种形式。例如,专科操作项目,如吸痰、气囊加压给氧、心肺复苏等,采取统一操作示范教学;对 ICU 专科理论知识,如呼吸机操作、大手术后血流动力学监测等内容进行讲解。

表 18-1 ICU 护理培训案例教学主题

类别	案例
知识运用	意外拔管、压力性损伤、静脉炎等
专科疾病	感染性心内膜炎合并脑血栓、A 型主动脉夹层术后并发症等
应急、急救处理	过敏性休克、气管切开内套管脱出、停水停电应对等
疑难案例、多学科合作	骨折术后突发呼吸心搏骤停、上消化道大出血患者的气道管理等
新制度、新流程	血管活性药物使用制度、PDA 使用制度

（3）设置具体的培训课程:根据专科特色设置具体可行的培训课程,体现专业内涵,帮助新护士提高岗位胜任力。①入科培训:入科第一天,帮助新护士大致了解 ICU 环境和常规工作,使新护士尽快进入 ICU 工作角色。入科培训内容包括科室人员及环境介绍,ICU 护士职业道德教育、岗位职责,基础理论知识等,具体课程如手卫生、职业安全、各班工作流程、ICU 常见风险评估及处理流程、常见仪器介绍及使用流程和常见基础护理示范等。②理论培训:设置 3 个月的理论培训课程,每周以一个主题安排 2 次小讲课,培训时间为日班下班后,主要内容为专科理论知识,如血流动力学监测、镇静镇痛管理、感染防控措施和肠内营养管理等。以每月科室业务学习、晨间小讲课等形式进一步加强专科理论知识学习。③操作培训:ICU 工作包含的操作项目多且复杂,一般由带教老师对新入科护士进行操作培训,主要项目有吸痰、模拟抢救、呼吸机准备和胃管留置技术等。

（4）考核评价:为了解规范化护士培训效果,评价护理临床教学质量,提升新护士专业素质和技术水平，采用理论考核、操作考核、自我评价、带教教师及护士长评价相结合的方式进行考核。①阶段性考核：规范化培训期间，每月对新护士进行阶段性考核，考核方式为理论考核与操作考核；②完成培训任务清单：设计岗前培训任务清单，由带教老师对新护士培训项目进行核查，未完成的项目要继续补充学习，在出科前完成任务清单上的所有项目；③终结性考核：由带教老师对新护士进行工作满意度调查，开展新护士自我评价、理论综合考试和客观结构化临床考试（OSCE）等。

2. 客观结构化临床考试（OSCE）如何应用到规范化培训阶段的新护士考核中？

OSCE 是哈登（Harden）等提出的一种床旁综合能力的评价方法，也称为临床多站式考核。实施前要组织考核小组，选拔标准化患者（standardized patient，SP）或模型，以护理程序为框架设置考站，考站可以考评护士的护理思维能力、应急处理能力、沟通交流能力、人文关怀及健康宣教能力，护理查体、护理评估及护理文书书写能力等。OSCE 考核是一种客观、有序、有组织的考核模式，在护理培训考评中得到广泛运用。

OSCE 由多个考站组成，每个考站针对一种临床技能，考生轮流去每一站完成规定的任务。OSCE 考站包括 SP 考站和非 SP 考站，一般由 6 站以上组成，多的可达 20 站。长、短站相结合，长站 10~15 分钟，短站 6~7 分钟。

（1）考站设置：每个站点设置首先要明确考核目标，再编写情景案例，撰写针对被考核者、考官及标准化患者的说明。例如，围绕休克患者，从评估判断到诊治相关脚本展开，共设置了 5 个考站，将多项内容有机结合，对护士疾病观察、评估、应急处理、医护患沟通、液体管理、护理记录、健康宣教等多方面进行综合评估。

（2）考站准备：根据每个站点的考核内容，精心布置对应的模拟场景，如操作台、公用物品台、治疗车、考站标识等。通过设计出 SP 脚本，由 SP 抽签决定其在考核中所处的就医环境和所对应的疾病，考核前给予 SP 培训，使其能够用通俗的语言描述病情，并能模拟相关疾病的症状和体征。

（3）人员准备：组织一批临床和教学经验丰富的带教秘书作为考核小组。在考试前对考生、考核小组人员、SP 和工作人员分别进行培训，包括考试的重要性、流程、时间要求、位置等，统一考试思路，熟悉考试流程和标准，以减少主客观因素对考试结果的影响。

（4）考试过程：考生以抽签的方式选取考核案例，以案例为引导，逐步完成各站点考核。

（5）考核标准：是实施 OSCE 的重要环节。各站点均有严格的评分方法及标准，包括仪表、沟通、相关知识、技能、态度、时间等多方面内容，以全面评价考生的综合能力。

案例 53　护士的分层培训——被排斥的科室培训

小马是一家三甲医院心血管内科的护士长，最近护理部将 3 个刚结束规范化培训的护士定科，结果她们 1 个月内发生了两次药物不良事件：第一次护士将多巴胺当成多巴酚丁胺使用，第二次护士封管时没有回抽，直接将封管液和硝普钠静脉推注，导致患者血压骤降。发生这样的事情，马护士长内心十分焦虑，于是决定临时开展一次针对心血管药物使用规范的科室培训。她向科室护士发出通知：周三 15 点科室培训"血管活性药物使用注意事项"，除上班人员外，所有人员不得缺席！

年资较高的护士小张和小刘看到通知后，不仅郁闷、烦躁，心里还有排斥，因为她们在科室里工作了十余年，类似的培训内容每年都有，对心血管治疗药物的药理作用和注意事项了如指掌，他们更希望多学习科室管理、质控、科研等相关知识。而此次培训是针对近期不良事件的发生而特意设置的，比较合适工作资历尚浅的护士们。因此，他们在培训之后表达了自己的想法，马护士长也意识到，科室现有的培训安排确实存在不足，应该对护士进行分层培训。

【问题】

1. 为什么该科室安排的培训被年资较高的护士排斥？
2. 针对该科室的现状，护士长该怎样进行护士分层培训？

【知识链接】

1. 护士分层培训的概述　分层培训是实施分层管理的有效方法之一，指按不同职称、等级、能力等对培训对象进行划分的培训教育方式。护理人员分层培训教育是根据护理管理学的理论，依据能级对应原则，对不同职称的护理人员在临床岗位履行不同职责时所需专业知识与护理技能的培训。

分层培训充分考虑了护理人员不同教育背景、工作经历和岗位需求等因素，针对不同专业水平、不同发展方向及不同岗位的护士，开展针对性的训练和考核，有效整合资源，做到因材施教，以实现分层培养的目标；让不同层级的护士根据岗位所需获得相应的能力，以提高各级护理人员的学习积极性，形成可持续发展的护理人才培养体系，提升护士的综合素质和人员管理的有效性。

护士分层培训是人本管理和护士人力资源开发的重要课题，培训工作既要注重整体性、系统性和规范性，又要注意专科性和特殊性；既要有短期培训目标，也要有长期培训目标和计划。培训的关键在于培训对象的全面性、培训目标的合理性、培训理论和方法的有效性，平衡培训过程中存在的矛盾，确保培训形式多样、培训内容梯度合理，最终形成可涵盖各层级护士的、规律的、科学的培训机制，才能使患者、护士、医院和社会获益。

2. 护士层级的划分　国内护士层级的划分尚无统一标准，多数医院根据职称、岗位、工作职责等进行分层。例如，根据护理技术职称将护士分为护士、护师、主管护师、副主任护师和主任护师；根据岗位不同，将护士分为护理管理岗位、临床护理岗位、门诊医技岗位等。我国多数医院基于 Benner 理论，结合护士学历、职称、工作年限、工作能力，将护士分为 N0~N4 五个层级，根据不同层级护士的特点划分工作职责和能力要求，针对每一层级的护士制订相应的培训目标和培训重点。

3. 培训需求评估　是为了确定岗位能力所需要的知识、技能、态度，与护士现有的知识、技能、态度之间的差距，并分析确定差距的原因。培训需求评估是所有成功培训的基础，评估内容包括培训内容、学习方法、时间安排和学习资源。

培训需求评估是一项持续性工作，在设计年度培训方案、策划每一个培训项目、开展每一项培训活动时，都需要进行培训需求评估，培训需求评估需要考虑国家和社会层面、医院层面、护士层面。

（1）国家和社会层面：主要依据国家政策、方针和社会需求，从顶层设计为护理培训需求提供方向。

（2）医院层面：新增制度和流程、质量控制、安全事件等要求和培训结果反馈，这些也是制订培训需求的重要依据。护理部作为培训的实施者，不但要回顾质控数据，还要针对质控分析结果，制订新的培训计划。护理部还要重视和各护理单元一起做好年终的培训评价，查看执行落实情况，分析存在问题，找出下一年度需要改进的项目，以及需要重点推进的主题，这也是基于医院层面的培训需求评估。

（3）护士层面：不仅要考虑护士的专业技能，还要考虑工作特点和培训时间，确定合适的培训方式。同时还要协调护士的家庭、工作和生活，充分顾及护士的身心发展。不同层级的护士培训需求也有所不同，根据层级较高的护士更愿意从事护理管理工作，且更愿意向科研方向发展的需求，护理管理者可以设置着重培养其管理、沟通协调能力及如何提高科研能力的课程，以期帮助他们成为优秀的护理管理者；低层级的护士在培训时，则更需强化学习意识、基础护理和专科护理理论及技术，使其能够稳步快速成长，更好地配合护理工作的进行。护士的培训需求可以通过问卷调查法、访谈法、观察法、讨论法、咨询法、绩效分析法、关键事件法等确定。

4. 分层培训师资　分层培训一般由护理部及各病区护士长负责管理工作，带教老师负责组织培训项目。可以根据培训内容，结合专科特色，整合全院培训资源，组建一支理论扎实、操作技术娴熟、亲和力强、有良好沟通能力及临床教学经验丰富的培训师资队伍，定期开展培训，适时对培训工作开展情况进行督导，保证培训效果。

5. 分层培训实施　国内培训方式的选择主要受培训规模、课堂时间、考试方式等因素的影响，理论课多采用讲授法，技能课程则以直接示范法为主。部分医院也采用讲授、视听技术、案例研讨、角色扮演、互动小组、网络培训和自学等多种形式并用的培训方式。此外，利用信息技术制作的分层培训系统，也是各家医院培训实施的有效工具之一，它不仅能够提高培训的质量，还能提升医院在培训管理方面的效益。

6. 效果评价　在分层培训效果评价方面，可采取同行评议。同行评议可强化护士训练效果、提高沟通技能、促进信息共享及最佳实践方案共享。也可由护理部组织每月或每季度的考核，包括理论考核和操作考核。

【案例分析】

1. 为什么该科室安排的培训被年资较高的护士排斥？

（1）培训内容单一、重复，缺乏系统性：培训内容重复，没有系统的培训体系，为了培训而培训，起不到提高护士专业水平的作用，同时会使护士产生厌学情绪。

（2）培训内容缺乏针对性：不同层级的护士专业水平有所不同，小张和小刘作为在心血管内科工作十余年的护士，她们具备了丰富的工作经验，且熟练掌握了心血管药物的相关知识，而刚定科的护士由于缺乏足够的实践经验，容易在临床工作中出现护理差错。然而，统一的“大锅饭”式培训模式，不仅不能作为护士提升专业水平的途径，而且还会成为部分护士的负担，反而达不到原定的培训效果。

2. 针对该科室的现状，护士长该怎样进行护士分层培训？

针对该科室，在对护士进行分层培训时，应根据不同层次护士的专业水平、临床实践经验，从护士的专业发展和实际工作需要出发，制订一套分层培训管理体系，该体系包括分层培训计划、目标、内容、方法和考核标准。该科室既有刚定科的护士，又有高年资护士，对刚定科的护士而言，尽快适应本科室的护理工作是第一要务，其培训内容重点应包括科室常见的基础操作、护理要点和药物方面的知识，如心血管内科常见病护理、常见血管活性药物使用及注意事项等，主要是保证日常护理工作的顺利进行。对有多年工作经验的护士而言，她们对本科室的日常护理工作十分熟悉，可以对学习内容适当进行升级，如偏重专科知识新进展、护理管理、质控和科研等方面的内容，达到知识更新和人才培养螺旋式上升的目的。总之，要理性分析科室的人员结构，评估各层级护士的培训需求，再对培训内容进行合理分层计划，在实施过程中注意培训形式的多样化，提高护士的学习积极性，提升培训效果。

【经验分享】

如何保证分层培训落实？

1. 分层培训内容设置　护理部作为分层培训的管理部门，科学设计每一年的培训方案和每一个培训活动是非常重要的。分层培训方案并不是一成不变的，随着培训对象的不断变化和成长，临床实践的精益求精，培训的需求、目标、方法和理论也要跟着变化。分层培训内容有护理部层面和科室层面，包括全体护士必修项目及各层级护士必修项目。

护理部层面的培训内容，由护理部制订全院护理人员分层培训方案，每月底发布下一个月的课程安排表，并借助网络信息管理系统进行公开选课，选课时各层级的护理人员只能选择本层级对应的课程。由于面向全院护理人员，培训对象的数量众多，培训形式一般为面授和网络授课两种。

科室层面的培训内容由科室结合本专科特点和需求安排，培训形式有科室业务学习、小讲课、护理查房、疾病讨论和外出进修等。

2. 培训监督

（1）学分制管理：为鼓励护士自主学习，提高护理人员的分层培训参与率，采用学分制管理。每个培训项目设置相应的学分，护士修完一项课程即可获得学分。要求护士每年要完成规定的学时和学分，学分与个人绩效、科室教学护士绩效及科室质控分挂钩。

（2）网络学习平台管理：网络学习对学习时间和空间的要求低，方便各层级护理人员随时随地学习。网络学习平台可以通过统计网络学习时间、设置课后习题，保证学习过程的参与度和学习效果评价。

（3）分层培训记录：建立护士分层培训手册，将护士培训内容、考核和教学工作等记录入册，作为护士晋级依据。

3. 定期考核与能级进阶　每年制订各层级护理人员的培训、晋级要求及考核计划，按计划落实培训及考核内容。

（1）定期考核：考核成绩是培训实施效果评价指标之一，不同层级的护士考核项目、频次不同。例如，有的医院规定 N0、N1、N2 级护士每季度要完成理论考试，每月完成操作考试。N3、N4 级护士每季度完成理论和操作考试。

（2）能级进阶管理：多数医院采用能级进阶管理模式进行分层培训，这一模式有一定优势。能级进阶分层培训模式建立在层级标准上，实行“能者上、庸者下”的淘汰机制，规避了先前根据“职称、护龄”等论资排辈的“终身制”弊端，可更好地提升护士岗位胜任能力。每年组织一次能级进阶评审，根据不同层级准入标准、工作要求，结合考核指标对护士进行评审，当低层级护士满足上一层级护士准入条件时，同时各项分层考核指标均取得优异成绩，可进阶为上一层级护士；当护士各项考核指标评分不合格，或不能完成相应层级任务或出现差错事故时，则给予降级处理。

案例 54　专科护士培训——抓住机遇，成就专家之路

小崔是一名伤口专科护士，也是一家大型综合医院伤口门诊治疗师，在急、慢性创面预防与处理方面具有丰富的经验，自伤口门诊开展以来，治愈了各式各样的疑难案例。在此期间，小崔收获的是患者紧握的双手、信任的眼神及锦旗、感谢信。一位来自外地的黄大爷，因患糖尿病导致左下肢麻木一个月，听说艾灸治疗效果好，就到当地诊所治疗，在艾灸过程中，因皮肤对温度不敏感，造成皮肤烫伤，久治不愈。黄大爷及其子女心急如焚，辗转多家医院，伤口治疗效果却并不好。后经人介绍前往小崔所在医院的伤口门诊，找到了小崔。经过近半个多月的细心治疗，清理伤口，清除了坏死组织，伤口逐渐愈合，黄大爷激动万分，催着子女要带上锦旗前往医院感谢小崔。一位年过 80 岁的陈阿公，由于长期卧床不起，骶尾部出现了 4 期压力性损伤，并伴有大量的坏死组织、渗液和异味。子女们见状心疼不已却爱莫能助，执意将陈阿公送到了小崔所在的伤口门诊。在小崔的帮助下，经过清创、使用新型敷料、气垫床，并指导家属定时翻身，半年后，创面完全愈合。陈阿公的子女们连连表示感谢，陈阿公用颤抖的双手紧握住小崔的手，泪水模糊了双眼……

回首走过的职业生涯路，小崔觉得 5 年前主动报名参加医院外派的伤口

专科护士培训，是非常正确的选择。他本科毕业后就职于医院，在烧伤科工作了 10 年，每当患者康复出院，喜笑颜开地过来道别，他就觉得很有成就感，但强烈的上进心使他很想在职业生涯中能够有所突破，他不知道如何使自己的专业发挥出更大的作用，直到他看到医院发布的专科护士培训信息，他在第一时间了解了专科护士培训的相关信息后，便毫不犹豫地递交了申请书。在专科护士学习的过程中，小崔十分珍惜再次进入课堂学习的机会，他在学习中注重培养自己独立的评判性思维，把专科学习与循证方法有机融合，不断提高自己思考和解决问题的能力。学成回来后，小崔成为了医院第一批专科护士，因精准对接群众健康需求，医院专门开设了伤口门诊，他顺理成章地成为了一名伤口门诊治疗师。小崔深知终身学习对一名成熟专科护士的重要性，在工作之余，他常常阅读伤口等相关的国内外文献，积极参加国内外专科会议，获取专业领域内的新知识、新进展，不断更新自己的理念，提升自身科学素养。经过多年的工作积累，他将伤口治疗经验进行总结，在国内核心期刊上发表文章数篇，还申请了国家级专利一项，为此，医院将小崔作为年度医院典型先进工作代表进行宣传。

【问题】

1. 医院的伤口护理专家是如何“养”成的？
2. 医院在伤口专科护士的使用方面有哪些值得借鉴的地方？

【知识链接】

1. 专科护士的概念和发展　专科护士起源于美国，《美国护理杂志》在 1900 年发表了一篇题为 *Specialties in Nursing* 的论文，首次提出了“专科护理”的概念。这也标志着“专科护士”这一概念正式走入公众视野。20 世纪 50 年代，美国专科护士的培养逐渐分级细化，涵盖了 ICU 护理、急救护理、糖尿病护理、癌症护理、临终护理、感染控制等各专科领域，其目的是为临床培养高质量的专科护士、提高临床护理的实践水平。20 世纪 60 年代，临床护士专科化发展，形成了初级专科护士（specialty nurse，SN）和高级专科护士（advanced practice nurse，APN）两个层级的专科护士。20 世纪 90 年代，美国护士协会（American Nurse Association，ANA）专门为护士认证成立子机构——美国护士资格认证中心（American Nurse Credentialing Center，ANCC），为专科护士提供官方认证与管理。经过多年的研究和实践，美国的专科护士已经处于国际领先地位，成为发展专科护士的标杆之一。随后，英国、加拿大、澳大利亚的专科护士队伍也得到了迅速发展，专科护士的培养梯队建设已经成为国际护理界的主流趋势。

我国专科护士的概念最早由香港在20世纪90年代开始使用，此间我国内地也有学者研究专科护士，但是他们定义的专科护士概念指在某一科室工作多年的护士。直至2002年，尤黎明教授提出“专科护士”（clinical nurse specialist，CNS），指护理在专业化进程中所形成的并发展起来的高级临床护理工作者，是一种职业称谓，具备执业资格。这一概念的提出为我国护理学者们对专科护士的重新认识开了一扇窗。为了使“专科护士”理念扎根中国，国家在政策层面对护理事业发展作出了指示。2005年，《中国护理事业发展规划纲要（2005—2010年）》明确提出了“专科护士规范化培训计划”；2007年，卫生部颁布的《专科护理领域护士培训大纲》中，将急诊、器官移植、手术室、肿瘤、重症监护5个临床护理技术性较强的科目列为“核心专科”；2016年，《全国护理事业发展规划（2016—2020年）》提出要发展专科队伍，推进及规范我国专科护士的发展与管理；2022年，《全国护理事业发展规划（2021—2025年）》提到了要加强护士培养培训，特别是针对老年、儿科、传染病等紧缺护理专业护士的培训。

2. 专科护士的培养

（1）专科护士的准入资格：不同国家对专科护士的准入资格要求不一。美国专科护士的准入标准一般包括注册护士执照、工作年限、专科领域工作的具体时长，部分认证组织对学位也有要求。日本专科护士的准入标准包括持有保健士或助产士或护士资格者、具备5年以上的临床工作经验且其从事相关专科护理领域3年以上。新加坡规定持有大专院校文凭的注册护士，并具有不低于2年的临床护理经验，可由本人申请经医院推荐，参加专科护士培训。

我国于2007年为重点发展的几个专科护理领域制订了专科护士培养的最低准入标准为“具备2年以上护理临床工作经验的注册护士”。另外，在我国，不同培训单位对专科护士的准入标准规定也略有差异，如中华护理学会对手术室专科护士的准入标准规定是“具有护士执业资质，大专学历需要有8年以上临床护理实践经验，本科学历需要具备5年以上临床实践经验，并包括5年以上专科工作经验的护理骨干”；而《浙江省专科护士培训方案》中对专科护士的准入标准规定为“中华人民共和国执业护士，护理专业大专以上学历，具有8年以上临床护理实践经验，在相关专科工作3年以上，热爱护理事业，有一定的外语基础，本人自愿并经单位选拔、推荐”。

（2）专科护士培训项目的设置：美国专科护理领域基本包括六类主要学科，家庭/个人生命发展、成人/老年医学、新生儿、儿科、妇女健康/两性学、心理/精神健康。新加坡自1993年发展专科护士以来，共形成了16个专科护理领域。我国专科护理领域设置可归纳出三种方法：①按临床科室分类，即专科领域与临床科室相同，包括肾科、呼吸系统科、心脏科等；②按技能分类，指按照特定的护理操作技术进行分类，如PICC专科护士、国际造口治疗师等；③按临床科室与技能混合性分类，包括静脉输液护理、临床营养支持护理等。2021年中华护理学会25个专科护士培训项目及培训周期见表18-2。

表18-2　**2021年中华护理学会25个专科护士培训项目及培训周期**

项目	培训周期/周
重症、康复护理、老年护理、儿科、骨科、伤口造口失禁、新生儿、营养支持	12
血液净化、传染病、肿瘤、安宁疗护、急诊急救、助产、呼吸、手术室、消毒供应、心血管、耳鼻咽喉头颈外科、精神卫生、静脉治疗、麻醉护士、眼科、口腔、中医	8

（3）专科护士的培训基地：专科护士的培养机构既有中华护理学会、省（区、市）护理学会、省（区、市）护理质量与控制中心，也有不同级别的医院和医学院校，每个专科设培训基地。

1）基地授牌：基地向培训机构提出申请，由培训机构下设的专科护士培训专家委员会评估、审核认定后才能授牌。

2）基地师资：专科护士培训师资包括理论培训师资和临床实践培训师资。理论培训阶段，基地可以聘请专科领域专家、经验丰富的教授、研究实力强的科研人员等。临床实践阶段，基地可通过建立带教老师准入制度，对带教老师进行统一培训来组建师资团队：挑选有一定工作年限、带教经验丰富、理论授课能力强、操作技能娴熟、具有科研基础和背景的主管护师职称以上的高年资护士、护理骨干为培训基地带教老师。

3）培训教材及课程设置：主要根据专科护士培训要求和培训计划编写，内容包括各领域的发展、专业知识和新进展等。培训课程设置方面，理论课程设置结合培训教材，围绕管理、教学、科研、专业新进展等，临床实践阶段课程设置结合教学计划，理论联系实践操作，并围绕学员需完成的结业报告加以重点辅导。培训过程中结合学员反馈和评价，不断更新教材，改进课程设置。

（4）专科护士的培训安排

1）专科护士的培训时间：发达国家经过多年的探索与发展，已经形成了较为完备的专科护士培养体系，但不同国家对不同专科护士的培养时间有不同的要求。例如，美国急救方向的专科护士需要理论学习搭配临床实践，其中理论时间年限至少是2年，临床实践需要达到500个学时；英国眼科专科护士需要于在职期间到眼科专科医院脱产学习培训6~12个月；日本乳腺癌专科护士的理论学习时间为6个月以上，并有5周的临床实践；日本精神专科护士的教育培训由精神护理技术协会实施并认定，实习机构必须通过其审查认定，教育培训时间为6个月。由此可见，国外的专科护士培训时间普遍在6个月以上，培训时间较长，保证了专科护士核心能力的培养。

我国港澳台地区专科护士的培养体系发展较完备。香港地区将专科护士的培训纳入研究生培养课程中，护士在接受专科护士的培训之后可获得硕士学位。澳门地区由卫生局与学校共同开设了专科护理课程，学制2年，包括理论期和实习期。台湾地区有《专科护理师分科及甄审办法》，规定护士只有接受6个月以上训练并取得证明文件，才能申请成为专科护理师。目前，中华护理学会专科护士培训时间为2~3个月，以理论授课和临床实践相结合的方式进行。其他培训机构一般规定专科护士的培训包括理论学习1个月，临床实践2~4个月。

2）专科护士的培训计划：参照培训基地制订的专科护士培训大纲，采取集中理论学习和临床实践相结合的方式，临床实践统一安排到培训基地完成。培训计划的制订主要致力于培养专科护士以下能力：①实践能力；②危重抢救能力；③评判性思维能力；④临床技能操作；⑤科研和论文写作能力。

（5）专科护士的资格认证：美国有专门的机构负责专科护士的资格认证并颁发专科护士资格证书。严格来说，目前我国尚未形成完整的专科护士认证体系，主要是由护理学会根据专科护士培训项目下发培训合格证书。目前所提到的专科护士资格认证的主要指标包括注册护士执照、护理工作经验、专科护理经验、通过专科护士认证考试、继续教育学时等，但是具体要求各地则有所不同。以浙江省为例，专科护士资质认定要求为：学员完成规定课程和临床实践培训后，经理论和实践考核合格，并完成结业报告，参加由浙江省专科护士培训专家委员会的现场答辩评审，通过者经浙江省培训管理委员会审核后，获得由浙江省卫生健康委员会签章颁发的“浙江省专科护士培训合格证书”。

3. 专科护士的使用与管理

（1）专科护士的岗位设置：科学合理的专科护理岗位管理有助于专科护

士明确认知岗位定位和专业价值。《中国护理事业发展规划纲要(2011—2015年)》指出:“在完善医院护理岗位设置的基础上,确定临床专科护理岗位,建立和完善专科护理岗位培训制度”,对专科护士的岗位设置提出了明确的要求,由此我国开启了专科护士岗位设置的探索。在北京、上海、杭州等经济较发达地区,均开设了伤口造口护理中心、PICC 置管与维护中心、疼痛门诊等护理门诊,为我国专科护士的岗位设立积累了不少经验。目前,我国专科护士岗位设置依据包括:①依据专科领域设置,如急诊科专科护士、糖尿病专科护士等,这一点同欧美等国相似;②依据医院护理人力状况设置,主要为专职和兼职两种。

(2)专科护士的岗位职责:是合理设置专科护士岗位的依据,也是成功推行专科护士制度的前提。国外不同领域专科护士的岗位职责较为明确,美国的肿瘤专科护士作为临床专家有处方权,对癌症晚期患者进行临终关怀,同时还需要管理肿瘤的预防;英国的专科护士需要领导本专业发展、参与制订规则、参与培训、开展护理科研等;日本的专科护士主要职责是实践、商谈、联络、伦理协调、教育与研究。

我国港澳台地区相关部门都制订了专科护士的执业范围。香港地区规定专科护士岗位职责包括 5 个方面,即临床护理、临床管理、教育、护理顾问及临床研究;澳门《护士职称制度》中,将专科护士分为专科护士和高级专科护士 2 种,其中专科护士主要职责是向患者和在危险中的个人、家庭及社区提供可执行的专科护理,参与职业范围内的研究工作等,高级专科护士除了执行专科护士职务外,还需要培训其他护理人员,提出护理服务意见、协助制订护理服务相关的标准、协助护士长制订年度活动计划等;台湾地区专科护士除了常规的临床护理工作,主要从事经台湾卫生主管机关认定的由专科护理师执行的医疗辅助行为。

目前我国内地(大陆)地区专科护士职责尚不明确。不同领域专科护士在医院参与的工作更侧重于专科临床实践,主要包括临床护理、健康教育,经常和患者及家属进行沟通并保持联系、提供指导,为护理人员及患者家属举办讲座、参与护理科研工作等。

(3)专科护士的绩效考核:绩效考评是激励员工的主要方式,专科护士队伍也需要有效的激励措施。2010 年左右,新加坡具有专科护士证书的注册护士,其月薪比普通注册护士高出约 500 新元;美国专科护士工资待遇比普通注册护士高 50% 左右,对专科护理工作的发展产生了强有力的推动作用。目前,我国尚无统一的专科护士绩效考评标准,部分医院根据各自的需求制订相应的考评指标。例如，广东省人民医院全职专科护士享受护士长津贴，兼职专科护士享受 1.2 倍奖金系数；浙江大学医学院附属第一医院给予专科护士副护士长奖金系数；温州医科大学附属第一医院将专科护士的层级提升为最高等级。总而言之，为了稳定专科护理队伍，结合专科护士岗位职责与工作内容，建立专科护士的绩效考评体系是十分重要的环节。

【案例分析】

1. 医院的伤口护理专家是如何“养”成的？

小崔作为该医院的伤口护理专家，为了超越自身原有的护理水平，主动抓住了医院培养专科护士的机会，从了解伤口专科护士的角色定位开始，积极查找专科护士培训的相关信息，准备申报所需资料，向医院提出培训申请，最终完成伤口专科护士培训要求，取得专科护士资格证书。小崔回到医院后，应医院发展需要成为一名伤口专科护士，在伤口护理方面精修勤练，不断学习并用心为患者服务，解决伤口患者的难题。同时，他还善于总结经验，以伤口护理问题为导向，深入思考护理方法的改进，不断创新，通过科研论文和发明创造推动伤口专科护理的发展。鉴于小崔在伤口专科护理领域取得的实践和科研成果，他成为了医院和患者都认可的伤口护理专家。

成为一名伤口专科护士是伤口护理专家“养成”的基础之一，那么普通护士如何才能成为一名伤口专科护士呢？

（1）了解伤口专科护士的角色定位：伤口 / 造口专科护士（wound/ostomy/continence nurse，WOCN）是常规完成了伤口或造口方面的外延的课程（包括不同水平的学位课程），在每日的治疗过程中，能照顾好有复杂伤口或造口的患者，为患者提供专业支持的护士。其核心能力包括以下 6 个部分：临床专业实践能力、评判性思维能力、教育指导能力、专业发展能力、人际交往能力、护理管理能力。

（2）查找专科护士培训的相关信息：专科护士培训分为国家级和省级，所有相关信息会发布在中华护理学会或者各省（区、市）护理学会官网“继续教育”相关板块。目前专科护士培训对学员基本都有工作年限的要求，具体需参照招生简章。

（3）提出专科护士培训申请：在报名期内向科室领导或护理部提出申请。专科护士培训基本采取理论授课和临床实践相结合的模式，学员需全脱产学习，一般理论授课 1~2 个月不等，临床实践 1~3 个月不等，总时间为 3~4 个月。不同培训结业要求有所不同，一般分为理论考核、实践考核、结业报告、结业答辩等。部分地区对学员的作业要求较高，如个案、综述、教案及开题报告等。

（4）取得专科护士资格证书：不同培训结业后颁发的证书有细微差异，有的是专科护士资格证书，有的是专科护士培训合格证书，具体会在招生简章里说明。

2. 医院在伤口专科护士的使用方面有哪些值得借鉴的地方？

小崔所在医院以改善日益增长的伤口治疗需求与有限医疗资源存在的矛盾为出发点，对传统的伤口治疗模式进行了创新，成立了伤口门诊，由伤口专科护士坐诊，充分利用专科护士的优势，医护合作，共同解决伤口患者的疑难问题，为医院带来业务量和效率的提升，是“医护患”多方共赢的举措，该管理模式值得其他医院借鉴。小崔在伤口专科护士岗位上，充分发挥专业优势，为伤口患者提供护理和康复措施，帮助患者减轻痛苦，降低并发症的发生率，同时他以临床问题为导向，运用科研思维积极撰写论文，申请发明专利，在推动伤口专科护理发展及提升医院影响力方面作出了重要贡献，这是普通护士无法替代的。鉴于此，医院将小崔作为先进员工进行宣传，这既是对小崔本人的肯定，也是对专科护士工作价值的肯定，此举对于提升专科护士工作积极性和自我价值认同感具有重要意义。

目前我国很多医院在专科护士岗位设置方面进行了尝试，有调查显示，专科护士的工作职责主要涉及护理会诊、临床专科教学指导、专科护理门诊等方面。特别是近几年，专科护士门诊的建立充分体现了护士的专业价值，如部分医院设置了伤口护理中心、疼痛门诊、糖尿病门诊等护理门诊，为科学使用和管理专科护士积累了宝贵的经验。

【经验分享】

1. “互联网 + 护理”背景下的专科护理

为精准对接群众健康需求，国家卫生健康委员会于 2019 年发布《关于开展“互联网 + 护理服务”试点工作的通知》及试点方案，确定了 6 个试点省市开展“互联网 + 护理服务”。目前，试点内多家综合医院通过整合区域内的护理优质资源，发挥医院的专业技术优势，开展“互联网 + 护理”服务，为有需求的居民提供上门护理。该项目以“手机预约服务、护士上门护理”的方式，为出院后康复期群体、失能 / 半失能老年群体、残障群体、母婴群体等行动不便的人群提供适合在家庭条件下进行的居家护理服务，满足群众多样化、多层次的健康需求。服务内容一般包括指导造口伤口失禁专科器具的使用、PICC/ 植入式输液港的维护、腹膜透析护理、慢性 / 感染性伤口换药等，患者关注相应微信公众平台，根据服务需求“叫单”，在线执业护士会根据自己的专业特长、距离远近及业余时间安排进行“抢单”，开展上门服务。

项目自开展以来，受到了广大群众的信任和好评，尤其是疫情管控阶段，为患者居家照护提供了很大的便利。同时，该项目也为护理人员的职业拓宽了道路，使护士在实现“共建共享、全民健康”的健康中国战略目标中发挥了更大的作用。

2. 在当前时代背景下，专科护士的发展机遇还包括哪些？

（1）慢病管理为护士打开职业壁垒：随着生活方式的改变、医学的发展和人均寿命的延长，非传染性慢性疾病，如高血压、冠心病、糖尿病等发病率明显增加。这些疾病的一个基本特点就是不能靠一种或几种药物根治，需要发挥包括药物治疗、生活方式改变在内的综合治疗的作用，以达到控制疾病发展的目的，尽最大可能使患者的生活质量不因为疾病而下降。在这些疾病的控制方面，护理人员起着十分重要的作用。

（2）后疫情时代专科护士新机遇：向国际化、标准化发展的高素质专科护士将成为国家重点培养的方向。越来越多的专家呼吁有关部门应加强对护理科研的重视度，通过顶层设计切实提升护理学科的综合实力。在专家们看来，护士培养除了要教授护理学知识技能，还要进一步融合人文社会科学、医学、预防保健、公共卫生等跨学科知识和技能。护理人员不能仅仅局限于护理，而应在更大范围内增加跨专业的学习，更好地与团队配合。

（3）大健康产业下的护理潜力：目前，我国老年人口数量大，中老年人数越多，对健康的需求越多、迫切度越高，这也是健康产业飞速发展的主要原因。健康中国战略推动下的大健康产业中的高素质的专科护士也将成为民众健康的主要管理者之一。随着“互联网 +”时代的到来，护士工作的自主性、灵活性、创造性将在很大程度上被激发和释放，迎来职业身份与价值的蜕变！

（孙彩霞）

第十九章

护理科研管理

护理科研是通过科学的方法探索、回答和解决护理领域的问题，促进护理学科发展的重要途径。护理科研在完善护理理论、改进护理技术、提高护理质量、指导护理实践等方面起着非常重要的作用。近年来，我国护理研究在临床护理、护理教育和护理管理领域取得长足进步，护理研究水平不断提高，有效促进了护理学科的快速发展。21 世纪，护理事业发展面临新的机遇和挑战，护理学科建设和发展成为重要课题，如何按照护理学科自身的特点和规律进行高质量护理科研管理，如何培养高素质的护理科研团队，是护理管理者值得深思和探讨的问题。

案例 55　科研项目管理——护理部科研管理的难题

林主任是某医院新聘任的护理部主任，在详细的工作交接之后，她发现该医院的护理科研意识较差，护理科研管理大多采用传统管理方法，课题项目几乎处于无人管理、无人考核的状况，总体护理科研水平远远落后于其他医院。近十年来，医院的护理科研课题、发表论文、科研成果、科技获奖等严重匮乏，更别提发表高质量期刊论文、申报国家自然科学基金项目了。在最新公布的中国医院科技量值（STEM）护理学科排名中，林主任看到医院居于全国倒数。她心急如焚，一上任立即进行大刀阔斧的护理科研改革，效仿其他医院的做法，组建科研管理部门、开展护理科研培训、举办科研论坛等，这突如其来的变化让护士措手不及，一时间怨言四起。在科研培训上，林主任看到护士们个个耷拉着眼皮，无精打采，时不时低下头玩手机，根本无心于培训。林主任满怀期待地想要改善医院护理科研现状，可是护士的态度却让她心寒。不仅如此，她还听到护士私底下抱怨“临床工作任务重，哪里来的时间搞科研”“绩效奖金跟不上,花那么多精力在科研上不值当”等言论。面对现状,林主任不禁陷入思考:该如何调动护士的积极性呢?该如何提高医院护理学科总体水平呢?

【问题】

1. 林主任在护理科研的管理过程中存在什么问题?

2. 该案例中为什么护士的科研意识不强?林主任应如何调动护理人员的积极性?

3. 林主任如何提高该医院护理学科总体水平?

【知识链接】

1. 科研项目管理的内涵及特点　科研项目管理是技术与项目结合的产物,它是一项系统工程。与一般的项目相比较,科研项目管理具有特殊性,也具有一定难度,主要体现在:

(1) 知识型员工是科研项目管理的对象:科研人员是知识型员工,也是科研项目最主要的资源,科研人员需要灵活的、柔性的、适当的分权和民主式的管理。

(2) 科研项目管理存在信息不对称:由于科研项目自身的特殊性,科研成果有时存在于科研人员的头脑中,很难直接表达出来,因此信息的确认和采集较困难。科研活动中常常存在信息不对称,管理人员很难获得项目的全部情况,因为有时科研人员会因为各种原因而不愿意公开研究的全部信息,影响信息的真实性从而导致管理的失误。

(3) 目标管理与过程管理统一:科研项目管理不同于其他项目的管理,这是由科研项目自身具有不确定性的特点决定的。科研项目管理强调的是一种动态的管理和适度的控制,科研项目管理的本质是系统协调的工作,是弹性计划与严格控制的对立统一,即在规定期限内达到既定目标。因此过程管理与目标管理要在项目管理体系中统一起来。

2. 科研项目管理内容

(1) 按照经费来源分类:①横向科研管理项目,包括同类别单位签订的科技项目;②纵向科研管理项目,包括国家、省市、部委各类计划项目、各类基金项目和主管部门下达的有关项目。

(2) 按管理特征分类:①项目质量管理,是保证项目能满足既定要求所需的全过程;②项目进度管理,是保证项目按时完成所进行的一系列管理过程和活动；③项目成本管理，是各种费用的总和。

（3）按项目实施阶段分类：①项目立项管理，是科研项目管理的关键，包括组织和评审项目建议书、组织项目可行性论证、签订项目合同或委托书这三方面的内容；②项目实施管理，是项目控制的核心，指科研成果验收前、科研项目立项后组织实施这一整个阶段；③项目验收管理，主要内容是检查项目的组织与管理、项目合同考核指标的达标情况和评价项目效果，重点是如何合理科学地衡量项目成果的产出和绩效。

3. 护理科研项目管理的必要性与可行性

（1）必要性：随着科学技术的快速发展及科研项目组织形式的变化，传统的科研管理方法已经无法适应新时代科研创新的要求。科研项目的管理迫切需要引入新思路新方法，实现科学有效的管理，提高科研管理的效益。项目管理的方法为科研项目管理方法的变革提供了一种选择。因此，将项目管理引入护理科研项目中，护理科研人员和管理人员可以了解项目的进展情况，及时发现实施过程中出现的问题，采取一定的措施，使项目继续按预定的计划执行。通过项目管理，提高科研工作效率和科研成果转化率，从而更有效地培养护理学科团队和科研人才队伍。由此可见，运用项目管理有利于促进护理科研项目资源的合理配置，获取更大的效益，同时也有利于护理管理工作的自身发展。

（2）可行性：科研项目具有周期长、容量大、环节多的特点，因此特别适合采用项目管理方法。项目管理是一种新兴的科学管理方式，并以其自身的特性适应当今社会的变革和竞争的需要，而科研项目的特点和管理中对目标的要求，都基本符合项目管理的特点与方法，故将其引入到科研项目管理中切实可行且会提高科研管理水平。目前，我国护理科研项目管理中同样可以引入项目管理中的时间管理、成本管理和质量管理等方法，通过项目管理的科学方法来指导护理科研项目的开展和跟踪管理。

【案例分析】

1. 林主任在护理科研的管理过程中存在什么问题？

案例中林主任对于医院护理科研现状没有正确的认识，该医院科研管理积弊已久，非一日之功，需要循序渐进，不能急于求成。而林主任在进行科研改革时过于心急，没有深入调查研究，了解临床护理科研的真实情况，仅一味照搬他人管理措施，将外来经验运用到医院护理科研项目管理中，显然效果不佳，不但引起护士的不满，还加大了护理科研管理的难度。

2. 该案例中为什么护士的科研意识不强？林主任应如何调动护理人员的积极性？

案例中护士自身的科研意识不强，究其原因主要有：

（1）护士每天超负荷运转，忙于完成大量日常的临床护理工作，没有养成良好的临床观察能力，没有主动收集资料、分析资料的习惯，缺乏科研选题、设计等知识，缺少课题申报、成果报奖的信息。同时，护士没有认识到护理科研对提高护士自身素质和社会地位的作用，更没有认识到护理科研对推动学科的发展及其产生的社会效益的重要作用。

（2）该医院对护理人员科研能力的培养不重视，系统学习过科研知识者较少。各层次护士在使用和培养上没有明确的区分，无论学历和能力高低都从事一样的工作，不能做到人尽其才，才尽其用。原先的护理管理者重视临床护理工作的完成质量和患者的满意度，却忽视了护理人员获取信息能力、阅读能力、观察分析能力、总结归纳能力及论文撰写能力的培养。护理人员难以掌握本专业的发展动态和趋势，影响护理科研的开展。

（3）该医院护理科研管理机构不健全，未成立独立的护理科研管理机构，且没有配备专职护理科研管理人员，未建立护理科研管理制度和条例，无护理科研专项经费，一定程度上制约了护理科研的发展。

因此，针对这一问题，林主任应适当根据护理人员在不同时期的不同需求，修订完善科研奖励制度，对高层次科研成果（项目、论文、著作、专利、获奖等）实施学术激励政策，有的放矢地制订相应的激励方式，将人才培养、评先选优、提拔晋升与物质奖励有机结合起来，制订合理的科研绩效考核体系。另外，林主任还可以邀请国内外知名专家来院进行学术交流，搭建学习与交流的平台，营造良好的学术氛围，从而有效地调动护理人员的科研热情和积极性。

3. 林主任如何提高该医院护理学科总体水平？

面对医院护理科研现状，林主任首先应深入临床进行调查研究，正确认识问题根源所在；其次可以运用 SWOT 分析法、PDCA 循环法等现代管理方法，抽调各科室骨干人员建立护理科研管理部门，健全科研项目的全过程追踪管理机制，强化过程管理；加强对科研项目的预算管理和决算管理，采取例行检查与不定期抽查相结合的方法，定期督促在研项目负责人抓好时间节点，以保障护理科学研究健康顺利开展；修订完善科研奖励制度，充分调动护理科研人员的积极性；在项目执行过程中做好过程管理，规范科研行为，落实科研诚信制度和项目考核制度，以提高该医院护理学科总体水平。

【经验分享】

1. 项目管理方法如何应用到护理科研管理活动中?

护理科研项目不确定因素多,管理难度大,且涉及部门多,工作复杂,资源有限。因此,需要对项目参数进行有效管理,优化各项参数,协调各个部门。作为新型的管理模式,项目管理为临床护理管理者提供了全新的思路和管理工具,可应用于护理科研管理活动中。

(1) 建立护理科研项目管理机制:在科研项目管理初期,成立由护理部主要负责,医院其他部门相关专家共同组成的护理科研项目管理小组。管理小组的职责包括:对护理科研项目进行规划、控制和评估;对项目是否立项、撤销或结题进行决策;对重大项目如跨部门或行业的项目进行过程监控和管理,并定期召开项目阶段评审会,对项目的过程和总结进行评审;对项目相关人员制订绩效考核与激励机制,推动学科建设及人才储备;另外建立护理科研项目管理信息库,对项目进行科学化、信息化的管理。

(2) 制订护理科研项目管理流程:由护理部牵头,护理科研项目管理小组成员结合临床实际制订出护理科研项目的管理流程,从项目的可行性到项目结题都有规范的管理流程。同时制订项目立项申请书、项目立项评审表、项目结题报告书、项目结题评审表及项目考核办法,对项目的立项、过程管理和结题都进行科学化的项目管理,保证项目实施各环节顺利进行。

(3) 护理科研项目各阶段工作的开展

1) 项目启动阶段:护理部首先制订科研项目调查表,对全院护理科研项目开展现状进行调研,调研内容包括护理科研项目开展的人力配备、医护支持力度、实施物资条件等,根据调研结果制订护理科研项目管理流程、试行管理办法等相关管理制度。其次,召开全院护理科研项目开展动员大会,鼓励各科室积极构思适合本科室开展的护理科研项目。再次,各科室组织护理骨干展开头脑风暴法及SWOT分析法,对科内护理项目的开展及切入点进行讨论,经过科内项目组专家论证后再由护理科研项目管理小组进行技术指导,最终形成成熟的项目构思。

2) 项目开发阶段:各科在护理科研项目管理小组的指导下,首先将形成的项目构思成文,并按照下发的立项申请书格式撰写项目申报书,上报护理部护理科研项目管理小组。其次,护理科研项目管理小组按照制订的项目立项评审标准对各科上报的项目进行综合评审,内容包括项目实施的背景、临床意义、可行性、经费预算、预期成果等。再次,将经过专家初步评审的项目进行分析整合，对项目进行分流，对只需在科内开展的项目下放到科室自行开展实施；对具有较大临床意义的跨科项目，组织进行项目答辩，筛选出具有可行性及重大实施意义的科研项目。

3）项目实施阶段：根据护理科研项目管理小组的立项评审意见，科研项目管理负责人首先与科室进行沟通，对仅在科内开展的项目，分派科室护士长作为项目负责人进行具体实施，护理科研项目管理小组定期进行指导，同时要求科室进行项目开展中期总结及项目结题报告；对筛选出的跨科或跨部门等重大项目，护理科研项目管理小组通过答辩评审后给予一定的经费支持，同时进行人力协调，保障项目开展的人力及物力配备。另外，护理部护理科研项目管理小组委派一名成员负责项目开展的监督及指导工作，并进行项目开展过程监控，并要求每月、每季度、中期对项目进展状况和实施效果及经费使用情况等进行阶段总结及进展汇报。同时，在项目实施的过程中，护理部采用专题讲座、经验分享、案例介绍等形式定期对护理人员进行科研项目管理培训，加强项目管理理论与实践的结合。此外还须将项目相关的论文及成果整理收集，建设成为护理科研项目信息库，优秀项目在医院的网站进行发布，便于全院护理人员交流和学习，进一步促进护理学科的发展。

4）项目结束阶段：各科室通过对科研项目进行技术分析，归纳和总结形成论文和成果进行发表，同时，填写下发到科室的项目科研成果一览表，对项目开展期间进行的新闻报道、论文发表、专利申请、参会情况等进行总结。另外，科室还需填写项目结题报告书，上交护理部护理科研项目管理小组，对项目实施效果进行最终评审和考核。针对重大项目，还需在结题时进行结题答辩，由项目管理专家组成员进行严格审查。在人力资源管理方面，科研项目管理小组可将评审结果与护理人员的绩效考核挂钩，对成功的科研项目实践成果进行全院，甚至更大范围的推广，形成以精神激励为核心，以竞争激励为基础，以物质激励为保障的激励模式，以扩大科研项目的实施成效，提高医院护理人员开展护理科研项目的积极性。

2. SWOT 分析法如何应用到护理科研管理活动中？

将 SWOT 分析法应用到护理科研管理活动中，能够帮助护理人员利用临床优势，克服自身短板，增强科研意识，促进护理科研的发展。

（1）优势：近年来，随着国内外学术交流的日益频繁，国内高等护理教育的不断发展和完善，我国的护理科研水平得到很大的提高，选题范围涵盖了护理领域的各个方面。其主要优势包括：①护理专业实践性强，临床经验的积累使得潜在的护理科研点较多；②临床护士与患者接触紧密，所获取的原始资料丰富;③教学医院的护理科研素材涵盖临床、教学,范围广泛。

(2) 劣势:由于护理科研起步晚、研究人员不足、科研意识淡薄、管理体制不够完善、经费不足、研究成果缺乏学术权威性等问题,使护理科研工作进展缓慢,研究成果难以运用到临床中去。

(3) 机会:近年来,各医疗机构秉承“科技兴院”策略,强化内涵建设,日益重视科研活动机会。尤其是护理科研工作,已成为硕导遴选、年度考核、职称晋升及岗位聘任的重要条件。医院护理信息化建设工作开展顺利,各种信息化管理系统逐步完善,能够对护理科研进行有效管理,还可以为护理科研工作的进展提供必要的信息支持。此外,护理人员外出培训学习的机会增多,科研意识逐渐增强,护理人员科研基础不断夯实;在科研激励政策的修订和完善下,极大促进了护理人员从事科研活动的积极性。

(4) 威胁:医学科技发展日新月异,护理科研人员不仅需要紧跟医学前沿发展步伐,还要具备较高的外语水平;高层次护理人才紧缺,高水平护理科研团队难以组建,护理科研快速发展受限。此外,学术领域的不正之风(如代写、抄袭、剽窃文章等)仍然存在,对护理人员从事科研活动和护理科研的正常开展造成不良影响和冲击。

因此,在护理科研管理中引入SWOT分析法,对护理人员的科研优势、劣势进行详细分析探讨,同时关注外界环境威胁和机会,制订出能发挥护理科研优势、克服劣势、抓住机会、化解威胁因素的一系列策略:①建立健全护理科研管理体系,履行科研培训和指导职责;②利用医院科研发展,提高护理科研深度和护理科研质量;③提供多方面、多途径、多专业的科研知识培训,克服知识受限的科研劣势;④挖掘不同层级人员科研潜能,多层次多维度开展科研;⑤将护理科研由外部要求转化为内部需求,由被动变主动,增强护士职业获益、增加专业投入、促进科研进步;⑥对护理科研进行重点扶持,给予政策倾斜与经费支持,将护理科研纳入绩效考核,并制订量化指标;⑦整合医院科研资源。

护理科研是推动护理学科发展,促进护理理论、知识、技能发展的有效措施,也是提高护理质量和完善护理理论的重要途径。SWOT分析法在护理科研中的充分应用,为护理科研管理工作者提供了科学有效的管理工具,有利于充分发挥护理科研骨干的积极作用,进一步提高护理人员科研意识,创造良好护理科研氛围,提升护理科研成果,也为护理科研的进步发展提供了方向和思路。

3. “PDCA 循环理论”如何应用到医院科研项目管理活动中？

该理论包含 4 个阶段，即计划、实施、检查、处理，是一种程序化、标准化、科学化的管理方式。将 PDCA 循环理论运用到科研管理活动中，有助于医院科研管理部门识别与明确影响科研项目管理的因素，通过采取相关策略，进一步规范科研项目管理行为，达到科学化的管理。

（1）计划阶段：对现行医院科研项目管理现状进行分析，寻找问题，及时召开会议，制订项目管理计划，强化项目过程管理，实时掌握和了解项目开展进度，提出相应的指导；修订完善科研相关政策，实现对高质量完成科研项目的政策引导及监督考核；推进人才梯队建设，建立完善科研团队。

（2）实施阶段：建立健全科研项目的全过程追踪管理机制，强化过程管理；加快科研基础设施与条件建设，搭建良好的科研平台；加强专业与管理知识学习，提高项目组及科研管理人员的组织与协调能力；进一步完善激励政策，引导与提高科研人员的项目执行力。

（3）检查阶段：积极开展科研调研，按专业科室分别召开座谈会，组织学科带头人了解各专业科室的科研进展情况及存在的问题，并要求对医院科研平台、科研政策及科研服务等给予相应的评价与反馈，以便制订新的措施；建立项目督查机制，定期召开科研项目追踪检查评估报告会；针对获得立项的科研项目，科研处按年度分批次为所有立项课题建立电子档案。根据签订的合同中所确定的考核指标，建立项目档案清单，从而实现给各个项目负责人有针对性的阶段性反馈。

（4）处理阶段：在提高科研项目完成质量的管理过程中，全程按 PDCA 循环不断总结和处理问题，持续改进和提高方法。

案例 56 科研团队建设——原来优秀的护理科研团队可以这么做！

作为某医院的护理部主任，张主任从事护理工作 25 年来，凭借精益求精的护理技术和敏锐超前的管理意识，一直被视为该医院护理工作的标杆人物。在一次全国护理管理会议上，张主任作为优秀管理者的代表，从护理科研管理方面介绍了医院有效的科研团队管理经验，得到众人的一致认可。

随着护理科研工作的开展，科研工作的集体性、综合性和长期性等特点越来越突出，这也让张主任深刻认识到建设科研团队的重要性，她率先将学科带头人（principle investigator，PI）制度应用于护理科研管理工作中，选拔各个科室优秀骨干组建护理科研团队，以慢病护理作为专科特色，不断开拓临床工作和科研方向。在组建的过程中，张主任选拔研究生学历、科研能力强的小王作为 PI，小王围绕糖尿病护理模式课题，招募科研团队成员，让那些有热情、有兴趣的年轻护士也参与进来，充分发挥她们的能动作用，使每位团队成员都能够全面、深入、积极地参与科研活动。同时，张主任还制订了一系列激励措施，鼓励临床护士积极开展科研活动，在她的带领下，该院涌现出了一批护理技术、管理和科研骨干，并先后在国内外护理专业杂志发表超过百篇的核心期刊论文，形成了较为完整的人才梯队。

此外，张主任在医院内建立学术委员会，邀请国内外学者来院进行学术交流，举办科研论坛周、文献报告会、课题工作坊等学习与交流的平台，为临床护士提供大量的参会和培训机会，每年派遣优秀的护士去国外进修学习。在张主任的带领下，医院护理科研团队朝气蓬勃，科研工作蒸蒸日上，护理部连续多年获得医院优秀科研团队称号。

【问题】

1. 为什么张主任如此重视科研团队的建设?
2. 该案例在科研团队建设的过程中有哪些值得借鉴的地方?

【知识链接】

1. 科研团队的内涵　科研团队指以科学技术的研究与开发为主要内容，由具备互补知识和技能、愿意为共同的科研目标和工作方法而相互承担责任的科研人员组成的群体。

2. 科研团队建设

（1）团队：科研工作离不开科研团队，一个优秀的护理科研团队，需要根据各成员的科研水平、年龄结构及不同的培养目标进行分层次自由组合，形成“团队带头人—科研骨干—青年科研人才”梯队建制，才能高效运作，发挥团队整体效应。领导者是护理科研团队的关键，需要把握本学科的最新发展前沿，具有较高的学术水平，更要有前瞻的战略眼光和强大的组织号召能力，从而有效带动护理科研团队的发展。

（2）课题：课题是科研的载体，是团队共同的目标。护理科研团队应以护理学科建设为重点，面向临床，以患者为中心，以维护人类健康、减轻患者病痛为己任，凝练出有护理特色的研究方向和课题。

（3）资源：课题成果、物质资源、数据资源、人脉资源、平台建设对科研团队的建设十分重要。当前，护理科研工作尚未形成规模、力量分散、资源整合困难，不易形成合力。因此，护理科研团队应充分利用医院的强大资源，借助医学发展的优势平台，充分利用其信息优势、人才优势和经费等开展科研，壮大科研力量，进行有效的科研资源配置整合和共享。

(4) 文化：团队文化是使集体不断前进的内动力，其力量往往大于外部有形的推动。团队精神是科研团队的灵魂，它是为了实现团队目标相互协作、尽心尽力的意愿和工作作风，主要体现为团队凝聚力。因此，在护理科研中，选择切合临床、有护理特色的研究方向来激发团队成员研究兴趣，通过科研进展来增进团队荣誉感，是提高整个团队向心力和凝聚力的有效途径。此外，充分发挥每位护理人员的工作积极性，相互尊重和理解彼此的观点和意见，才能使护理科研团队形成有效的合力，从而取得良好的科研成就。

3. 科研团队的系统管理　科研团队运作是一个动态协作的过程，有效的动态协调需要从整体上进行系统的管理。科研团队的系统管理可从目标管理、资源管理和行为管理等方面进行宏观层面上的管理和微观层面上的管理，从而观察和把握科研团队是否有效运作。

(1) 目标管理：是一种科学的现代管理方法，也是科研团队行之有效的管理方法。对科研团队实行目标管理，就是以科研目标为基础，将一定时期的科研总目标转化为各科研团队的具体目标，包括团队的总目标、项目目标、团队科研人员个人目标。科研目标对科研团队的科研工作具有指导作用、推动作用，它不仅是科研团队科研工作的“方向盘”，也是激发团队科研人员积极性、创造力的动力，是提高团队凝聚力的促凝剂。

(2) 资源管理：是从整体把握科研团队运作状况的管理。科研团队的有效运作需要具备人力和物力两种资源。人力资源包括活力、控制、专业知识和影响力；物力资源包括资金和设备。

1) 人力资源：对于科研团队起着关键的作用。科研团队的人力必须关注四个方面，即活力、控制、专业知识和影响力。活力是科研团队最重要的因素，有活力才干得起来，才有成果；而活力必须控制，控制和发挥自己能支配的活力的能力是观察和管理各科研团队的第二项因素。活力和控制是相互联系的，两者适当平衡时，团队才能很好地工作，团队的活力越多，就越有必要加以控制。一般来说，科研团队都拥有充足的专业知识，不足的是管理运作方法的知识与活力水平相适应的控制程度不够。在科研团队决策和贯彻执行这些决策的时候，影响力是科研团队能力的一个关键因素。

2) 物力资源：主要包括资金和设备。严格经费管理是科研团队管理中的重要一环。首先,要转变管理观念,在积极争取研究经费的同时,切实提高研究效益。其次,完善合同管理,明确责任和义务。科研合同(任务书)作为最基本的法律文书,详细明确地规定了任务下达单位和项目承担者的责任和义务,以及最终的成果形式,是科研项目开展的基本依据。在科研工作中,要进一步完善科研合同(任务书)管理,尤其要细化年度目标和最终成果,明确违约责任,规定违约追究办法。最后,加强中期检查,严格结题验收。对完成质量差的课题实行“黑名单”制,上“黑名单”的人员,在今后的课题申请、职称晋升等中“亮红牌”。

(3) 行为管理:团队行为管理是从微观层面上管理科研团队共同工作有效性的工具。一个科研团队共同工作的有效性可以从以下四个层次上体现出来:

1) 程序层次:科研团队运作的程序层次涉及到团队讨论问题或日常工作的程序。观察一个科研团队是开始就直接讨论问题,还是先花时间研究如何讨论更好。比如,它是否确定讨论的目的和希望的结果,对决议过程是否心中有数。

2) 结构层次:科研团队运作的结构层次涉及到团队成员职务上的和非职务上的任务分配。团队是否认为成员的任务分工已经各得其所,团队是否已经充分有效地使成员最大限度地作出贡献等。

3) 行为层次:这一层次涉及到成员的相互作用方式。特别是团队里不同成员的时间分配是否得当,是否有效利用。比如,讨论时大家是否注意听,对别人的观点是否感兴趣,探讨问题是否深入,是否真正了解讨论的内容等。

4) 社会层次:科研团队运作的社会层次涉及到团队成员之间关系的动态。成员对权力和任务的分配是否满意,成员的向心力和离心力有多大,气氛是相互尊重还是轻视等。

【案例分析】

1. 为什么张主任如此重视科研团队的建设?

张主任多年从事护理工作,积极关注国内外护理发展新动态,对于护理科研团队的建设有着敏锐的意识,团队建设可以为护理人员提供相互交流信息、阐述见解的渠道,能够充分调动护理人员的科研积极性,提升学术水平。特别是学科带头人利用其自身学术影响力和凝聚力将团队中的人才吸引到自己身边,通过传、帮、带及营造民主自由的学术环境和氛围,鼓励团队成员参与交流并在瞬息万变的医学临床科研中善于捕获信息,提出新思想、新问题、新方法。

正是因为认识到科研团队建设的重要性，张主任果断采取措施，组建护理科研团队，选拔护理骨干作为带头人，改变自我封闭、组织松散的研究小组形式，将优秀人才统一组织起来，充分发挥团队智慧和优势，有效提升医院护理科研水平。

2. 该案例在科研团队建设的过程中有哪些值得借鉴的地方？

在该案例中，张主任率先将学科带头人制度应用于护理科研管理工作中，她选拔研究生学历、科研能力强的小王作为PI，招募各个科室优秀骨干，形成“团队带头人—科研骨干—青年科研人才”梯队，进行高效运作，发挥团队整体效应；以慢病护理作为专科特色，调动年轻护士的积极性，充分发挥她们的能动作用，使每位团队成员都能够全面、深入、积极地参与科研活动；同时，张主任还制订了一系列激励措施，鼓励临床护士积极开展科研活动，激发团队创新能力。此外，张主任在医院内建立学术委员会，邀请国内外学者来院进行学术交流、举办科研论坛周，搭建学习与交流的平台，为临床护士提供大量的参会和培训机会，营造民主的学术氛围、宽松的学术环境，促进科研团队的长期持续发展。这些优秀的科研团队管理经验值得借鉴和学习。

【经验分享】

如何建设研究型医院护理科研团队？

研究型医院是受研究型大学成功经验启示而发展起来的一种全新的医院发展理念，是以临床医疗工作为基本任务，坚持临床和科研并举，通过自主创新不断催生高层次人才和高水平成果，以新的医学知识和新的医疗技术的产生与传播为使命，推动临床诊疗护理水平持续提高的一流医院。为了适应研究型医院的发展，需要护理人员创造性地解决问题，积极开展护理科研。研究型医院内部构建护理科研团队的对策如下：

1. 优化人才知识结构，提高科研能力

（1）增强护理科研意识：将护理科研创新纳入正常工作中，尽最大可能地调动人员积极性。通过护理部下达科研任务、设立科研基金、与绩效考评挂钩、增加培训机会、多进行学术交流、采用激励机制等多种渠道，使护理人员意识到必须将科研工作纳入自己的日常工作中，在工作中留意科研点，能够自觉地查阅护理文献。组建护埋科研团队正是一种激发科研创新意识行之有效的手段。

（2）分层次培养科研能力：护理人员科研水平参差不齐，采用分层次方法对护理人员的科研能力进行培训，既可以避免“低水平吃不了、高水平吃不饱”的现象,又可以节约培训成本,提高针对性。例如,对工作3年以下低年资、大专以下学历的护士以培训撰写护理个案、护理体会为主,使她们能够关注工作中的实际问题,查找文献资料,同时也避免了因感到护理论文难写而失去信心;对于工作3~5年、大专学历的护士进行文献检索、问卷调查设计等方面的培训,让她们在工作中发现科研点,逐步提高科研水平;本科学历以上的护士及护士长具有较高的科研能力和强烈的科研意识,可进行课题设计、调查研究、统计分析,进行护理实验研究等内容的培训;对于高级职称人员、护理部主任、研究生导师等应鼓励其继续深造、出国进修等,以开阔视野、增加交流。

2. 优化科研团队人才结构,调动科研人员积极性　团队理论认为,有效团队的规模应在10人左右,组建时应在围绕团队研究目标的前提下,考虑成员之间年龄、知识结构、专业特长、工作风格、思维方式、人文素养等的优势互补与匹配,使之易发挥团队整体效应。同时,应根据科研工作的需要,及时调整、优化成员结构,保持科研团队活力。目前的护理科研小组通常是由护理部主任、护士长、护理研究生等组成,形成了“强强联合”,而多数护士还是徘徊在“科研大门”之外,这会弱化成员的责任意识,从而产生社会性虚度效应。组建护理团队时,应充分调动全员积极性,优化团队人才结构,使每位团队成员都能够全面、深入、积极地参与其中。

3. 优化学术课题框架,开展高质量科研课题　护理科研团队应充分利用研究型医院的强大资源,借助医学发展的优势平台,充分利用其信息优势、人才优势和经费等开展科研。通过与医疗学科联合、与院校护理系联合、与外院护理人才合作引智等多种方式和渠道,壮大科研力量,进行有效的科研资源配置整合和共享。护理科研应以护理学科建设为重点,面向临床,以患者为中心,以维护人类健康、减轻患者病痛为己任,凝练出有护理特色的研究方向和课题。

4. 优化团队文化内涵,倡导团队精神团队文化　团队文化是使集体不断前进的内动力,其力量往往大于外部有形的推动。团队精神是科研团队的灵魂,是为了实现团队目标相互协作、尽心尽力的意愿和工作作风。首先,通过科研进展来增进团队荣誉感,是提高整个团队向心力和凝聚力的有效途径。在护理科研中,选择切合临床、有护理特色的研究方向,避免眼高手低、过于空泛的工作,来激发团队成员研究兴趣。其次,要做到相互尊重、彼此理解。充分发挥每位成员的工作积极性,只有成员间相互尊重彼此的知识、技术和能力,尊重彼此不同的观点和意见,尊重彼此对组织的贡献,才能使科研团队形成有效的合力,从而取得良好的科研成就。再次,需要营造民主的学术氛围、宽松的学术环境。护理人员因其职业特点和工作性质往往具有勤奋、踏实、吃苦耐劳的特点，相对缺乏科学钻研精神。组建团队时，组织者应扬长避短，根据每位成员的性格特点、优势特长安排工作，做到人尽其才、各有专攻。

5. 优化科研团队管理机制，使之可持续发展 科研管理包含课题管理、经费管理和人员管理。其中，课题管理致力于课题鉴别和有效执行与监督；经费管理致力于既定资金的有效利用；科研人员管理致力于对科研人员的激励和潜能开发。其中，最具潜力也最重要的是对科研人员的管理。护理科研团队处于发展阶段，对科研团队的管理没有现成的经验可循，这对护理部提出了一个挑战——不但要建章立制，还要解决实际问题，同时还要制订优惠政策，在经费支持、科研配备、职称评定等方面给予适当倾斜和照顾，并加大对成果的奖励力度，鼓励他们早出成果、多出成果。

事实证明，科研团队是获取和整合资源的有效组织形式。因此，构建护理科研团队，能够提高护理科研工作效率，培养创新型护理人才，使护理科研良性运行并可持续发展，对推动研究型医院的发展具有重大意义。

案例 57 科研诚信管理——晋升虽可贵，诚信价更高

在心内科工作十余年的王护士最近愁色难掩，同事问起原因，原来是临近医院职称聘任，而职称晋升要求中明确规定了护理人员需要取得一定的科研业绩，包括获批科研项目及发表代表性论著。王护士多年来忙于繁重的临床工作，往往要开展临床科研时，却因各种琐事而造成科研任务阻滞不前，无缘于职称晋升。这天晚上她下班后，抱着渺茫的希望登录网站查阅文献，突然间屏幕右下方弹出一条广告“科研论文代笔，最快三天出稿，保证质量”，王护士心念百转之间，点开了网页，在网上询问相关事宜后，她犹豫不决，想想这几年来一次又一次晋升失败，利益驱动之下她向第三方公司出资购买论文，第三方投稿过程中存在伪造评议专家邮箱行为，论文发表在一家“野鸡”期刊。王护士在职称申请的科研一栏中填写了自己的科研成果，并提交给护士长，等待最终的结果。然而天不遂人愿，投稿的期刊被曝出是假刊，很多发表的论文内容不真实，护理部经过核查后发现王护士的一系列学术不端行为，她受到严厉批评，其学术不端行为被记入科研诚信信息系统，责成写出深刻书面检查，撤回职称申请、全院通报批评、收回奖励、扣发劳务费、取消国家自然科学基金项目和科技计划项目等申请资格。经过这件事情后，王护士彻底晋升无望，她后悔莫及，可为时已晚……

【问题】

1. 王护士为什么会违反科研诚信原则？

2. 此案例启发护理管理者该如何加强科研诚信建设？

【知识链接】

1. 科研诚信的内涵　科研诚信指科技工作者在科学研究活动中应遵循的诚实守信及实事求是的科研态度，应采用的可操作且真实准确的科研方法和科研数据，应遵守的科研活动规则和行为规范，应坚持的普世科学价值准则和职业道德标准。具体表现为：在科研中不剽窃、不抄袭他人研究成果；不篡改科研数据；在论文中正确标引参考文献；按照预算规范使用科研经费；立项完成后，按照规范流程评审结题成果等。

2. 科研诚信问题的主要表现

（1）申请者伪造前期研究结果，虚报自己与研究团队的前期工作基础，有意抬高自己的研究水平，或故意拔高研究成果的层次。

（2）申请者对个人信息进行伪造。其中包括：伪造学历、学位证书、奖励证书等一些并不存在的学习经历或荣誉；夸大或虚报学历、履历、成果、评价和鉴定等；编造所学专业，故意抬高申请者的技术职称；盗用一些知名专家或学者的姓名。

（3）同行专家评议时出现不公平或在同行评议时不执行回避制度；同行评审专家把没有获得资助的课题申请者的研究思想或创新方法剽窃过来，以备自己下一年申报课题时利用；或者评审专家把科研申请书中所书写的有关项目的实质性内容泄露，为其他研究人员提供了剽窃前提条件。

（4）研究人员在署名上表现出来的不端行为。其一，有些作者之间会相互署名，造成原本每个人或许只做了一项研究却发表了两篇以上的科研论文。其二，给那些并没有参与到科学研究过程中的人员署名，如实验室的负责人未参与研究却获得署名。其三，故意将某个工作人员的名字漏掉，或是将其中一名工作人员的姓名署名为不劳而获的作者，或者在论文发表的过程之中，没有按照实际贡献大小而是按照职称或者声望将作者排序。这都是在署名上严重不负责任的行为。

3. 科研诚信的意义　科研诚信是科学研究者开展科学工作所需要的最基本的道德基础，也是管理工作人员和政府及相关的监督部门必须共同遵守的行为准则。科研诚信直接影响到科研环境，而科研环境对我国科技创新和科技人才的培养和成长起到至关重要的作用。

临床科研诚信作为一种特殊的科研诚信内容，意义尤其重大。首先，临床研究的对象是人，科研成果最终应用于人，一旦诚信出了问题，可能会造成患者诊治方案的错误，不仅会直接损害患者健康，甚至危及生命，同时也会间接危害公众的生命健康，进而影响到整个社会的发展。其次，在当今医学模式及疾病谱改变的情况下，医疗卫生事业发展的本质和核心是科学研究，而新的诊疗技术、药物、器械等研发均离不开临床科研支撑，只有诚信为本，才能踏实前行。此外，临床科研不仅为疾病的治疗提供扎实的理论支撑和方法指导，造福广大患者，更是医学研究乃至其他生物学等相关领域研究的基础。

【案例分析】

1. 王护士为什么会违反科研诚信原则？

（1）职称晋升的利益驱动：王护士多年来苦于无法晋升，心浮气躁，急功近利，没有花费时间和精力潜下心来认真进行科学研究，利益的驱使导致王护士科研诚信逐渐缺失。此外，王护士日常医疗护理工作比较繁重，难以在完成医疗护理任务之余分出更多精力投入科学研究，在巨大的职称晋升等现实诱惑下，她走上了学术不端之路。

（2）个人学术道德的修养不足：道德约束力是一种软约束力，不具有强制性，需要通过临床医务人员自身的强化来发挥作用。现实生活中，临床医务人员所获的研究成果与其学术荣誉，如学历学位、职称评定、人才头衔、奖励奖金等密切相关，王护士的诚信道德修养未能达到一定水平，未对自身形成强大约束力时，便会经受不住利益的诱惑，道德防线开始松动、道德底线逐渐滑坡，进而作出学术不端行为。

（3）科研诚信意识薄弱：医院护理科研管理部门疏于对法律法规和科研诚信的培训，由于缺乏科研诚信教育，王护士在从事科研活动时违反学术规范，发生学术越轨行为。因此，科研诚信教育缺失，是王护士出现学术不端事件的重要原因之一。

（4）监督惩罚力度不足：我国诸多科研机构、医院在面对学术不端问题时，总是抱着“家丑不可外扬”的心理，常采取姑息，甚至阻碍的行为，刻意隐瞒，希望大事化小、小事化了。由于惩罚不严厉，涉事人员不会付出惨痛的代价，各种临床学术不端行为也并未被视为是可耻且严重的事情，在这种氛围下王护士抱着侥幸心理，即使明知这是一种不道德甚至违法的行为，还是选择明知故犯。

2. 此案例启发护理管理者该如何加强科研诚信建设？

（1）健全科研诚信管理机制：医院要切实履行科研诚信建设的主体责任，加强组织建设，建立健全学术道德委员会、医学伦理委员会等机构；完善制度法规，制订具体的临床科研行为准则和规范，提出医务人员在医学科研活动中必须遵循的基本规范和要求；强化监督约束，加强学术不端行为的调查和处理，对机构内涉及人的生物医学研究和相关技术应用项目等进行审查、监督。

（2）加强科研诚信监督惩戒：医院应设立临床科研诚信监督管理部门，明确临床科研不端行为的界定、调查处理机制，严格制订并执行学术不端惩罚措施。此外，还应充分利用现代科技手段，应对防范学术不端行为，如利用论文查重检测系统、科技查新平台等科技信息手段，在期刊论文发表方面起到“守门人”作用，同时也能够避免大量的重复研究，导致科研经费及人力的无端耗费。

（3）加强科研诚信宣传教育：临床科研诚信教育培训是医务人员科研诚信和科研道德意识建立的重要手段，因此医院要加强对医务人员科研诚信相关培训和案例研究，可以借鉴欧美国家多样化的模式开展培训，如研讨班、讨论会、案例库、报告会等，通过系列教育培训，形成内化的学术道德规范才是解决临床科研诚信问题的根本。

【经验分享】

为践行社会主义核心价值观，引导卫生健康领域广大医学科研人员提高诚信意识，遵守诚信原则，养成良好科研行为习惯，2021 年 2 月 19 日，由国家卫生健康委员会、科技部、国家中医药管理局结合相关法律法规修订的《医学科研诚信和相关行为规范》发布。其中，医学科研人员诚信行为规范要求如下：

1. 医学科研人员在科研活动中要遵循涉及人的生物医学研究伦理审查办法相关规定，自觉接受伦理审查和监督，切实保障受试者的合法权益。

2. 医学科研人员在进行项目申请等科研与学术活动，需要提供相关信息时，必须保证所提供的学历、工作经历、发表论文、出版专著、获奖证明、引用论文、专利证明等相关信息真实准确。

3. 医学科研人员在采集人体的样本、数据和资料时要客观、全面、准确；对涉及秘密和个人隐私的，要树立保密意识并依据有关规定采取保密措施。

4. 医学科研人员在涉及人体或动物的研究中，应当如实书写病历，诚实记录研究结果，包括不良反应和不良事件，依照相关规定及时报告严重的不良反应和不良事件信息。

5. 医学科研人员在涉及新发传染病、不明原因疾病和已知病原改造等研究中，要树立公共卫生和实验室生物安全意识，自觉遵守有关法律法规要求，接受相关部门的审查和监管。

6. 医学科研人员在动物实验中，应当自觉遵守《实验动物管理条例》，严格选用符合要求的合格动物进行实验，保障动物福利，善待动物。

7. 医学科研人员在研究结束后，对于人体或动物样本、数据或资料的储存、分享和销毁要遵循相应的科研管理规定。

8. 医学科研人员在开展学术交流、应邀审阅他人投寄的学术论文或课题申报书时，应当尊重和保护他人知识产权，遵守科技保密规则。

9. 医学科研人员在引用他人已发表的研究观点、数据、图像、结果或其他研究资料时，要诚实注明出处，引文、注释和参考文献标注要符合学术规范。在使用他人尚未公开发表的设计思路、学术观点、实验数据、图表、研究结果和结论时，应当获得本人的书面知情同意，同时要公开致谢或说明。

10. 医学科研人员在发表论文或出版学术著作过程中，要遵守学术论文投稿、著作出版有关规定。如果未实际参加研究或论文、论著写作，不得在他人发表的学术论文或著作中署名。

11. 医学科研人员作为导师或科研课题负责人，在指导学生或带领课题组成员开展科研活动时要高度负责，严格把关；对于研究和撰写科研论文中出现的不端行为要承担责任。

12. 医学科研人员所发表医学科研论文中涉及的原始图片、数据（包括计算机数据库）、记录及样本，要按照科技档案管理有关规定妥善保存，以备核查。对已发表医学研究成果中出现的错误和失误，应当以适当的方式公开承认并予以更正。

13. 医学科研人员在项目验收、成果登记及申报奖励时，须提供真实、完整的材料（包括发表论文、文献引用、第三方评价证明等）。

14. 医学科研人员作为评审专家参加科技评审时，应当认真履行评审、评议职责，遵守保密、回避规定，不得从中谋取私利。

15. 医学科研人员与他人进行科研合作时应当认真履行诚信义务或合同约定，发表论文、出版著作、申报专利和奖项等时应根据合作各方的贡献合理署名。

16. 医学科研人员应当严格遵守科研经费管理规定，不得虚报、冒领、挪用科研资金。

17. 医学科研人员在学术交流、成果推广和科普宣传中要有科学态度和社会责任感，避免不实表述和新闻炒作。对于来自同行的学术批评和质疑要虚心听取，诚恳对待。

（陈丽丽）

参考文献

[1] 刘华平,李红 . 护理管理案例精粹[M]. 北京:人民卫生出版社,2015.

[2] 姜小鹰,李继平 . 护理管理理论与实践[M].2 版 . 北京:人民卫生出版社,2018.

[3] 吴欣娟,王艳梅 . 护理管理学[M].5 版 . 北京:人民卫生出版社,2022.

[4] 舒天戈,邱卫东 . 人本管理:开发企业最宝贵资源的策略[M]. 成都:四川大学出版社,2016.

[5] 吴欣娟,朱晨,焦静 . 磁性医院理念:创造优质的护理执业环境[J]. 护理管理杂志,2019,19(5):305-308.

[6] 汤磊雯,杨丽黎,陈香萍,等 . 三级医院护理垂直管理模式架构与实践策略集的构建[J]. 中华护理杂志,2020,55(11):1673-1679.

[7] 耿玉芳,周利华,王维利 . 护士长决策风格现状及影响因素分析[J]. 护理学杂志,2021,36(3):60-63.

[8] 黄巧红,朱同玉 . 公立医院院长绩效考核中社会效益与经济效益系统耦合协调度分析[J]. 解放军医院管理杂志,2021,28(2):101-104.

[9] 张成,徐婕,李春雨,等 . 基于精益六西格玛管理的门诊服务流程优化实践[J]. 中国医院管理,2021,41(4):65-68.

[10] 曹勤利,杨丽黎,叶志弘,等 . 医院在职培训护士长管理岗位的设立及实践[J]. 中华护理杂志,2018,53(S1):66-69.

[11] 李佩涛,罗永梅,许蕊凤,等 ."1+1+1" 新任护士长培训体系的构建及应用效果评价[J]. 中国护理管理,2020,20(11):1722-1726.

[12] 王利平 . 管理学原理[M].4 版 . 北京:中国人民大学出版社,2017.

[13] 简伟研,么莉 . 质控工具在护理管理中的应用[M]. 北京:人民卫生出版社,2020.

[14] 明维,李祖丹,董江 . 护理绩效动态分配方案在眼科专科护士绩效考评中的应用[J]. 国际护理学杂志,2021,40(5):769-772.

[15] 石兰萍,刘畅,李哲 . 护理岗位管理的科学实践[J]. 中国护理管理,2021,21(1):12-14.

[16] 吴光柳,杨明莹,鲍济洪,等 . 护理本科生创新效能与科研能力的相关性研究[J]. 中华现代护理杂志,2019,25(9):1169-1172.

[17] 徐迎莹,周体,曾登芬,等.我国三甲医院临床护理教师队伍现状及培训需求调查[J].中华现代护理杂志,2020,26(35):4882-4888.

[18] 耿荣梅,李葆华,张文慧,等.基于教学管理者视角的本科护生临床教师教学质量评价指标体系初步构建[J].中华现代护理杂志,2020,26(7):863-868.

[19] 孙慧群,张培莉,姚莉珮,等.我国护理硕士专业学位研究生临床能力评价体系的研究进展[J].中华护理教育,2020,17(4):376-380.

[20] 王美青,唐小花,彭建华,等.基于 Benner 理论指导下的能级进阶模式在护士分层培训中的应用[J].中国实用护理杂志,2019,35(2):142-146.

[21] 丁炎明,吴欣娟,刘飞,等.三级综合医院新护士规范化培训的现状调查[J].中华护理杂志,2020,55(3):331-336.

[22] 成守珍,陈玉英,王路英,等.专科护士在我国的发展及展望[J].中国护理管理,2021,21(5):649-652.

[23] 石微微,王兴朝,李艺影.公立医院及科研院所临床科研项目过程管理问题与对策[J].中国医院,2019,23(11):8-9.

[24] 丁胜.基于 PDCA 循环理论持续改进科研项目完成质量[J].现代医院管理,2019,17(5):78-81.

[25] 刘玉霞,黄辉,魏怡真,等.研究型医院科研管理队伍建设分析与探讨[J].中国医院,2019,23(12):70-72.

[26] 薛静,胡佩武,郭华.高等医学院校科研诚信现状调查及案例分析——基于六家附属医院的调查研究[J].中国科学基金,2020,34(3):297-304.

[27] 祝江斌,王超,冯斌.城市重大突发事件扩散的微观机理研究[J].武汉理工大学学报(社会科学版),2006,19(5):710-713.

[28] 陈安,周丹.突发事件机理体系与现代应急管理体制设计[J].安全,2019,40(7):16-23.

[29] SNOW F.Creativity and innovation:an essential competency for the nurse leader[J].Nurs Adm Q,2019,43(4):306-312.

[30] FRASIER N.Preparing nurse managers for authentic leadership:a pilot leadership development program[J].The Journal of Nursing Administration,2019,49(2):79-85.